张军平 主编

慢病与心法

医门问津 四

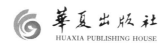

华夏出版社
HUAXIA PUBLISHING HOUSE

图书在版编目（CIP）数据

慢病与心法 / 张军平主编. -- 北京 ：华夏出版社有限公司, 2024.7
（医门问津）
ISBN 978-7-5222-0699-8

Ⅰ. ①慢… Ⅱ. ①张… Ⅲ. ①慢性病－中医治疗法 Ⅳ. ①R242

中国国家版本馆 CIP 数据核字(2024)第 085816 号

慢病与心法

主　　编	张军平	
责任编辑	梁学超　颜世俊	
出版发行	华夏出版社有限公司	
经　　销	新华书店	
印　　刷	三河市万龙印装有限公司	
装　　订	三河市万龙印装有限公司	
版　　次	2024 年 7 月北京第 1 版	
	2024 年 7 月北京第 1 次印刷	
开　　本	787×1092　1/16 开	
印　　张	12.5	
字　　数	213 千字	
定　　价	69.00 元	

华夏出版社有限公司　　地址：北京市东直门外香河园北里 4 号　邮编：100028
网址：www.hxph.com.cn　　电话：（010）64663331（转）

若发现本版图书有印装质量问题，请与我社营销中心联系调换。

医门问津
丛书编委会

主　编　张军平

副主编　陈晓玉　朱亚萍

编委成员（按姓氏笔画排序）

丁　义	丁彬彬	丁越佳	于弘宸	马松文	马惠宁	王小玲	王小涵
王　子	王云姣	王　丹	王亚楠	王成益	王丽蓉	王玥瑶	王　振
王晓景	王笑铭	王爱迪	王铭扬	王　强	王　媛	王媛媛	王　筠
毛鑫羽	方子寒	尹鹏林	左一鸣	田立俊	付焕杰	白晓丹	毕立苑
吕仕超	吕　昊	朱波宇	朱　科	朱　琳	仲爱芹	任晓晨	任淑女
华改青	刘小芹	刘亚益	刘亚鹭	刘晓燕	刘婉莹	刘　琪	刘斯文
刘　璐	祁含章	许晓敏	许颖智	孙夕童	牟　煜	严志鹏	苏　畅
李小妮	李文秀	李光辉	李　伟	李延光	李良军	李　明	李南南
李艳阳	李　萌	李欲来	李渊芳	李　皓	李婷婷	李澳琳	杨立基
杨闻雨	杨　健	杨　萃	杨惠林	杨雅倩	杨智涵	杨颖溪	杨潇雅
肖　杰	肖　楠	吴美芳	邱志凌	邹　升	邹　昱	辛　颖	沈亚双
宋美莹	张仁岗	张文博	张玉焕	张　宁	张光银	张延辉	张　弛
张丽君	张男男	张　岑	张　政	张俊清	张　娜	张晓囡	张晓岚
张晓磊	张婉勤	张　琴	陆春苗	陈馨浓	范国平	范　鹿	范雅洁
范新彪	林　杨	林　超	尚文钰	季　帅	季　洁	周亚男	周　欢
周　敏	庞树朝	孟晨晨	赵一璇	郝　阳	郝雅文	荣　杰	胡引闹
胡　玥	胡蕾蕾	施　琦	姜萌萌	袁　卓	袁　鹏	耿小飞	耿彦婷
耿晓娟	贾云凤	贾秋瑾	贾惠雲	倪淑芳	徐　玲	徐媛媛	高东杰
高　宇	高海宏	郭晓辰	郭晓迎	黄旭文	黄灿灿	黄娟娟	曹　阳
曹雨潇	曹彦玲	曹澜澜	崔亚男	康宇心	梁泳春	彭　立	葛其卉
葛源森	董正妮	董　玮	董　梅	韩辉茹	程　坤	谢盈彧	廉　璐
蔡文慧	蔡奕晨	裴　丽	漆仲文	漫富婧	翟昂帅	熊　鑫	冀　楠
穆怀玉	魏　蕾	魏苗苗					

《慢病与心法》
（医门问津丛书）
编委会

主　编　张军平

副主编　陈晓玉　朱亚萍　漆仲文　严志鹏

编委成员（按姓氏笔画排序）

丁越佳　马松文　王　振　王　媛　王小涵　王云姣　王玥瑶　王铭扬

尹鹏林　付焕杰　吕　昊　朱波宇　刘小芹　祁含章　孙夕童　李婷婷

杨立基　杨闻雨　杨潇雅　肖　杰　张婉勤　陈馨浓　范新彪　尚文钰

赵一璇　胡蕾蕾　施　琦　姜萌萌　耿小飞　高东杰　郭晓迎　黄旭文

葛其卉　谢盈彧　廉　璐　蔡奕晨　漫富婧　冀　楠

前　言

随着《"健康中国 2030"规划纲要》的实施，如何将中医药的优势融入"共建共享、全民健康"的主题中，成为我们中医人关注的核心问题。在我国人均寿命提升的同时，慢性非传染性疾病（后文简称为慢病）的患病人群也在逐年增加，以冠心病、脑卒中、糖尿病等为代表的慢病已成为危害人民身体健康的首要原因，是人民追求美好生活的重大阻碍，提升对慢病的防治与管理能力尤为重要。

慢病的发生是长期病理改变累积的结果，病程长、病情复杂、易复发是慢病的主要特点，也是临床防治难点。病情的潜在性慢性进展与阶段性加重复发让临床治疗陷入两难，慢性进展的隐匿性容易令患者放松对疾病的管理，降低患者的依从性，而短期针对加重阶段的治疗又难以改善患者生活质量。此外，在慢病进程中，往往涉及多组织、多脏器损伤，增加了慢病的复杂性。针对这些问题，笔者从现代整合医学模式下的疾病全周期干预策略出发，以中医未病先防、既病防变、瘥后防复为主线，较系统地梳理了临证中常见的慢病。

"血-脉-心-神"一体观是防控中医内科常见慢病的核心理念，其蕴含的时空整体性关注到了慢病病程长、多病位共存的特点。我们由此认识到，调护慢病的核心在于分清疾病当前所处的阶段，以解决主要矛盾为目标。比如，疾病早期以一级预防思想为指导，包括药食同源的调养、生活方式的干预，以解除疾病危险因素为主；疾病急性进展期按照常规指南与路径，以稳定病情、解除生命危险为主；疾病稳定期从规范用药、适量运动、维持营养均衡及心理健康等多角度，以阻抑病情进展、防止复发为主，为慢病患者提供疾病全周期调护。"血-脉-心-神"一体观又是中医学"神-形"一体的体现。我们关注到慢病进程中患者精神、心理的变化，临证中或以言语提高患者对疾病的认知，或以药物进行干预，解除患者心理障碍，避免心-身共病的恶性循环，对延缓病情进展、改善患者的生活质量起到了很好的效果。

"血-脉-心-神"一体观防控慢病理念在冠心病、心肌病、心律失常、高血压病等疾病的分期、分阶段诊疗中有集中体现。我们在长期进行理论研究与临床实践的过程中不断积累总结，确立了冠心病虚实辨治，心肌病辨内、外之因分治，心律失常未病、已病、防复全周期调护，高血压病分阶段、肝脾肾多脏同调等代表性的诊疗思路，提出了畅脉稳斑、脑心同治、心脉共宁、五神安位等行之有效的治疗理念，并创设了相应的方药。

"血－脉－心－神"一体观防控慢病理念对其他慢病的诊疗也有巨大的指导意义。我们在这方面也有许多收获。比如，我们发现缺血性脑卒中的发病机理与脉中痰、瘀、毒的积聚密切相关，提出"脉中积"理念指导治疗；对于糖尿病的病机，我们则从寒、热出发，认为糖尿病不只有阴虚内热、糖毒郁而化热等导致的热证，也存在脾肾阳气不足、水谷精微失于温化而凝于脉道的寒证，倡导从寒、热两端辨治糖尿病；在妇科疾病治疗方面，我们强调对气血的调摄，尤其注重维护心、脾、肾三脏生化气血的作用及平衡肝气的疏导作用；而对于过敏性疾病，我们发现应将获效关键放在"风药"的运用上。

本书分上、下两篇。上篇包括 4 部分、26 个疾病，均为临证常见慢病或确有心悟的疾病，具体介绍了中西医病因病机、笔者的诊疗理念及用药方法，并以病案呈现真实诊疗情形；下篇为诊余所悟，包括"思与悟""辨与治""法与药"及"临诊新得"四部分。寻师讲道，结友问津，谨与各位同道分享，可作临证诊疗之参照。

上篇　常见慢病诊疗实践

下篇　常见慢病诊疗心法

上篇

常见慢病诊疗实践

第一章

临诊内科类疾病

第一节　冠心病

冠状动脉粥样硬化性心脏病（后文简称为冠心病）是冠状动脉发生粥样硬化导致管腔狭窄或阻塞，引起心肌缺血、缺氧或坏死而诱发的心脏病，属于缺血性心脏病，是动脉粥样硬化导致脏器损害中最常见的类型。冠心病以胸背疼痛、呼吸困难，甚则心痛彻背、背痛彻心等症状为主要临床表现，常因冠状动脉重度狭窄或斑块破裂导致不良心血管事件发生。目前，稳定型冠心病的治疗以内科药物为主，急性冠脉综合征的治疗多采取介入治疗或冠状动脉旁路移植术等血运重建手段。经血运重建后，罪犯斑块导致的血管狭窄得到了解决，但非罪犯血管的潜在风险并未解除；并且血运重建后，无复流、慢血流、抗血小板药物抵抗等不良现象也可能伴随产生，术后仍然存在血供不足的问题，患者仍会出现胸痛、胸闷等心前区不适症状。

冠心病包括冠脉自发性血栓形成、微血管功能异常、内皮功能异常、冠脉痉挛等多元发病机制，单纯的基于血液成分和管腔狭窄的强化治疗策略并未能从根本上改善心肌缺血状态和减少不良心血管事件发生。冠心病是关乎血（糖、脂代谢紊乱）、脉（管壁斑块、舒缩功能、微血管密度）、心（心肌能量代谢、缺氧耐受度）、神（神经－内分泌激活）多维度的临床复合事件，笔者结合冠状动脉病变特点及中医胸痹病机演变规律，针对性提出了缺血性心脏病的"血－脉－心－神"一体观辨治理念与方案。

"血－脉－心－神"一体观对"心为五脏六腑之大主"在缺血性心脏病治疗中的指导作用进行了充分诠释，明确了心之本体与心之功用在辨治缺血性疾病时的内在联系。"血－脉－心－神"一体观理念所蕴含的整体观直面目前缺血性心脏病临床治疗中割裂"时空整体性"的弊端，这一弊端使治疗理念局限于失稳态后常见的显现形式"血管－

血液"病变上,过分关注"狭窄""斑块""血栓"等血管长期失稳态后的中间标志,而忽略了病变达到显性阶段之前,长期失稳态导致的心、神病变对"血之清宁、脉之畅达"的隐匿影响。把握缺血性心脏病的时空整体性,有助于医生在临床中从"防、治、康、养"多维度、全程把握每个阶段病变的核心病机,在治疗上分清主次,有的放矢。

1. 隐匿期 多见于冠状动脉病变临界状态、糖脂代谢紊乱的代谢综合征患者。其以轻微胸痛,伴倦怠、乏力、睡眠障碍、肥胖等为主要临床表现。病机责之于脾肾亏虚,痰、浊、瘀堆积。若脾虚失于运化,精微物质的输布障碍则会加剧痰浊、瘀血等病理产物的生成,影响糖、脂正常代谢;若肾虚气化无权,则津液等代谢产物堆积。临证当辨虚实,实证以活血养血、化浊畅脉为主,虚证当益肾健脾、养血通络。分清虚实,谨守病机,分证治之,可清血浊之源,化瘀阻之滞,在冠心病前期可起到很好的预防作用,达到截断病程进展的目的。隐匿期当以"防"为主。

实证当以化浊畅脉为主,常用自拟活血化浊方加减。组成:红花10g、当归15g、延胡索20g、赤芍15g、川芎20g、丹参30g、生地黄15g、连翘30g、虎杖15g、决明子10g。

虚证当以益肾健脾为主,常用自拟补天方加减。组成:槲寄生30g、怀牛膝20g、川续断30g、山茱萸15g、仙茅10g、淫羊藿10g、当归15g、夏枯草15g、川芎20g、丹参30g。

2. 发展期 多见于经冠状动脉造影检查确诊为冠心病,且有明显胸痛症状的不稳定型心绞痛患者。以胸痛伴憋气频作、气短乏力、心慌汗出、头晕耳鸣、心烦等为主要临床表现。痰、瘀驻留脉道,胶结成积,滞塞脉道,阻碍气机,日久随机体证候演变,易生寒、生热、生毒,导致脉道痉挛或阻塞,引起心肌灌注不足、心肌纤维化、瘢痕形成等病理改变。发展期当以"治"为主。

实证当以软坚散结为主,常用自拟畅脉稳斑汤加减。组成:西洋参6g(另泡兑服)、桂枝10g、黄连10g、僵蚕6g、蝉蜕6g、漏芦6g、夏枯草15g、昆布15g、半夏6g、瓜蒌15g、延胡索10g、降香10g。

虚证当以育心保脉为主,常用自拟心脉宁加减。组成:玉竹20g、丹参30g、炙黄芪15g、绞股蓝10g、石斛20g、鹿衔草15g、赤芍15g、连翘15g、玄参30g、生龙骨15g(先煎)、生牡蛎15g(先煎)、炒栀子30g。

3. 缓解期 多见于急性冠脉综合征病情稳定的患者,以及依据加拿大心血管协会的"CCS分级"评估为Ⅰ、Ⅱ级及"双心综合征"的患者,其以失眠、烦躁、抑郁等神志改变为主要临床表现。在疾病的缓解期，因经历了不同程度的溶栓、缺血－再灌注损伤等过程，加之慢性疾病长期的复杂关联，患者往往表现为大邪已去、余邪深伏络脉、正气已伤、心神受损之象，以虚实夹杂证为主要临床表现，以（心、脑）体、脉受损，（络）脉失畅达，血流不盈，神不安位为主要特点。缓解期当以"调"为主。

虚证当以养心安神为主，常用自拟五神安位汤加减。组成：黄芪 15g、当归 10g、桂枝 6g、白芍 15g、厚朴 6g、黄连 10g、郁金 10g、丹参 15g、焦山楂 20g、石菖蒲 10g、菊花 6g、玫瑰花 6g、佛手花 6g、梅花 6g、远志 10g。

虚实夹杂证当以寒热同调为主，常用自拟脑心汤加减。组成：黄连 10g、肉桂 6g、淡豆豉 10g、石菖蒲 10g、炒栀子 30g、川芎 30g、当归 30g、柴胡 6g、白芍 15g、天麻 10g、白花蛇舌草 30g。

病案 1（隐匿期）

张某，男，54 岁，2017 年 1 月 14 日初诊。

主诉：胸闷、胸痛间作 3 月余。

现病史：患者 3 个月前无明显诱因出现胸闷、胸痛，伴汗出，持续约 5 分钟，含服 1 片硝酸甘油后可缓解，后就诊于当地医院。冠状动脉造影（CAG）示：前降支中段管腔狭窄＜50%，诊断为"冠状动脉粥样硬化性疾病"，给予阿司匹林、比索洛尔、氟伐他汀钠缓释片、雷贝拉唑钠肠溶片治疗，症状好转后出院。现症：胸闷、胸痛间作，劳累时尤甚，发作时口服硝酸甘油可缓解，气短乏力，腰膝酸软，偶有头晕，情绪低落，心烦。不欲饮食，夜寐欠安，二便调。舌淡红，边有齿痕，苔白腻，脉沉细。血压 132/84mmHg。既往有高血压病史 5 年，平素血压 140~150/70~80mmHg，规律口服尼莫地平片 20mg，Qd；陈旧性脑梗死病史 2 年，未遗留明显后遗症。

西医诊断：冠状动脉粥样硬化性疾病，高血压病 1 级，陈旧性脑梗死。

中医诊断：胸痹（脾肾亏虚、心神失养证）。

治法：益肾健脾，养心安神。

处方：槲寄生 30g、怀牛膝 20g、山茱萸 20g、玄参 30g、薏苡仁 30g、黄连 10g、白豆蔻 20g、桂枝 6g、酒黄精 15g、降香 10g、连翘 30g。14 剂，日 1 剂，水煎，早晚分服，每次 200mL。

二诊：2017 年 2 月 18 日。患者诉服药后胸痛鲜有发作，胸闷、气短症状明显缓解，仅于劳累后稍觉胸闷不适，心烦较前减轻。现头晕间作，腰膝酸软。纳欠佳，寐安，二便调。舌淡红，边有齿痕，苔白厚腻，脉沉细。血压 125/75mmHg。以初诊方去玄参、桂枝、黄精、降香，改连翘为 10g，加山药 20g、葛根 20g、薤白 10g、佩兰 10g、三七 3g（冲服）。14 剂，煎服法同前。

三诊：2017 年 3 月 20 日。患者诉偶有劳累后胸闷，日常活动不受限，每日慢跑1000 米，未发生心前区不适，腰膝酸软较前减轻，无心烦，偶有头晕，服舒脑欣滴丸 4粒可缓解。纳寐可，二便调。舌红，边有齿痕，苔白，脉沉细。血压 130/80mmHg。以二诊方去薏苡仁、山药、佩兰、三七，改连翘为 10g、薤白为 20g，加降香 10g、漏芦5g、丹参 15g、北沙参 30g。7 剂，煎服法同前。

患者病情稳定，将三诊方去葛根，加砂仁 6g，调制蜜丸。嘱患者服完汤药，改服蜜丸，不适随诊。

按语：患者心前区闷痛间作，劳则加重，四诊合参并结合冠脉造影结果，知其心气不足，无力鼓动血运，脉道阻滞无以载血畅行，血液涩滞不畅，则胸痛时作，劳则气耗，遇劳则诸症加剧；患者不欲饮食，气短乏力，腰膝酸软，是脾失健运、肾精不足、气血化生乏源的表现；痰浊、瘀毒积滞脉道，使神气不利，心神失养，出现情绪低落、心烦；夜寐欠安源于心肾不交，水火失济，火扰心神；头晕责之水不涵木，肝阳上亢、痰浊瘀毒上扰清窍所致；舌淡红，边有齿痕，苔白腻，脉沉细，亦为脾肾亏虚之象，治以扶正为主。初诊时以槲寄生、怀牛膝、山茱萸、酒黄精填补肾精助先天；薏苡仁、白豆蔻健脾祛湿养后天；桂枝温通心阳，降香理气止痛，化血中瘀滞；黄连、玄参、连翘清热解毒，和血畅脉，同时可制温补之过。全方以益肾健脾为主，佐以行气、清热、解毒之品安心神。二诊，患者胸痛鲜有发作，胸闷、气短、心烦较前减轻，头晕间作，腰膝酸软，纳欠佳，效不更法，以初诊方去桂枝、降香、玄参，加山药、佩兰增强健运脾胃之力，薤白宽胸散结，三七活血化瘀，葛根舒筋通络。三诊，患者活动耐力较前明显提高，未发胸痛，腰膝酸软较前减轻，情绪较前舒畅，可谓"血脉和利，精神乃居"。患者偶有头晕，服用舒脑欣滴丸可缓解，该中成药由当归、川芎组成，具有活血化瘀之用，故在二诊方基础上加用丹参活血止头晕，漏芦清热解毒、稳定斑块，北沙参滋阴清热、益胃生津。冠心病乃慢性疾病，后期随访中患者病情渐稳，故在三诊方基础上，去葛根，加和胃化湿行气之砂仁，制成蜜丸，巩固疗效，实现疗效阶段性与连续性的统一。

病案 2（发展期）

王某，男，62 岁，2014 年 11 月 20 日初诊。

主诉： 胸痛间作 6 年，加重 1 月余。

现病史： 患者 6 年前出现间断性胸痛，伴有焦虑；2 年前疼痛加重，服速效救心丸后未见缓解，就诊于当地三甲医院，行冠状动脉 CTA（后文简称为 CCTA）示：急性心肌梗死，于左前降支行急诊经皮冠状动脉介入治疗（后文简称为 PCI），术后规律服用阿司匹林、阿托伐他汀钙片、单硝酸异山梨酯片、酒石酸美托洛尔，病情控制尚可，1 个月前胸痛加重。现胸痛，活动后加重，伴心慌、憋气，自汗，焦虑状态，口苦，双下肢畏寒，腰酸，双眼视物不清，左耳耳鸣，头晕。纳可，寐欠安，夜尿 3~4 次，大便调。舌淡红，苔薄白，脉弦细。血压 110/78mmHg。行冠状动脉造影示：左前降支支架内 60% 节段性狭窄病变，左前降支中段 50% 节段性狭窄。既往史：陈旧性心肌梗死。

西医诊断： 冠心病（稳定型心绞痛，心功能 Ⅱ 级）。

中医诊断： 胸痹（营卫不和、血脉失调证）。

治法： 调和营卫，育心保脉。

处方： 柴胡 6g、黄芩 6g、桂枝 6g、白芍 15g、丹参 15g、夏枯草 10g、玄参 30g、当归 15g、桑螵蛸 6g、仙茅 10g、淫羊藿 10g、黄连 6g。14 剂，日 1 剂，水煎，早晚分服，每次 200mL。

二诊： 2014 年 12 月 4 日。患者服药后仍有心前区刺痛，伴有心慌气短、憋闷，仍有汗出、口苦，头晕，耳鸣好转。纳可，寐欠安，夜尿 2~3 次，大便 3~4 次 / 天，质稀。舌红，苔薄黄，脉沉细。以初诊方去丹参、夏枯草、玄参、当归，改桑螵蛸为 10g、黄连为 10g，加檀香 6g、细辛 3g、延胡索 20g、党参 30g、葛根 20g。14 剂，煎服法同前。

三诊： 2014 年 12 月 18 日。患者服药后胸痛等心前区不适明显好转，下肢畏寒稍缓解，易汗出，口干。纳可，夜尿 3~4 次，睡眠较前好转，大便 2~3 次 / 日，成形。舌淡红，苔薄黄，脉弦细。以二诊方去黄连、细辛、延胡索，改白芍为 15g，加三七 3g（冲服）、薏苡仁 30g、鹿角霜 10g。14 剂，煎服法同前。

按语： 经皮冠状动脉介入治疗多会造成局部血脉失调，蕴积日久，胸阳不振，心脉不畅，致胸痛反复发作。本着"治病必求于本"的原则，通过补肾固精、育心保脉之法畅达血脉，令心有所养。初诊，患者情绪焦虑，偶有口苦、头晕，是典型的肝胆枢机不利之象，选用小柴胡汤为底方，调达上下，宣通内外，运转枢机。患者行 PCI 术后气短、自汗，活动后加重，皆为气虚之象，由营卫不和、腠理不固、津液外泄所致，以桂枝汤调和营卫，畅达血脉，反佐黄连防止邪热内生，引火下行。患者存在血脉病变，毒瘀久积，遂加四妙勇安汤加强清热解毒活血之功，稳定动脉粥样硬化易损斑块，缓解心绞痛症状。研究表明，四妙勇安汤可通过调节脂质代谢、抑制炎症反应及抑制斑块内血管生成来稳定易损斑块，对治疗冠心病心绞痛具有显著的疗效。肾阳虚不能温养腰府则腰膝酸冷，肾开窍于耳，肝肾阴虚，虚火上扰则耳鸣目眩，遂加桑螵蛸、仙茅、淫羊藿温补肾阳。综观全方，可运转枢机、调和血脉以化血中胶结之热、瘀、毒，改善血液易损态与斑块易损态。二诊，患者仍有胸痛，主症未变，故仍守原方，酌加辛散之品加强行气活血之力。葛根味甘微辛，可扩张冠状动脉，改善心肌缺血状态，抑制血栓形成；檀香行气温中，可缓解心胸疼痛；细辛可散寒止痛，具有扩张血管、抗心肌缺血及镇痛作用；延胡索活血化瘀，行气止痛。三诊，患者胸痛、气短明显好转，但仍有口干、汗出、夜尿频的症状，效不更方，仍守柴胡桂枝汤，减辛散止痛之品，酌加温补肾阳、补中益气之品，增强固精缩尿之功。疾病缓解期，以育心保脉为指导，加用益肾健脾之品，以抚育正气，巩固疗效。

第二节　心肌病

心肌病是各种原因导致的心肌病变，它能影响心脏的舒缩功能，表现为心室肥厚、扩张或其他病理改变，常引起心力衰竭、心律失常，甚至猝死。目前，临床根据心肌形态学变化将其分为扩张型、肥厚型和限制型三类。心脏疾病，如心脏瓣膜病、先天性心脏病、冠心病、高血压病，在临床后期均会导致心肌结构变化，但不归于心肌病范畴。中西医协同，中西药联用，在扩张型心肌病和肥厚型心肌病的诊治上可以发挥一定的优势。

一、扩张型心肌病

扩张型心肌病（后文简称为 DCM）的特征为左心室扩大伴射血分数下降，病因多样，包括感染与非感染性炎症、中毒（药物、化学因素、酒精等）、辐射、遗传及精神创伤等多种因素，常因感染导致病情加重。在 DCM 发展过程中，不同原因导致的心肌收缩功能下降会激活肾素－血管紧张素－醛固酮系统（后文简称为 RAAS）以保证有效循环，这种代偿机制会进一步加剧心腔扩大、瓣膜结构变形，最终引起心衰。本病发病较为隐匿，早期临床症状不明显，难以早期诊断及早期干预，患者出现临床症状时，往往已经出现了明显的呼吸困难及运动耐量下降，影像学检查则表现为明确的心脏扩大，左心室射血分数明显下降，进一步发展可出现夜间阵发性呼吸困难和端坐呼吸等左心功能不全的症状，属于典型的射血分数下降的心力衰竭，预后较差。治疗方面以改善心衰症状为主，包括药物治疗、心脏再同步化治疗、循环支持治疗等。

DCM 射血分数下降，与中医学心气不足，统帅气血失职，周身失于濡养而出现一系列临床症状的现象类似。临证观察发现，DCM 患者易受外邪侵袭，外邪伏于心脉，损伤心体，是心体形态发生改变的主要原因，故扶正益气，令心气充沛以行血。清透伏邪，阻抑心体进一步受损，是临证治疗该病的两个着手点。依据患者症状不同，DCM 可分为平稳期与加重期。

1. 平稳期 正虚为 DCM 发生发展之本，扶正当贯穿 DCM 的治疗始终，平稳期以益肾健脾、育心保脉法方药治疗。脾肾为先、后天之本，脾肾不足则气血生化乏源，气不足则血易停，血不足则脉失充，导致心失所养，神失所藏，扶助正气当补益脾肾。"育心"兼具养心、助心、强心之意，既滋养心之气血，又助心之生发，强心之功能，以恢复"心主血脉、藏神"功能；"保脉"则具有畅达血脉和保护脉道之意。临床常用自拟补天方治疗，主要由槲寄生、怀牛膝、炙黄芪、炒白术、酒萸肉、黄连、干姜、仙茅、淫羊藿等组成。方中炙黄芪、炒白术培补脾气，令气血生化有源，心气充沛；槲寄生、怀牛膝、仙茅、淫羊藿、酒萸肉等温补肾阳，令周身阳气充沛，心阳得以鼓动气血正常运行。气血、心阳得充，心体得育，心之功能改善，周身得以濡养，心衰症状可缓。

2. 加重期 感染等因素导致的心衰加重是 DCM 患者再入院的主要原因，以益气养阴、清透伏邪法方药治疗加重期。此阶段患者正气本虚，感受外邪侵袭，或为风寒、或为风温，均可随肺络损及心体，伏于心脉，增加疾病易感性，临床表现为外感症状加重及心功能明显下降。心体居上，为阳位，伏邪得透，外邪可解，心之气血流利，心之功能可以恢复；所感外邪入于血脉，易生内热，耗伤气阴，在透散外邪的同时须顾护气阴。临床以自拟心脉宁治疗，主要由玉竹、丹参、炙黄芪、绞股蓝、石斛、赤芍、刺五加、连翘、玄参等组成。方中用黄芪、玉竹、绞股蓝、石斛益气养阴；连翘、白花蛇舌草清透邪毒；血脉失和，瘀血易生，用丹参、赤芍活血化瘀；玄参清脉中郁热，流利血脉；酌加香加皮、葶苈子，利水祛湿，有助于改善心衰引起的水钠潴留。

病案

简某，男，71 岁，2017 年 12 月 30 日初诊。

主诉：胸闷间作 1 个月。

现病史：患者 1 个月前因感冒诱发胸闷、气短，就诊于当地医院，诊断为"心力衰竭""肺部感染"，控制肺部感染后出院。现症：仍觉胸闷、气短，活动后加重，无胸痛，偶心慌，乏力易困倦，干咳，偶有畏寒，四肢凉，双下肢水肿（＋）。纳可，寐安，二便调。舌红，少苔，脉沉细、结代。血压 110/65mmHg，心率 98 次 / 分，律不齐。既往史：扩张型心肌病 2 年；阵发性房颤 20 余年。个人史：吸烟 50 年，1 包 / 天，否认饮酒史。心脏彩色多普勒超声（后文简称为心脏彩超）检查示：左心室舒张期内径 65mm，左心室后壁厚度 7.54mm，左心房内径 50mm，室间隔厚度 7.54mm，射血分数（EF）35%。

西医诊断：心力衰竭（心功能 III 级）；扩张型心肌病；阵发性房颤。

中医诊断：胸痹（脾肾阳虚、瘀水互结证）。

治法：益肾健脾，化瘀利水。

处方：玉竹 30g、丹参 30g、炙黄芪 15g、红景天 6g、石斛 10g、赤芍 20g、萆薢 15g、茯苓 15g、巴戟天 10g、防己 10g、扁豆衣 10g、肉桂 6g、炒白术 10g。14 剂，日 1 剂，水煎，早晚分服，每次 200mL。

嘱患者继服阿司匹林、比索洛尔、地高辛、螺内酯。若出现尿量减少或双下肢水肿，可加用托拉塞米。

二诊：2018 年 1 月 13 日。患者胸闷、乏力明显改善，现心慌间断发作，口干口苦，双下肢水肿减轻，夜间双下肢抽搐。纳可，寐安，大便调，尿少。舌红，苔薄白，根部腻，裂纹舌，脉弦细、结代。血压 125/83mmHg，心率 101 次 / 分，律不齐。处方：玉竹 15g、丹参 30g、炙黄芪 30g、北沙参 30g、炒白术 15g、石斛 15g、红景天 15g、刺五加 10g、生地黄 20g、玄参 30g。14 剂，煎服法同前。

三诊：2018 年 1 月 27 日。服药后心慌较前缓解，偶有夜间平卧时心慌，否认气喘等不适，日常活动无明显受限，时觉乏力，双下肢仍抽搐。纳寐可，大便不成形，日 1 次，小便量少。舌暗红，苔白腻，脉弦细。血压 108/84mmHg，心率 78 次 / 分。处方：炙黄芪 15g、北沙参 15g、炒白术 15g、丝瓜络 10g、红景天 6g、刺五加 6g、烫狗脊 20g、木瓜 20g、川牛膝 30g。14 剂，煎服法同前。

患者病情平稳，以白芍 15g、丹参 15g、炙黄芪 45g、北沙参 15g、炒白术 15g、焦山楂 20g、红景天 15g、刺五加 15g、烫狗脊 15g、木瓜 10g、川牛膝 15g 制蜜丸，9g/ 丸，共 7 剂，1 丸 / 次，2 次 / 日。不适随诊。

按语：DCM 常由正气虚弱、外邪引动而加重，进一步导致水液运化失司，瘀水互结，表现为进行性心力衰竭。本案患者因感冒耗伤机体正气，虽经治疗肺部感染好转，但正气并未恢复，故表现为胸闷、气短；患者阵发性房颤 20 余年，心气耗散，行血功能失职，不能荣于四末，故畏寒、四肢凉；干咳、舌红少苔则是感冒后气阴耗伤的表现；久病损及肾阳，无以气化津液，则流于下肢，发为水肿。故予玉竹、石斛益气养阴，荣养心体；丹参、玄参活血，清瘀水互结之热；炙黄芪、炒白术补益脾气，运化水湿；扁豆衣健脾化湿，截断水湿来源；巴戟天、肉桂温补肾阳，增强膀胱气化能力，结合萆薢、茯苓、防己利水，下肢水肿可消。二诊，患者胸闷、气短较前改善，下肢水肿明显减轻，故减去茯苓、萆薢、防己，增加益气养阴之北沙参、生地黄，增强全方育心之功效，令心神安定，心慌可缓解；酌加刺五加稳定心律，红景天增强心肌缺氧耐受能力。三诊，患者心前区不适基本消失，仍尿少，偶心慌，故去丹参、玉竹、生地黄、赤芍等育心之品，加烫狗脊温阳、川牛膝引水下行，小便得利；加木瓜、丝瓜络舒筋通络，减轻下肢抽搐。服中药治疗期间，患者病情未再加重，心衰症状暂时得到控制，遂将中药制成蜜丸，通过长时程的药物干预，以改善患者预后。

二、肥厚型心肌病

肥厚型心肌病（后文简称为 HCM）是以室间隔非对称性肥厚为特点的一种常染色体显性遗传心肌疾病，与编码心肌肌节或 Z 盘的粗细肌丝收缩蛋白基因突变有关，主要为 β-肌球蛋白重链和肌球蛋白结合蛋白 C 基因，这类突变导致心肌肥厚发生，诱发一系列以劳力性呼吸困难和乏力为主的临床症状。HCM 常伴有持续性心房颤动及栓塞的发生，与 DCM 不同的是，HCM 较少出现夜间阵发性呼吸困难及水肿等水钠潴留症状，心脏彩超可见左心室射血分数正常，是一类典型的射血分数保留的心力衰竭。临床上根据左心室流出道有无梗阻，HCM 可分为梗阻性和非梗阻性，治疗方面以改善症状、减少并发症及预防猝死为首要目标，用药以 β 受体阻滞剂联合盐皮质激素受体拮抗剂及利尿药为主。近年来，沙库巴曲缬沙坦在此类心衰患者中的运用也取得肯定的疗效。当患者出现药物治疗无效且存在严重流出道梗阻时，医生须考虑行室间隔切除术。

依据 HCM 呼吸困难、胸痛、心慌、晕厥等主要临床症状，可将其归属于中医"喘证""心悸""胸痹"等范畴。HCM 室间隔非对称性肥厚及心肌的向心性肥厚导致心室容积减小甚至左心室流出道阻塞的病例特点，与中医"积"的概念相吻合，软坚散结法作为中医治疗增生性疾病的主要治法之一，在 HCM 的治疗中具有一定指导意义。HCM 患者后期所出现的劳力性喘息、乏力等症状，可归为心力衰竭的范畴，但这类患者的射血分数并未下降，心肌收缩能力并未降低，而是由于心腔容积下降导致每搏输出量不足，故出现心衰的临床症状，在中医治疗上有别于射血分数下降所导致的心衰。

软坚散结法具有消痰、化瘀、清热的内涵，又有涤痰散结、逐瘀散结、清热散结之分。在 HCM 患者中，其坚结性质以痰瘀互结为主，部分患者兼有热象。患者因禀赋异常，痰浊盛于内，阻滞气机宣发，气滞则血行不利，复加重痰湿壅滞，形成恶性循环，痰浊、瘀血阻滞血络，依附于心体，使心体肥厚；心病则心主血脉功能不能正常发挥，周身脏腑组织失于濡养，出现乏力、心慌等症状。

软坚散结法为治疗 HCM 的基本治则，临证常以"四味软坚方"为主方加减，包括海藻、昆布、浙贝母、夏枯草。海藻、昆布同为化痰软坚之药，以其味咸能软能散，两者常相须为用。浙贝母有散结消痈之效，常与海藻、昆布合用，对消散痰浊结块有良好作用；夏枯草能散结消肿，又能清肝泻火，针对瘀热互结之积聚能起到治疗作用；还可酌加鳖甲、生牡蛎、山慈菇、半枝莲等药物。现代药理研究发现，软坚散结药物在治疗射血分数正常的心力衰竭患者中有良好效果，如以软坚散结药物为主要成分的新生脉散片可改善此类患者的左心室功能及运动耐量；软坚散结药物还具有良好的抗纤维化作用，如鳖甲具有调节免疫、抗心肌纤维化作用，海藻提取物具有阻抑心肌纤维化进程的作用等。与 DCM 类似，HCM 患者也存在劳力性喘息、乏力、心悸、四肢欠温等气血不足的征象，在软坚散结的同时应兼顾养阴育心之体，益气强心之用。

病案

司某，男，44 岁，2017 年 5 月 10 日初诊。

主诉：胸闷伴心慌 10 余天。

现病史：患者于 2013 年 11 月因呼吸困难就诊于某心血管病专科医院，诊断为"肥厚型梗阻性心肌病，三度房室传导阻滞"，随后行改良 Morrow 手术及心脏起搏器植入术，术后左心室流出道梗阻及相关临床症状改善，此后规律服用酒石酸美托洛尔片治疗。现症：稍活动即引发胸闷及背部疼痛，伴心慌，时有头晕，口鼻干燥，饮水不能缓解，咽痛，时有牙龈出血。纳可，寐欠安，易醒，大便干燥，小便色黄。舌暗红，苔白厚腻，脉沉细。血压 94/71mmHg，心率 63 次/分。

西医诊断：肥厚型梗阻性心肌病改良 Morrow 术后。

中医诊断：胸痹（气阴两虚、痰瘀痹阻证）。

治法：益气养阴，软坚散结。

处方：玉竹 20g、丹参 15g、炙黄芪 15g、红景天 10g、石斛 10g、赤芍 15g、连翘 30g、玄参 30g、生地黄 15g、醋鳖甲 15g（先煎）、炙甘草 6g。7剂，日1剂，水煎，早晚分服，每次 200mL。

另外，嘱患者继服酒石酸美托洛尔片。

二诊：2017年5月17日。患者自述服药后心前区不适明显减轻，劳累、受凉后可诱发胸闷、心慌，时头晕，仍口鼻干燥，牙龈未再出血，咽痛缓解。纳可，寐安，大便干，日1行，小便黄。舌红，苔白腻，脉沉弦。血压 108/72mmHg，心率 61次/分。处方：初诊方去连翘、醋鳖甲，赤芍增至 30g，加夏枯草 15g、半枝莲 15g、皂角刺 15g。14剂，煎服法同前。

三诊：2017年5月31日。患者诉胸闷、心慌虽仍因气候变化而诱发，但其自主上3层楼未曾诱发心慌、胸闷。纳可，寐安，二便调。舌淡红，少苔，脉弦细。处方：二诊方去石斛、赤芍、玄参、生地黄、炙甘草，加浙贝母 15g、北沙参 15g、党参 15g、炒白术 20g、茯苓 20g。14剂，煎服法同前。

患者病情平稳，于三诊方去茯苓、夏枯草、北沙参、炒白术，玉竹加至 30g，加砂仁 6g、山慈菇 6g、赤芍 15g、酸枣仁 10g，制成蜜丸，早晚各1丸，汤药服毕后服用，不适随诊。

按语：本案为左心室流出道梗阻的 HCM 患者，在3年前进行了肥厚型梗阻性心肌病改良 Morrow 手术。改良 Morrow 手术可迅速改善左心室流出道狭窄导致的劳力性呼吸困难、晕厥、胸痛等症状。然而 HCM 为遗传相关性心肌病，术后心肌重构仍然存在，HCM 症状容易再次出现。患者以活动后心慌、胸闷及背部疼痛就诊，考虑其因气虚不能推动血液运行，而致血脉瘀阻，口鼻干燥、咽痛牙宣、大便干燥均为津液不足、不能濡养之症，舌苔厚腻，亦考虑气虚不能化津，胶着成痰，痰浊内阻。治以益气养阴、软坚散结之法化有形之痰浊、瘀血。方中玉竹、石斛、玄参、生地黄滋阴润燥；炙黄芪益气，气沛能推动津液、血液周流全身，阻抑痰浊、瘀血积聚；丹参、赤芍活血而不伤血；连翘性凉，能清解热毒；鳖甲味咸，可软坚散结，具有调节免疫、抑制组织增生的作用。二诊，患者干燥症状较前缓解，运动耐量仍较差，舌苔白腻，仍有痰浊之征。去连翘、鳖甲，酌加夏枯草、半枝莲、皂角刺，增强原方清热散结之力。三诊，患者症状明显缓解，故加党参、白术、茯苓健脾益气，补益后天之本，充养一身之气，维持气之推动功能，巩固疗效；用砂仁芳香醒脾；浙贝母可化顽痰，增强化痰之力。患者病情进入相对稳定阶段，故给予中药丸剂，意图力缓而长效，延缓疾病进展。

第三节 慢性心力衰竭

心力衰竭（后文简称为 HF）是心脏结构和 / 或功能的异常改变，使心室收缩和 / 或舒张功能发生障碍，从而引起的一组复杂临床综合征，主要表现为阵发性呼吸困难、活动耐力下降和体液潴留等。原发性心肌损害是引起 HF 最主要的病因，其中以缺血性心脏病、心脏负荷异常、心律失常等最为常见。根据 HF 发生的时间、速度，分为慢性 HF 和急性 HF，临床中多数急性 HF 患者经住院治疗后症状部分缓解，而转为慢性 HF；慢性 HF 患者常因各种诱因急性加重，需住院治疗。同时，根据左心室射血分数还可将其分为射血分数降低的心衰（后文简称为 HFrEF）、射血分数保留的心衰（后文简称为 HFpEF）及射血分数中间值的心衰（后文简称为 HFmrEF）。对于 HFrEF 伴有体液潴留的患者，应用利尿剂的同时加以 ACEI、β 受体阻滞剂及醛固酮受体拮抗剂为基本方案，并在心率 ≥ 70 次 / 分时推荐加用伊伐布雷定，以沙库巴曲缬沙坦为代表的血管紧张素受体 – 脑啡肽酶抑制剂类药物（ARNI）凭借出色的疗效，在一些情况下可以替代 ACEI/ARB 使用。由于发生机制的不同，对 HFrEF 有效的药物（如 ACEI、ARB、β 受体阻滞剂及醛固酮受体拮抗剂等）并不能改善 HFpEF 患者的预后，目前仅沙库巴曲缬沙坦被证实有效，但对 HFpEF 患者长期的疗效及安全性仍旧未知。在临床中，通过常规西药治疗未能有效改善患者慢性 HF 症状、控制 HF 进程的现象仍存在，中西医联合治疗可以取得较为理想的疗效。

心衰病因多为外感六淫、久病体虚、饮食劳力、先天禀赋不足等，致使水湿浸渍，其病位在心，与肺、脾、肾关系密切。心衰的基本证候特征为本虚标实、虚实夹杂。本虚以心气虚为主，常涉及他脏；标实以血瘀为主，常兼痰浊、水饮、气滞等，每因外感、劳累等加重，本虚和标实之消长决定了心衰的发展演变。从心衰发展的过程来看，疾病早期，心气不足或痰毒瘀聚，使血失清宁，脉道失畅，更多表现为偶有胸闷、心慌，日常生活常不受影响。随着病情进展，心气、心阳耗散，则明显感觉活动耐力下降，出现畏寒、四肢欠温的表现，心气、心阳不足则血行不利，最终发为水肿。若病情迁延，心阳虚衰，阳虚水停，上可犯肺，发为喘咳；下可浸渍皮肤，表现为下肢水肿。故在心衰的各个阶段，应把握每个阶段的临床特征，进行辨证施治。心衰早期主要以心气不足为主，治当补心气、通心阳、养心体，临证常用自拟育心通阳方加减治疗；心衰中晚期，以心气亏虚、心阳虚衰、血停水留为主，治当补气行气、温阳利水，临证常用自拟育心化水方加减治疗。

1.HFpEF　此类型患者射血分数在 50% 以上，心功能多为 I/II 级，心脏功能尚可，心气不足尚未累及他脏，多选用自拟育心通阳方为主方加减治疗。组成为：玉竹 15g、丹参 15g、黑顺片 15g（先煎）、炒白术 15g、党参 15g、桂枝 10g、葶苈子 15g、香加皮 6g、焦山楂 15g、大腹皮 10g、丹参 15g、陈皮 6g。方中玉竹、丹参益气养阴、活血化瘀，有强心复脉之功；桂枝、黑顺片通阳化气，助心力，强心体；白术、党参补脾调气，合葶苈子泻肺、香加皮涤痰以强心；焦山楂、大腹皮、陈皮健脾化湿，运调中气。全方起育心保脉，强心肺，健脾胃之功。

2.HFrEF/HFmrEF　此类型患者多为心功能 III/IV 级及 DCM、心肌炎迁延期的患者，多兼有下肢水肿较重、活动受限、不能平卧、胃脘饱满等症状，为心气虚衰日久、气机升降失和、膀胱气化失司所致。予自拟育心化水方行气利水，温通心阳。组成为：柴胡 10g、黄芩 10g、法半夏 6g、党参 15g、炒白术 15g、猪苓 15g、茯苓 20g、泽泻 20g、肉桂 6g、赤芍 15g、杏仁 10g、炙黄芪 15g、防己 10g。方中柴胡、黄芩疏肝理气，行气利水；猪苓、茯苓、泽泻、防己化湿利水，解膀胱气化失司；半夏、白术、杏仁涤痰化饮，引水复行；黄芪、肉桂合党参以温通心阳，调补心气。全方共奏疏肝理气、温阳利水之效。

病案 1

王某，女，58 岁，2021 年 5 月 14 日初诊。

主诉：胸闷气短间作 2 年，加重伴双下肢水肿 7 天。

现病史：患者胸闷气短间断发作 2 年，3 个月前无明显诱因出现胸闷气短加重，伴心前区疼痛，就诊于某三甲医院，查脑钠肽（BNP）496pg/mL，考虑"心力衰竭"，予对症治疗，症状缓解后出院。出院后未规律服药，近 7 日症状加重。现症：胸闷气短，时有胸痛，夜间可平卧，全身乏力，偶有气喘，伴双下肢水肿，腹中胀满，反酸。纳差，寐差易醒，多梦，大便调，小便量少。舌红，苔白腻，脉沉弦。血压 100/63mmHg，心率 63 次 / 分。辅助检查：心脏彩超检查示：左心房前后径 47mm，左心室舒张末期直径 60mm，射血分数 44%；心功能 II 级。

西医诊断：慢性心力衰竭。

中医诊断：胸痹（心阳不足证）。

治法：温通心阳，化气行水。

处方：玉竹 15g、丹参 15g、炙黄芪 15g、赤芍 15g、炒白术 15g、党参 30g、白豆蔻

15g、桂枝 15g、焦山楂 30g、枳壳 6g、香加皮 6g、葶苈子 15g。14 剂，日 1 剂，水煎，早晚分服，每次 200mL。

西药：沙库巴曲缬沙坦 50mg，Bid，14 天；托拉塞米 20mg，Qd，14 天；伊伐布雷定 5mg，Qd，14 天。

二诊：2021 年 5 月 29 日。患者诉服药后胸闷胸痛较前减轻，偶感后背沉重，仍有全身乏力，不喜活动，腰膝酸软，双下肢水肿。纳差，寐安，小便调，大便频，不成形。舌红，苔白稍腻，脉弦细。处方：茯苓 20g、猪苓 20g、白芍 30g、炒白术 30g、炒党参 30g、葶苈子 20g、肉桂 10g、丹参 20g、刺五加 6g、萆薢 20g、扁豆衣 10g、红花 10g。14 剂，煎服法同前。西药同前。

三诊：2021 年 6 月 12 日。患者诉胸闷、气短明显好转，胸痛未作，双下肢水肿缓解。纳可，寐安，二便调。舌淡红，苔白稍腻，脉沉细。辅助检查：脑钠肽 208pg/mL。处方：茯苓 20g、炒白术 15g、党参 30g、白芍 15g、玉竹 15g、杜仲 20g、桑寄生 15g、刺五加 10g、绞股蓝 10g、香加皮 6g、葶苈子 15g、淫羊藿 10g。14 剂，煎服法同前。沙库巴曲缬沙坦 50mg，Bid，14 天；伊伐布雷定 5mg，Qd，14 天。

按语：本案属心衰病，辨证为心阳不足，痰浊闭阻，乃虚实夹杂、本虚标实之证。心阳不足，不能推动营血及津液运行，致使津液凝聚成痰，盘踞心胸，阻滞脉络；心阴亏虚，脉道失于濡养，滞塞不利。患者症见胸闷气短，偶有胸痛，是其久病心阳不振，阴血亏虚致血脉受阻、心络受损而痛；腹中胀满、反酸为脾胃失和、脾气不升、胃气不降所致。初诊以益气养阴、温通心阳、健脾和胃之法，用自拟育心通阳方温复胸中阳气，行气利水，化痰浊之滞。方中玉竹、丹参养阴而不伤正；赤芍活血而不伤血；桂枝温通心阳复气化，助心气以行血脉；党参、白术健脾燥湿、益气，辅以白豆蔻、山楂、枳壳化湿行气，行滞消胀；香加皮、葶苈子利水消肿，葶苈子提取物可通过抑制 RASS 系统过度激活而阻抑心室重塑，香加皮中含有多种强心苷类成分，能增强心肌收缩力，升高左心室收缩压，所含杠柳毒苷，具有强心、利尿、消肿作用，可用于对抗心力衰竭。二诊，患者心阳渐复，化气，故胸闷胸痛减轻，但其周身困重，大便稀溏，水肿仍存。时节正值暑月，不免有暑湿之弊，辅以利湿化暑，酌加刺五加、扁豆衣、萆薢健脾祛湿，图纳食复健、缓身困之痹。猪苓、茯苓利水渗湿，使膀胱气化得利，水行有道。三诊，患者诸症均有好转，选用茯苓、玉竹、党参、炒白术平补阴阳，养护心体；香加皮、葶苈子继利水之效；桑寄生、淫羊藿、杜仲、绞股蓝益肾健脾，强壮腰膝，可起到扶正固本的效果。全方三脏共治，平补平泻，以育心之体、保脉之功。

病案 2

患者，女，82 岁，2020 年 6 月 27 日初诊。

主诉： 胸闷气短间作 1 月余。

现病史： 患者诉风湿性心脏病病史 10 余年，近 1 个月胸闷、气短加剧。现症：胸闷气短间作，伴后背隐痛、心慌，端坐呼吸，夜间不能平卧，周身乏力，口干不苦。纳差，食少，寐欠安，入睡困难，大便干结，小便量少。舌暗红，苔白腻，脉弦细、结代。辅助检查：心脏彩超检查示：左心室增大，二尖瓣狭窄、关闭不全，射血分数 69%。

西医诊断： 风湿性心脏病，慢性心力衰竭。

中医诊断： 胸痹（心气不足、心阳不振证）。

治法： 补心益气，温通心阳。

处方： 玉竹 15g、丹参 15g、附子 10g（先煎）、桂枝 15g、赤芍 15g、炒白术 15g、党参 10g、草豆蔻 15g、焦山楂 15g、枳壳 6g、香加皮 6g、葶苈子 15g、牡丹皮 15g、佩兰 10g、北沙参 30g、麦冬 15g、炙甘草 15g、降香 10g。14 剂，日 1 剂，水煎，早晚分服，每次 200mL。

西药： 沙库巴曲缬沙坦 50mg，Bid，14 天；托拉塞米 20mg，Qd，14 天；伊伐布雷定 5mg，Qd，14 天。

二诊： 2020 年 7 月 11 日。患者诉服药后心前区不适及背部隐痛较前减轻，现仍觉乏力、畏寒。纳食较前好转，寐安，大便干结，小便调。舌暗红，苔白，脉弦细。处方：炙黄芪 30g、知母 10g、北柴胡 6g、升麻 6g、桔梗 10g、炒白术 15g、陈皮 6g、太子参 15g、麦冬 10g、五味子 6g、砂仁 6g（后下）、瓜蒌 20g、扁豆衣 10g、佩兰 10g、草豆蔻 10g。14 剂，煎服法同前。

按语： 本案患者为老年女性，患风湿性心脏病十余年，发展为慢性心力衰竭，且有心室重塑，但其射血分数并无降低，符合 HFpEF 诊断。患者病情迁延日久，一身之气俱虚，尤以心气虚为甚，且血脉瘀滞尤甚，发为心痛；大便干结，口干不苦，心之阴阳俱损，故治以温通心阳、补益心气、滋养心血。方中焦山楂消积导滞；佩兰芳香化湿，使诸药补而不滞；北沙参、麦冬润燥生津，清养肺胃；降香活血散瘀以解胸痹。二诊，患者心气渐充，故以补益中气为旨。方用升陷汤合生脉饮加减，以升举大气、心脾同调。HF 是一种常见而难治的心血管疾病，发病机制复杂，病程长，病势缠绵，病位在心，为本虚标实之证，以心、脾、肾三脏亏虚为本，尤其是心之本体失养，以痰浊、瘀血、水饮等病理产物停聚为标，临证应结合患者体质特点、季节变化、疾病发展特点辨证论治。

第四节　心律失常

心律失常是自律性异常或传导障碍引起的心动过速、心动过缓或心跳不规律等症状的总称，常见诱因有紧张、焦虑或饮用浓茶、咖啡等。心律失常可作为一组独立的疾病出现，又可作为多种疾病的并发症或后遗症存在，比如缺血性心脏病、甲状腺功能亢进、电解质紊乱等；同时，用药不当也可引起心律失常。目前被广泛认可的发病机制主要包括电冲动形成异常和电冲动传导异常。正常的电冲动形成于窦房结，窦房结自律性降低、异位节律点的形成、电位的异常除极等都是电冲动形成异常的原因。电传导的异常则受传导途径和心肌电位的状态所影响。在治疗方面，主要有药物、电复律、射频消融术等方法。由于心律失常多样的诱因，复杂的病机变化，导致上述治疗方法不能较好地控制病情。病情突然发作、迁延反复带来的危害巨大，除导致心排血量减少、影响主要脏器供血量、加重基础病情外，还可能导致血栓栓塞、心力衰竭、猝死等不良心血管事件的发生。

心悸，病位在心，心藏神，主血脉，气机逆乱、心阳耗散、痰瘀内生等均可导致心体失养、神不安位，发为心悸。心电活动异常诱发的心脏节律、频率改变，血流动力学变化等循环障碍及神经电活动紊乱的临床表现，与心悸发生时血、脉、心、神的功能失常有共通之处。"心主血脉"与"心藏神"二者相互影响，前者偏于循环系统的功能，即心、血、脉三者构成的密闭、通畅的血液循环系统，后者偏于神经系统的部分功能，以"血、脉、心、神"为整体。根据心律失常发生、发展、预后的病机特点，心律失常可分阶段辨治。

1. 前驱期　心律失常患者常有心电图异常，且临床亦可见心慌；也有些患者心电图无病理改变。后者可分为两种情况，一种为确有心律失常但发作较少，仅因一些病因诱发，心电图难以及时捕捉，病情较轻，属于心律失常前驱期，若不干预，病情可能加重；另一种为患者感觉异常、自觉心慌，但并无心脏器质性病变，以更年期、甲状腺功能异常、焦虑抑郁等患者为主，即身心疾病，随着基础疾病、心理障碍加重，最终也可能导致心律失常的发生。自觉心慌的患者，也可视为心律失常的前驱期。临床观察发现，有部分心律失常前驱期患者主因血压控制不佳、血脂异常等就诊，功能检查可见动脉粥样硬化、室壁运动欠协调等改变，舌苔常表现为舌下络脉紫黯、苔厚腻，而心慌常被患者描述为偶尔伴随症状。高血脂、高血糖等属于血中浊毒，血失濡养，日久浊毒积聚，郁而化热，热扰心神，气血运行失司，心体失养，均可引起心律失常。

在病机方面，血中痰瘀热毒、脉失流利是前驱期的关键病机，故常用清热解毒、活血化浊之品，心体得养，心神得安，心慌可止。常用金银花10g、当归15g、玄参30g清热解毒，取四妙勇安汤方意，清热解毒兼活血。前期基础研究已证实四妙勇安汤可抑制中性粒细胞、血管内皮细胞黏附、血管炎症，还可降低血清氧化低密度脂蛋白、一氧化氮含量，保护血管内膜，延缓动脉粥样硬化进程。常用川芎佐当归，川芎活血且通行十二经脉，增强行气之力使脉道恢复流利。活血养血除喜用当归、川芎外，还用红花、丹参、熟地黄，取桃仁红花煎之意，恢复血之濡养功能；赤芍佐玄参，以增强其清血中之热功效；痰浊较重者酌加丝瓜络，以祛络脉之浊毒；考虑到痰浊皆由阴液所化，酌加北沙参以益气养阴。

2. 发作期　起病急骤，时发时止，是心律失常发作期的特点。与前驱期不同，发作期患者以心慌为主，常伴胸闷憋气、自汗、四肢不温、脉结代等临床表现，病情较重。脏腑功能失调，浊毒内生，气血失和，常是心悸发生的内因，但变化多端的外因如气候变化、情志刺激、感受外邪等也是重要的诱发因素。在心律失常发作期，基础疾病加重是心律失常发作不可否认的内在因素，但外风的引动也不容忽视，外风经由毛孔循经络入于心脉，耗散心阳。心阳充沛，心搏正常；心阳耗散，心律失调。心律失常患者常因受风感冒而发作，外邪随血脉入于心脏，引起心肌受损，心脏结构、电传导改变。自然环境的急剧变化也可使副交感神经兴奋，导致血管平滑肌收缩亢进，血压升高。这些都对心脏的电生理活动有影响，易诱发心律失常。

发作期以祛外风、熄内风为基本治则，重用"风药"及"参类药"。要避免外风扰心，必须去其内应。参类药多具有补益作用，可通心阳、盈血脉、息内风，常辨证使用党参、丹参、北沙参、玄参、太子参、红参等。其中，太子参补气生津，改善心悸、自汗效佳，研究发现太子参多糖对心肌细胞有保护作用，可缩短心律失常的持续时间；风为阳邪，易化燥生热，配伍北沙参加强补益气津之效，令脉道充实，内风得消；再配丹参、玄参以活血祛风、凉血安心神，恢复心藏神之功用；若心慌伴畏寒肢冷者，可重用红参6~10g。风药多具有升提透散、通络行气、燥湿等作用，清代叶桂在《临证指南医案》提到"盖六气之中，惟风能全兼五气"，说明风邪常兼其他邪气致病，风药除可祛除风邪以外，亦可除兼夹邪气，常用防风、苦参、独活、羌活。防风、独活、羌活三者皆可祛风胜湿，给外风以出路。其中，防风善于固表，独活、羌活还可散寒、理游风，羌活偏于上，独活偏于下，三者合用，风寒湿三气可除，心悸得解。《雷公炮制药性解》记载苦参可"疗大风及一切风热细疹"，因风热诱发的心律失常患者尤为适用。对于肝郁气滞、肝风内动诱发的心律失常，以郁金、玫瑰花、佛手花疏肝理气，解郁安神，以珍珠母、生龙骨、生牡蛎等重镇之品熄风宁神。

3. 迁延期　心律失常大多可暂时性治愈。但当基础疾病进展，心肌重构、电重构亦随之进展，心之气血阴阳紊乱，心阳鼓动乏力，虚风内生，流窜经络，待正气稍弱，则会再度起病。迁延期虽不似发作期症状严重，但仍存在一定的风险，易致心肌梗死、血栓脱落等危险状况发生。心律失常病史的患者随年龄增长常有间断性发作，应予调护，改善预后，提高患者生活质量。

此期以内虚为主，在益肾健脾的基础上加搜风通络之品以减少复发，降低远期风险。益肾健脾是辨治虚证的治疗大法，心律失常迁延不愈导致的气血阴阳虚衰可通过补益脾肾得到改善。补肾类中药多具有延缓衰老、提高机体免疫力的作用，常用仙茅、淫羊藿温补肾阳，槲寄生、牛膝滋补肝肾之阴；健脾药可促进胃肠黏膜的快速修复，增强抗病能力，常用西洋参、炒白术健运脾气；另加鹿衔草、葛根与苦参配伍，鹿衔草既可祛风于外又可补虚于内，配伍葛根通行经络，最善除入络之虚风。

病案 1（发作期）

胡某某，男，64 岁，2018 年 10 月 20 日初诊。

主诉：间断心慌 20 年，加重 2 月余。

现病史：患者 20 年前无明显诱因出现心慌，诊断为"心房颤动"。20 年来间断服用富马酸比索洛尔片治疗，病情控制尚可。患者 2 个月前因情绪波动而致心慌加重，于当地医院用抗心律失常药物（具体不详），治疗后效果不佳。现症：心慌时发，伴胸闷气短，咳嗽有痰，自汗，畏风，双手易抖动。纳可，寐安，二便调。舌紫黯，苔白厚腻，脉沉细弦。血压 160/89mmHg。

西医诊断：心房颤动；高血压病。

中医诊断：心悸（风扰心神证）。

治法：益气固表，祛风安神。

处方：丹参 15g、北沙参 30g、玄参 30g、炙黄芪 15g、防风 10g、炒白术 15g、苦参 30g、黄芩 10g、法半夏 10g、鹿衔草 10g、皂角刺 10g、蚕砂 10g、郁金 10g。7 剂，日 1 剂，水煎，早晚分服，每次 200mL。

二诊：2018 年 10 月 27 日。患者诉服药后心慌、自汗较前缓解，但仍易于受风、情绪不佳时诱发，偶有头晕。纳可，胃脘胀满，寐安。舌淡红，苔白腻，脉弦细。血压 156/78mmHg。处方：丹参 15g、苦参 30g、黄芩 10g、法半夏 10g、鹿衔草 10g、郁金 10g、刺五加 10g、甘松 6g、净砂仁 6g（后下）、扁豆衣 10g、炒莱菔子 15g、陈皮 10g。7 剂，煎服法同前。

按语：本案患者病程长，近 2 个月加重。患者感病多年，心之气血阴阳亏耗严重，内风易生，稍受情志刺激、外感风邪则易引发房颤发作。心体失养，内有虚风，外风引动而发病，故从风论治。患者自汗乃风性开泄、外风耗散阳气阴液，感风易发房颤是佐证；双上肢抖动为肝风内动，发病易受情志影响是佐证。初诊以玉屏风散为主药益气固表，挽救外散之阳气阴液，防止风邪外侵，阻断内、外风相互引动之途径。用丹参、北沙参、玄参充养血脉，且可活血以消内风，血脉充盈，心体得养，虚风可除；用鹿衔草、皂角刺祛外风；用黄芩、半夏、蚕砂芳香醒脾，杜生痰之源并清热化痰，舒畅胸中气机；用郁金疏肝解郁，减少肝风对心神的扰动。内风得消，外风祛除，卫表坚固，肝风平息，心神得以安位不受引动，发作可减少。二诊，患者风象渐息，湿证仍存，中焦气机不畅，减少风药的使用，加砂仁芳香醒脾，加陈皮、扁豆衣健脾化痰祛湿，加莱菔子通降胃气，重在祛除风邪夹带的邪气及治疗兼证。

病案 2（迁延期）

曹某，男，62 岁，2014 年 6 月 27 日初诊。

主诉：心慌间作 5 年余。

现病史：患者 2009 年 11 月接受"冠状动脉血运重建术"中发生房颤，后被诊断为"阵发性心房颤动"，规律服用胺碘酮、普罗帕酮治疗，病情控制不佳，分别于 2011 年 3 月、2012 年 7 月于某三甲医院行射频消融术，术后房颤消失，2 个月后房颤复发。现症：无明显诱因出现心慌频作，约 15 次 / 天，规律服用胺碘酮、普罗帕酮后需数分钟至数小时方可缓解，伴胸闷，无胸痛、头晕恶心、汗出等不适，平素活动后喘息，时乏力，腰酸痛。纳尚可，偶有腹胀，寐安，二便调。舌红，苔白腻，脉结代。辅助检查：心电图示：心房颤动，心室率 68 次 / 分。心脏彩超示：主动脉硬化，左心房增大，左心室舒张功能减低。既往史：冠心病病史 6 年，现规律服用阿司匹林、阿托伐他汀。

西医诊断：阵发性房颤，冠心病支架植入术后状态。

中医诊断：心悸（心气不足、脾肾两虚证）。

治法：益肾健脾，培补心气。

处方：槲寄生 30g、怀牛膝 30g、丹参 20g、炒白术 15g、西洋参 6g（另泡兑服）、烫狗脊 15g、仙茅 10g、淫羊藿 10g、鹿角霜 10g、炙甘草 30g、刺五加 6g、姜厚朴 6g。14 剂，日 1 剂，水煎，早晚分服，每次 200mL。

二诊：2014 年 7 月 11 日。患者诉 2 周来心慌明显缓解，期间仅发作 1 次，持续约 4 小时自行缓解，发作时无伴随症状。纳可，偶腹胀，寐欠安，夜尿 3~4 次，大便质黏不成形，1~2 次 / 日。舌淡红，苔白腻，脉弦细。辅助检查：心电图示：窦性心律，心率 63 次 / 分。在初诊方基础上去仙茅、淫羊藿、鹿角霜、姜厚朴，加葶苈子 10g、甘松 6g、陈皮 10g、黑顺片 15g（先煎），改丹参为 30g、西洋参为 10g。14 剂，煎服法同前。

按语：本案患者为阵发性房颤、支架植入术后状态，其特点为 2 次行射频消融术后房颤均复发，纠其病因，在器质性心脏病的进展下，心室重塑，进而影响电传导，产生异位起搏点，令抗心律失常药物乏效，术后复发房颤。射频消融术后房颤复发等心系虚损性疾病的发生发展与正气的衰弱密切相关，应以预防为主。然本案患者病已发，求其根本，在于素有心疾，心之本体已受损，在术前即属虚实夹杂证候，2 次行射频消融术，"标实"虽已去，但"本虚"未治反而进一步加重，心气耗散、心血不足，心体失于充养，虚而风动，致房颤反复发作。本病病位虽在心，但"本虚"在于脾肾亏虚，故初诊以益肾健脾为主，三脏同调。方中鹿角霜、淫羊藿、仙茅温补肾中之阳；白术、西洋参、刺五加、厚朴、炙甘草益气健脾；槲寄生、狗脊、牛膝补肝肾；患者偶有胸闷憋气，佐以丹参活血通经，且牛膝也有畅行气血功效。全方益肾健脾，恢复正气，"本虚"得缓，虚风渐停。槲寄生、刺五加具有抗心律失常作用，并增加冠脉血流；丹参具有抗炎作用；烫狗脊可抑制血小板聚集。二诊，见效守方，患者属术后远期，心脾肾亏虚所致痰饮瘀血等实邪复聚于心，扰乱脉律，舌苔白腻，在益肾健脾的基础上涤痰复脉，酌加陈皮燥湿化痰，葶苈子通调水道，黑顺片温补命门之火，助膀胱气化行水且增强全方助阳的作用，以祛痰饮之实邪。

第五节　高血压病

高血压病是指未服用降压药物的情况下，非同日 3 次测量，收缩压 ≥ 140mmHg 和 / 或舒张压 ≥ 90mmHg。高血压病患病率随年龄增加明显升高，且年轻化趋势日益显著。血压升高会逐渐损害心脏、血管和其他器官组织，引起心力衰竭、中风、外周动脉疾病等，是心脑血管疾病最主要的危险因素。目前，临床常用降压药物包括钙通道阻滞剂

（CCB）、血管紧张素转化酶抑制剂（ACEI）、血管紧张素Ⅱ受体阻滞剂（ARB）、利尿剂和β受体阻滞剂5类，以及由上述药物组成的固定配比复方制剂。α受体阻滞剂或其他种类的降压药也可应用于某些高血压病患者，或与前述5类药物联合使用，沙库巴曲缬沙坦作为另一途径的新兴降压药已进入临床。虽然应用降压药物及改善生活方式对控制血压具有一定效果，但高发病率、亚临床靶器官损害及并发症等问题仍未解决。

根据临床表现，高血压病可归为"眩晕""头痛"范畴，并逐渐发展成以"脉胀"为核心的新内涵。血压属于血脉的范畴，其中精血、脉管和心是构成血脉的基本要素。高血压病机复杂，涉及代谢紊乱（血、脉）、内皮功能障碍、血管痉挛（脉、心）、神经内分泌调节失衡（心、神）等多种维度。气血化生和代谢稳态的失序，造成心脉失养，神无所附，双心共病，反之又可影响气机升降而扰乱血行、累及心体，形成恶性循环。高血压病是一种关乎"血-脉-心-神"功能障碍的系统性疾病，应将其作为整体，集调畅气血、养心育心、安神定志为一体，系统论治。

喜食肥甘、咸食及嗜酒等均是造成血压升高的独立危险因素，在临床中多见高血压病与肥胖、血脂异常及糖代谢异常等并存。食物本属水谷，如若恣食无度，使脾胃运化功能受损，导致血糖、血脂等血中精微物质代谢失常，化为痰湿之邪，郁久化热，与之相搏进而酿生浊毒。吸烟、污染等"外来毒邪"可直接侵害人体，使体内毒素堆积，郁久化火，损伤脏腑气血，导致血压升高。情志失常亦是诱发血压升高的常见原因之一，五志过极化火，七情内伤，耗伤肝肾之阴，可致肝之疏泄与藏血功能失常，气郁化火，易生痰火（浊毒）。从现代医学角度分析，情志刺激导致大脑皮质兴奋与抑制过程失调，最终造成儿茶酚胺类物质增多，引起血压升高。"五脏之伤，穷必及肾"，浊毒潜伏下注于肾，损伤肾络，可使肾不固藏，精微泄漏而出现蛋白尿，高血压肾损害是常见并发症。肾气虚衰，膀胱气化无权，导致邪无出路，浊毒可重新吸收入血，进一步损伤精气，败坏形体，日久可出现肾功能损害，甚至肾功能衰竭。

浊毒作为高血压最重要的病因，可影响肝、脾、肾多脏功能，并贯穿于高血压不同病程阶段，主导病机变化。高血压发病部位在脉，与肝、脾、肾三脏密切相关，病机变化以肝失疏泄、脾失健运、肾失固摄为辨治要点，以化浊解毒为主要原则，结合调肝、健脾、固肾不同治法予以相应治疗。

1. 初期调肝　《素问·举痛论》载："百病生于气。"气机逆乱是导致高血压病的始动因素。肝主疏泄，通调一身气机，肝体失养，常可导致疏泄失常，内生湿热，进而酿生浊毒，停积脉中，损伤脉道，导致血压异常。《素问·至真要大论》指出"诸风掉眩，皆属于肝"，故高血压病患者常见头晕、头胀痛等症，临床常兼面红目赤、胸胁胀痛、急躁易怒、舌红、苔黄、脉弦等肝阳上亢、肝郁气滞之象。肝为厥阴风木之脏，体阴而用阳，治疗常养其体而培其用，平调阴阳以收功，常予镇肝熄风汤或天麻钩藤饮加减治疗。镇肝熄风汤偏于潜阳，天麻钩藤饮平肝力强，二者均遵循育阴潜阳原则，促进肝脏体阴和用阳之间的平衡，是治疗高血压病肝阳上亢证的常用方剂，疗效显著。

2. 中期健脾　气病日久，往往导致血病。血的生成赖于脾胃运化的水谷精微，且血液循行脉中需要脾统血功能正常。嗜食肥甘导致脾胃运化失常，气血生化乏源，水谷无以运化，酿生痰浊，日久化热，变生浊毒，阻滞气机，损伤脉道，导致血行滞涩不畅，血压异常。总之，脾虚失运、浊毒内生是高血压病转化和发展的重要环节。临床常见头目昏沉，头重如裹，头部刺痛，胸闷脘痞，呕吐痰涎，纳呆食少，大便黏腻，舌体胖大，色暗或有瘀点、瘀斑，脉弦滑或弦涩。

柴苓汤既有小柴胡汤疏利少阳气机之功，又有五苓散通阳利水之效，全方通过调理中下二焦，分解湿热，令湿去热孤，是化浊解毒的有效方剂。若湿邪外侵，脾虚湿蕴在先，加之饮食所伤，内外相合，导致湿遏热伏，阻滞三焦，气化不利，津液不行，临床多予藿朴夏苓汤加减宣通气机，燥湿利水。若脾虚生痰，痰湿壅遏，引动肝风，导致风痰上扰，临床多予半夏白术天麻汤加减化痰祛湿，理气健脾。

3. 久病固肾　肾属水，为水脏，具有调节人体津液代谢的作用。张景岳言"痰之化无不在脾，而痰之本无不在肾"，高血压病久，脏腑功能失调，精气化生不足，肾气逐渐亏虚。肾脏开阖失司，津液、水湿滞留于下焦，使痰浊内生，日久导致血脉瘀阻，肾脏受损，可成肝肾阴虚之候，肾阴虚累及阳虚，多可见肾阴阳两虚之证。老年或妊娠等因素均可导致肾精亏虚，常见血压异常。临床表现为头昏或眩晕，腰膝酸软，耳聋耳鸣，夜尿增多，舌质淡，脉细弱。在治疗上，以自拟补天方补阴益阳，化生肾气。常用药物包括槲寄生、牛膝、续断、独活、炒白术、山茱萸、黄连、干姜、仙茅、淫羊藿。全方使肾气得以顾护，下虚得补，精髓得填，血压平稳。

病案 1

王某，女，43岁，2019年8月17日初诊。

主诉： 头晕间作7年余，加重2周。

现病史： 患者7年前无明显诱因出现头晕，血压最高达165/90mmHg，服用缬沙坦胶囊80mg，Qd，血压控制在140~150/70~80mmHg。现症：晨起血压156/84mmHg，偶头晕，困倦、饭后明显，手足心发热，面红，劳累后多汗，晨起后右侧背部轻微压痛，活动后可缓解。纳可，寐安，二便调。舌红，苔白腻，脉沉细。

西医诊断：高血压病2级。

中医诊断：眩晕（肝阳上扰、痰浊内阻证）。

治法：平肝潜阳，化痰降浊。

处方：白芍30g、天冬20g、玄参30g、茵陈30g、生龙骨15g（先煎）、生牡蛎15g（先煎）、牛膝20g、法半夏6g、天麻15g、粉萆薢15g、蚕砂10g、胆南星6g。14剂，日1剂，水煎，早晚分服，每次200mL。

西药：缬沙坦氨氯地平片85mg，Qd，14天。嘱患者低盐饮食，规律作息。

二诊：2019年8月31日。患者血压控制平稳，测血压140/85mmHg，无头晕头痛，仍明显乏力，纳可，寐安，二便调。舌淡红，苔薄黄，脉弦。处方：镇肝熄风汤加减，白芍30g、天冬20g、玄参30g、牛膝20g、法半夏6g、天麻15g、蚕砂10g、炒白术15g、石菖蒲10g、墨旱莲15g、酒女贞子15g、浙贝母15g。14剂，煎服法同前。

西药：缬沙坦氨氯地平片85mg，Qd，14天。

按语：患者表现为血压长期控制不佳，且有头晕等症。肝疏泄不及，导致肝气亢进，上逆于头面则可见头晕，气机逆乱可导致血压波动。肝阳上亢则面红，手足心热。肝失疏泄，导致浊阴内生，日久生痰化湿，故可见困倦，多汗，兼见苔白腻、脉沉细等表现。治疗予以镇肝熄风汤加减，平肝潜阳、化痰降浊。全方减代赭石、龟板、川楝子、生麦芽、甘草等调节肝气的药物，加用法半夏、天麻、粉萆薢、蚕砂、胆南星等燥湿化浊、清热熄风之品。全方疏肝、化浊、祛风并用，疏肝化浊，宁血畅脉。二诊，患者血压控制良好，头晕减少，但仍明显乏力，提示湿困脾土，运化失司，且肝病及肾，肾阴亏虚，故在原方的基础上减少茵陈、龙骨、牡蛎、萆薢、胆南星等潜阳化浊之品，增加炒白术、石菖蒲、浙贝母补气化痰，墨旱莲、女贞子补益肝肾，药中病机。

病案2

陈某某，男，43岁，2018年3月14日初诊。

主诉：头晕半月余。

现病史：患者半月前出现头晕，血压170/110mmHg，无其他不适；2天后突然出现头疼，眼胀，血压210/150mmHg，就诊于当地人民医院，予硝苯地平控释片、氯沙坦钾片、阿托伐他汀钙片治疗，症状好转后出院。现症：偶头晕、头胀，双膝疼痛，口干不苦，牙龈出血。纳可，偶有反酸，寐欠安，大便 1 次 / 天，不成形，小便调。舌暗红，苔薄白，脉沉细。血压 130/98mmHg。家族史：母亲高血压、糖尿病病史。吸烟史 28 年，否认饮酒史。辅助检查：尿常规：肌酐 121μmol/L，尿素氮 8.5mmol/L，尿蛋白 15mg/dL（±）；血脂：总胆固醇（TC）：6.26mmol/L，甘油三酯（TG）：2.51mmol/L，低密度脂蛋白（LDL-C）：4.47mmol/L；心脏彩超：左心房轻度增大，室间隔与左心室壁增厚，左心室舒张功能减低；颅脑 CT：双侧基底节梗死，部分伴软化灶形成。

西医诊断：高血压病 3 级；高脂血症；陈旧性脑梗死。

中医诊断：眩晕（肝肾不足、脉络失养证）。

治法：滋补肝肾，填精益髓。

处方：槲寄生 30g、牛膝 20g、烫狗脊 15g、山茱萸 15g、薏苡仁 30g、肉桂 6g、鹿角霜 6g、白豆蔻 20g、酒黄精 30g、荠菜花 10g、炙黄芪 15g、半枝莲 10g。14 剂，日 1 剂，水煎，早晚分服，每次 200mL。

西药：硝苯地平控释片 30mg，Qd，14 天；阿托伐他汀钙片 20mg，Qd，14 天；盐酸阿罗洛尔片 10mg，Qd，14 天；厄贝沙坦 150mg，Qd，14 天。嘱患者低盐饮食，规律作息。

二诊：2018 年 3 月 28 日。患者自诉服药后血压 130/90mmHg，仍有右膝疼痛不适，活动后加重，偶有头晕，未诉其他不适。纳可，寐安，大便 1 次 / 天，不成形，小便量少。舌淡红，苔薄白，脉沉细。血压 123/85mmHg。继予自拟补天方加减治疗，以初诊方去山茱萸、薏苡仁、白豆蔻、酒黄精，改肉桂为 3g，加法半夏 10g、浙贝母 20g、虎杖 20g。14 剂，煎服法同前。

按语：患者尿常规提示尿蛋白 15mg/dL（±），说明高血压病已导致肾脏损伤。高血压病初病在肝，肝肾同源，疾病日久，肝火灼伤肾阴，可导致肾阴亏虚；肝火太盛可下劫肾阴，终成肝肾阴虚之候，肾主骨生髓，髓海不充，则头晕头胀，双膝疼痛。脾失健运，则胃不和，症见反酸、牙龈出血、大便不成形等。故治疗时予以自拟补天方加减。方中联用槲寄生、牛膝、烫狗脊、山茱萸、肉桂、鹿角霜补益肝肾，加酒黄精、炙黄芪补气养阴，荠菜花、半枝莲清热，白豆蔻、薏苡仁利湿，全方补益肝肾力专，兼以清热化湿，针对久病导致的高血压肾脏损伤具有较好的保护作用。二诊，患者头晕头胀症状明显减轻，仍右膝疼痛，大便不成形，故在初诊方基础上去山茱萸、薏苡仁、白豆蔻、酒黄精，加法半夏、浙贝母清热化痰，虎杖祛风利湿，继续顾护肝肾二脏的同时，加强化湿功效，对湿浊痹阻导致的关节疼痛可发挥一定疗效。

第六节　病毒性心肌炎

病毒性心肌炎（后文简称为 VMC）是以病毒感染引起的心肌局灶性或弥漫性炎性病变为特征的疾病，其临床表现轻重不一，轻者可无自觉症状，重者可有心律失常、心力衰竭或心源性休克，甚至猝死，是临床常见的心脏疾病之一。VMC 迁延日久可转化为扩张型心肌病，多发于儿童、青少年和 40 岁以下的成年人。约有 5% 的病毒感染者可累及心脏，尤其是在嗜心性病毒流行时，部分地区的感染者可达 10% 以上。VMC 的致病病毒以肠道和上呼吸道病毒最多见，患者常以肠道或上呼吸道感染症状为先，其中柯萨奇病毒 B 组 3 型（CVB3）和人类细小病毒 19（HPVB19）是诱发心肌炎的主要病毒，近年的甲型 H1N1 流感病毒、中东呼吸综合征冠状病毒（MERS-CoV），甚至 2019 新型冠状病毒（COVID-19）均可导致心肌损伤，并有相关的心肌炎个案报道。VMC 的发病过程包括 2 个阶段：早期病毒直接侵犯心肌引起心肌损伤和功能障碍，后期是继发性自身免疫反应。病毒感染可能只是心肌病的诱因，而持续存在的自身免疫反应是心肌炎向心肌纤维化发展，并进一步向心肌病转化的关键。临床上，VMC 可分为急性期、慢性期和迁延期，反复病毒感染和机体免疫功能低下是造成 VMC 病情迁延的主要原因。

现代医学对 VMC 尚无特效疗法，主要是休息、支持治疗和对症处理。免疫抑制剂的应用尚存在争议，常用治疗药物主要有抗病毒药物（更昔洛韦、阿昔洛韦、干扰素等）、心肌营养药物（磷酸肌酸钠、三磷酸腺苷、辅酶 A、辅酶 Q10 等）、中药汤剂、中成药、中药注射剂（清热解毒类、补气养阴类、活血化瘀类）等。当 VMC 患者出现心律失常、心力衰竭或心源性休克等症状时，则应立即对症处理。

VMC 与中医的"心悸""胸痹""温病"密切相关。VMC 发病前常有上呼吸道及胃肠病毒感染史，发病后多有发热、咽痛、心慌、胸闷等症状，"温邪上受，首先犯肺，逆传心包"。温热邪毒从口鼻、体表侵入人体，伤及肺卫，肺朝百脉，又与心脉相通，肺脏受损，内舍于心，渐而发为本病。湿热邪毒入侵，亦可损伤脾胃，气血生化乏源，则心脉失养，出现恶心呕吐、腹泻、胸闷、心慌等脾心同病的症状。本病早期缺乏特异性检查，临床上容易误诊、漏诊，导致失治、误治，结合病毒本身持续感染的特点，导致邪毒内藏，伏而待发。邪毒从口鼻而入，由卫入营、由肺及心、由脾及心，是本病发生的重要途径，关键因素是正虚与邪毒，邪毒侵心，耗气伤阴，瘀阻心络，心脉失养。根据 VMC 演变规律及邪毒蛰伏心脉、伤阴耗气的证候特点，可将其分为邪毒侵心型、气阴两虚型。我们据此创立了"解毒护心、益气养阴、清透伏邪"法。邪毒侵心型常以银翘散加减，气阴两虚型常以生脉散合炙甘草汤加减。

邪毒侵心型 VMC 临证可见恶寒发热，咽痛，腹泻，身痛，心慌，胸闷，气短乏力，舌红苔白或黄，脉浮数或促结代。治以解毒护心法，选银翘散加减，组成：金银花 10g、连翘 15g、板蓝根 15g、牛蒡子 10g、黄芩 10g、黄芪 20g、西洋参 10g、鹿衔草 20g、玄参 30g、麦冬 10g、甘松 6g、夏枯草 10g、甘草 10g。

气阴两虚型 VMC 临证可见心慌，胸闷，气短乏力，潮热盗汗，咽干，神疲，不寐，舌红少津，苔白，脉虚细弱或结代促。治以益气养阴法，选生脉散合炙甘草汤加减，组成：太子参 30g、麦冬 10g、五味子 6g、黄芪 30g、黄精 15g、当归 15g、川芎 10g、酸枣仁 10g、皂角刺 20g、夏枯草 15g、连翘 10g、炙甘草 6g。

随证加减：伴腹泻加藿香、黄连；伴咽痛加玉蝴蝶、射干、桔梗；伴气虚加炙黄芪、党参；伴阴虚加玉竹、黄精、女贞子、墨旱莲；伴阳虚加干姜、桂枝、仙茅、淫羊藿；挟痰加胆南星、陈皮、法半夏、白芥子；挟瘀加丹参、红花、赤芍、鸡血藤。

在辨证分型的同时，还应注意疾病所处的阶段，急性期以邪毒侵袭咽喉、肺卫为主，慢性期或迁延期多以气阴两虚为主，病在心体和心神。治疗方面，急性期要抓住疾病的证候特点，运用清热解毒、清利咽喉之法对病毒加以控制，霸道用药，除邪务尽；慢性期要从王道，久久为功，运用补气、滋阴养血、安神等手段恢复机体正气，缓图求效，遏止病毒于未发；恢复期，伏留病毒往往趁机体气血紊乱、免疫功能低下之时潜伏于心肌等组织，导致心肌损伤，诱发心室重塑，产生扩张型心肌病、病态窦房结综合征等一系列病变，此阶段以养育心体、维护心功能为首要目标，重视从日常生活方面调节，尤其重视对呼吸道的管理，防止再度感邪。多法并行，达到维护心功能稳态的目的。

病案 1

杨某某，男，17 岁，2019 年 11 月 16 初诊。

主诉：间断胸闷憋气 2 月余，加重 2 天。

现病史：患者 2013 年因感冒后出现胸闷憋气，就诊于当地三甲医院，诊断为"病毒性心肌炎"，治疗后症状缓解，2 个月前因受凉诱发胸闷憋气。辅助检查：心肌酶示：肌酸激酶（CK）：237U/L、肌酸激酶同工酶（CK-MB）：36U/L；心脏彩超示：三尖瓣轻度反流；心电图示：窦性心律，电轴右偏。予辅酶 Q10、益心舒胶囊治疗，病情未见明显缓解。现症：胸闷憋气间作，常因天气、情绪不佳而诱发，常感咽痛，偶有心慌，无胸痛、头晕等不适。纳可，寐安，大便偏干，小便调。舌嫩红，少苔，边有齿痕，脉弦细。血压 118/77mmHg，心率 77 次 / 分。既往史：病毒性心肌炎 6 年余。

西医诊断：病毒性心肌炎。

中医诊断：胸痹（气阴两虚证）。

治法：益气养阴，解毒利咽。

处方：玉竹 30g、丹参 30、炙黄芪 30g、绞股蓝 10g、干石斛 10g、赤芍 15g、刺五加 6g、连翘 30g、玄参 30g、木蝴蝶 6g、金果榄 6g、甘草 10g。14 剂，日 1 剂，水煎，早晚分服，每次 200mL。

二诊：2019 年 11 月 30 日。患者自述服药后诸症好转，现偶有胸闷憋气，无心慌，口腔溃疡，口干欲饮，饮后不解，咽部不适减轻。纳差，寐欠安，多梦，大便调，小便量多。舌红苔黄，点刺舌，边有齿痕，脉沉数。血压 133/82mmHg，心率 76 次 / 分。处方：西洋参 10g（另泡兑服）、炒白术 20g、当归 10g、茯苓 15g、黄连 6g、酒黄精 15g、白芍 15g、连翘 15g、桂枝 6g、玄参 30g、丹参 15g、夏枯草 10g、木蝴蝶 3g、金果榄 10g。14 剂，煎服法同前。

按语：该患者为青少年，探究病因知其年幼时感受风寒之邪，侵犯心脏，导致心体受损，邪气藏于心之络脉，后感邪即易诱发；邪气痹阻心脉，心之气血运行不畅，导致胸闷憋气，心体失于濡养，虚而成悸，表现为心慌；邪气久伏，于内耗伤心之气阴，于外经咽喉部易引邪气，表现为时感咽痛、舌脉等邪气内伏、气阴两虚之征，故治以益气养阴、解毒利咽。方中炙黄芪补益一身之气；玉竹、石斛、绞股蓝益气养阴，以育心肌；丹参活血，动摇久伏之邪，赤芍、玄参清血中郁热，连翘清热解毒，四者共用，可令久伏之邪动而解；酌加木蝴蝶、金果榄清咽利喉，甘草调和清、养之性，令全方发挥清补兼施的功效。二诊，患者胸闷憋气明显缓解，心慌症状消失，但口干、舌红起点刺等阴虚火旺症状较明显，虚火扰心而寐差。用西洋参增强益气养阴之功效，加四君子汤健脾益气，加桂枝、白芍调和营卫，辅助丹参流利血脉，加黄连、夏枯草清火旺之气。全方从益气养阴、畅达血脉治病本，健脾益气、清利咽喉防病发。本案患者年龄尚小，加之有病毒性心肌炎病史，故平素需比常人更注意避风寒、节饮食，清养心体，谨防外邪再次诱发本病。

病案 2

李某某，女，65 岁，2019 年 1 月 12 日初诊。

主诉：胸背痛间作 6 年余，加重伴心慌 2 周。

现病史：患者诉 6 年前无明显诱因出现前胸、后背隐痛，伴胸闷气短，未予系统诊治。近 2 周前胸、后背刺痛，且程度、频率较前明显加重，伴有心慌，就诊于当地医院，查心电图示：房室传导阻滞，予稳心颗粒、参芍片治疗，症状未见明显缓解。现症：前胸、后背刺痛，3~4 次 / 天，伴胸闷气短，心慌，头晕，周身乏力，两胁肋胀痛，无汗出，恶风，夜间口干。纳食尚可，寐安，二便调。舌暗红，苔白腻，脉沉细。既往史：病毒性心肌炎。

西医诊断：病毒性心肌炎。

中医诊断：胸痹心痛（瘀毒阻络证）。

治法：化瘀解毒，通络止痛。

处方：柴胡 6g、白芍 15g、桂枝 15g、黄连 10g、法半夏 5g、三七粉 3g（冲服）、炙黄芪 15g、炒僵蚕 10g、蝉蜕 6g、刺五加 5g、党参 15g、玉竹 20g。14 剂，日 1 剂，水煎，早晚分服。另嘱患者胸痛发作时含服麝香保心丸。

二诊：2019 年 1 月 26 日。患者诉服药后前胸、后背疼痛较前好转，偶有发作，仍胸闷气短，头晕，口干口苦，夜间尤甚，心烦，周身乏力，两侧胁肋部胀痛，下肢沉重、发凉。纳可，寐欠安，入睡较困难，夜尿 1~2 次，大便调。舌暗、尖红，边有齿痕，苔薄白，脉沉细。血压 113/77mmHg，心率 93 次 / 分。处方：柴胡 6g、黄芩 6g、茯苓 20g、白花蛇舌草 30g、桂枝 6g、泽泻 30g、炒白术 20g、黄连 6g、炒僵蚕 5g、蝉蜕 6g、降香 10g。14 剂，煎服法同前。

三诊：2019 年 2 月 9 日。患者诉服药后胸闷好转，偶有喘息，仍感周身乏力，头晕，心烦，口干口苦，夜间尤甚，两侧胁肋部胀痛减轻，下肢沉重、发凉。纳可，腹胀，寐欠安，夜尿 2~3 次，大便干。舌红，边有齿痕，苔薄白，脉沉细。血压 122/78mmHg，心率 76 次 / 分。处方：槲寄生 15g、怀牛膝 20g、酒萸肉 20g、玄参 30g、薏苡仁 30g、肉豆蔻 20g（后下）、鹿角霜 10g（先煎）、酒黄精 30g、西洋参 10g（另泡兑服）、白芍 30g、郁金 10g、白花蛇舌草 30g。14 剂，煎服法同前。

按语：患者年逾六旬，阳气衰减，加之病毒久居心络，损伤心体，瘀阻气机，痹阻胸阳，心脉不畅，症见心胸刺痛；心脉循行肩背，心气通于背俞，故痛引肩背；心气不足，心脉失养，故胸闷憋气、心慌气短；舌暗红，苔白腻，脉沉细，是气虚瘀毒阻滞之征，治以化瘀解毒、通络止痛。方中党参、炙黄芪大补元气，气充则血可行；白芍、玉竹滋养心体，恢复心之功用；僵蚕、蝉蜕散结通络，加半夏化痰浊，胸阳得展；僵蚕、蝉蜕、柴胡为辛透之品，可升举胸阳，驱逐久伏邪毒，佐桂枝温通心络，散布心阳，加速久伏邪毒外出；刺五加、三七活血化瘀，祛有形之瘀血；佐黄连调制全方寒热之性。全方从补心气、化痰瘀、通心阳、驱邪毒的角度着手，固本清源。二诊，患者胸痛症状明显缓解，但仍有心烦口苦、胁痛等肝气不舒之象，以柴胡、黄芩疏肝，清泄肝火；以黄连、桂枝交通心肾，改善失眠；加泽泻、茯苓、炒白术益气健脾祛湿，改善脾虚之象；患者胸痛减轻，改刺五加、三七为降香，加白花蛇舌草增加解毒之力。三诊，患者喘息等虚象明显，为痰瘀久伏、邪毒渐清，病情由以标实为主转向以正虚为主，故全方以益肾健脾为主，方中西洋参大补元气，改善喘息；槲寄生、怀牛膝、酒萸肉、鹿角霜温补肾阳，助全身阳气，改善肾之纳气功用；酒黄精、白芍滋养阴血；薏苡仁、黄精健脾化湿；肉豆蔻醒脾，增强脾之健运，夯实西洋参补气之功；郁金、白芍疏肝柔肝，减轻胁肋痛；伏邪难出，继以玄参、白花蛇舌草活血解毒。全方补疏结合，扶正为主，兼以祛邪。

第七节　心脏X综合征

心脏 X 综合征（后文简称为 CSX）是人体冠状动脉舒缩功能障碍所致的一种疾病，临床特征是典型的劳力型心绞痛症状、心电图或运动平板试验阳性、冠状动脉造影正常等。慢性冠状动脉狭窄与心肌缺血之间并非直接对应关系，在因胸痛而行冠状动脉造影的患者中，有多达 20% 的患者被证实冠状动脉是正常的。内皮细胞功能异常、胰岛素抵抗、雌激素水平不足等是 CSX 发病的可能机制，这些原因均可引起冠状动脉微血管功能失调而诱发微循环障碍，导致心肌灌注不足。目前对于 CSX 的治疗尚无特效药物，均以对症治疗改善症状为主，常用药物有硝酸酯类、钙离子通道阻滞剂及 β 受体阻滞剂等，疗效因人而异。

根据 CSX 的典型劳力型心绞痛表现，可将其归属于"胸痹"范畴。CSX 发病人群中女性占大多数，且多发于绝经后，女子以肝为先天，肝藏血而主疏泄。女子"七七"之后，肝肾渐亏，天癸竭，精血渐衰，脉道虚滞，脉络失养，脉络弛张不利，脉中气血失和，功能紊乱。同时，脾为后天之本，脾虚失运，气血化生不足，湿邪痰浊内生，均易加快血脉失和病程。血脉失和，脉中气血失调、循行失常，导致气滞血瘀、痰瘀互结，终致心之本体损伤，发为瘀痛。

微循环促进血液循行的功能与气的推动作用相似，且血液正常循行于脉管中离不开气的固摄作用，血脉之变是 CSX 初始阶段，心之本体损伤继之于后，神之变贯穿 CSX 病程的始终。根据临床症状及病理机制，CSX 可分为血脉之变、心体受损、神之变，每个阶段都是"血－脉－心－神"共病体系，治血必先调气，气调则血和，血和则神得其舍。

1. 血脉之变 CSX 初期以气血失调的血脉之变为特征。此时临床症状尚轻，以调理气机、养血和脉为主要治法。此阶段患者肝肾渐亏，精血不足，肝体失养；抑或情志失调，肝气郁滞，疏泄失常，气机失调，血行不利，脉中气血失调，心脉绌急，宜疏肝理气，调理脉中之气机，常用柴胡、降香、香附等，气调则血调；同时，加当归、鸡血藤等养血补血之品，气血同调，双管齐下，达气血调和之目的。

2. 心体受损 CSX 中后期久病及心脾，同时肝肾亏虚程度加重，血脉失和进一步发展，以益肾健脾、活血化痰为主要治法。此时，气血津液输布失常，痰湿渐聚，瘀血形成，痰瘀胶结，阻于脉道，心体失养，终致心之本体损伤。痰瘀伏邪贯穿 CSX 疾病全程，干预"痰瘀之伏邪"最为重要。肝肾精血亏虚，肝之藏血不及，则肝贮藏血液和调节血量的能力下降，影响冠状动脉循环中的血流量，使冠状动脉血流储备能力降低。常用滋补肾气类药物，如熟地黄、何首乌、续断、菟丝子等；酌加软坚散结类药物，如海藻、昆布、僵蚕等；还有活血散结类药物，如当归、丹参、三七等。

3. 神之变 神对 CSX 的调控无处不在，贯穿疾病的始终，以养心安神为主要治法。临床多表现为失眠、焦虑、抑郁、自主神经功能紊乱等。心神关系密切，神失清明则心损，心损神亦伤。CSX 与情志精神状态相互影响，焦虑、抑郁均可以通过影响体内的神经内分泌系统，导致交感神经系统活动亢进，引发心血管不良事件；同样，心血管疾病也会影响患者情绪变化。临床治疗 CSX 时应关注患者的心理状态，及时对患者心理情况进行评估，对情志异常的患者注重调畅情志。

病案

李某某，女，64 岁，2016 年 5 月 21 日初诊。

主诉：胸闷憋气间作 5 年余，加重 1 月。

现病史：患者诉间断胸闷憋气 5 年余，劳累及情绪不佳时症状加重。1 年前就诊于当地医院，查冠状动脉造影：前降支近段混合斑块，冠脉各主要分支未见明显狭窄，诊断为"心脏 X 综合征"，予对症治疗后出院，近 1 个月胸闷憋气加重。现症：胸闷憋气间作，夜间憋醒，偶伴心慌、后背痛，劳累、情绪不佳或密闭环境中均可诱发，持续数秒钟可自行缓解，偶有头晕，平素气短乏力，畏寒无汗。口苦，纳差，入睡困难，眠浅易醒，需氯硝西泮 1mg 助眠，二便调。舌暗红，苔白，脉弦细。血压 110/55mmHg，心率 59 次 / 分。既往史：高脂血症 10 余年；焦虑状态 6 年余，现口服氟哌噻吨美利曲辛片 1 片，Qd；左叶甲状腺次全切除术后 25 年。辅助检查：超声心动图：左心室功能减低；TG:1.56mmol/L，TC:5.65mmol/L。

西医诊断：心脏 X 综合征；高脂血症；焦虑状态。

中医诊断：胸痹（肝火扰心证）。

治法：疏肝清热，镇静安神。

处方：柴胡 6g、黄芩 20g、法半夏 5g、党参 30g、茯苓 20g、生龙骨 30g（先煎）、生牡蛎 30g（先煎）、砂仁 6g（后下）、丹参 30g、醋鳖甲 30g（先煎）。7 剂，日 1 剂，水煎，早晚分服，每次 200mL。

牛黄清心丸 1 粒，Qd，7 天；氟哌噻吨美利曲辛片 1 片，Qd，7 天。

二诊：2016 年 6 月 4 日。患者服药后胸闷憋气，后背痛、寐差较前好转，现劳累后偶有胸闷、夜间憋醒，晨起偶发心慌，耳鸣。纳可，二便调。舌红绛，苔根部黄腻，脉弦细。血压 114/51mmHg，心率 84 次 / 分。处方：柴胡 12g、黄芩 10g、法半夏 9g、党参 15g、酸枣仁 15g、砂仁 6g（后下）、醋鳖甲 30g（先煎）、墨旱莲 15g、女贞子 15g、蝉蜕 6g。14 剂，煎服法同前。

三诊：2016 年 9 月 10 日。患者诉服药后夜间胸闷憋气较前明显减轻，近期偶有夜间胸闷发作，偶有心慌。纳差，寐差，眠浅易醒，大便不成形，小便调。舌红，少苔，脉弦细。血压 115/63mmHg，心率 93 次 / 分。处方：桑寄生 20g、牛膝 20g、黄连 12g、炒白术 20g、烫狗脊 30g、砂仁 6g（后下）、仙茅 20g、炙淫羊藿 20g、法半夏 6g、制吴茱萸 3g、姜厚朴 6g、醋鳖甲 30g（先煎）。14 剂，煎服法同前。

按语：患者老年女性，焦虑状态 6 年余，查冠状动脉造影未见狭窄，但反复以胸闷憋气为主诉就诊，胸闷憋气常于劳累、情绪不佳时诱发，结合既往病史，考虑为心脏 X 综合征，中医诊断为胸痹，肝火扰心证。患者情志焦虑，考虑肝主疏泄功能失常，肝气郁滞，日久化火，每因外邪引动而上扰心神，影响心主血脉及心藏神功用，导致气血失调、神不安位，出现胸闷憋气、胸痛心慌等典型心脏 X 综合征症状，头晕、纳差、寐差均为肝气上逆，扰乱清窍、胃腑、心神的表现。患者平素气短乏力、畏寒，为病久虚象渐显之征。初诊，以柴胡龙骨牡蛎汤加减疏肝清热、镇静安神，以泄实为先。方中以黄芩清泄肝胆之热，半夏和胃降逆，党参健脾益气，龙骨、牡蛎镇静安神，丹参活血通经以改善胸闷憋气，醋鳖甲滋阴清热，令肝火得泄，血脉运行调和，心神不受干扰，自得安宁。二诊，患者胸闷憋气、寐差、纳差均见缓解，但仍存在夜间憋醒，故继以柴胡类方泄实守效，同时以墨旱莲、女贞子滋补肝肾之阴，缓解耳鸣、乏力等虚象。三诊，患者停药2月余，前症复发，但气血失和、心神受扰不似初诊严重，舌红少苔，脉弦细，继以补虚为主，桑寄生、烫狗脊、牛膝滋补肝肾，仙茅、淫羊藿温补肾阳，炒白术健运脾气，肝脾肾三脏同调，防止心悸复发。全方益肾健脾，恢复正气，全程先泄肝火以安心神，后滋肝脾肾而养心气，令心之气血充沛调和，心神得养，心之功用得以正常发挥。

第八节　缺血性脑卒中

缺血性脑卒中是由于脑的供血动脉（颈动脉和椎动脉）狭窄或闭塞导致脑供血不足引起的脑组织坏死，临床表现为突发眩晕、双眼黑矇、对侧肢体麻木、肌力减弱、感觉障碍等。目前，缺血性脑卒中的发病率占脑卒中的80%~85%，多发于50岁以上的中老年人，男性多于女性。栓塞面积大或椎－基底动脉梗死可能会迅速出现意识障碍、瞳孔改变，甚至短期内死亡，是全球致残、致死的三大常见原因之一。在治疗方面，现代医学多采用溶栓治疗，但因其相对较窄的时间窗口和潜在的出血风险导致溶栓存在诸多困难。

缺血性脑卒中属中医"中风"范畴，是由阴阳失调、气血逆乱所致，主要从风、痰认识其致病机理。唐宋以前，以"外风"学说为主，多从"内虚邪中"立论；唐宋以后，特别是金元时期，突出以"内风"学说立论。元代著名医家朱震亨便曾对本病的病机主张"痰生热，热生风"的湿痰生热论。中风的病因与劳倦过度、饮食不节、情志失调、气虚邪中引起的积损正衰有关，且从现代医学视角来看，高血压、高血脂、糖尿病等都是动脉粥样硬化疾病加速发展的原因。缺血性脑卒中发生的本质是血管病变，"脉中积"理论认为粥样斑块是痰湿、瘀血等有形之物附于脉道，损伤脉道的结果，符合"积聚"的特征。随着年龄的增长，脏腑亏虚、情志不遂，抑或感受外邪、损伤脉络，引起痰湿内生，瘀血阻滞，或热毒结聚，壅于脉中，导致中风的发生。急性发病的患者应立即被送往脑卒中中心积极抢救，挽救其脑功能，降低病残率及死亡率；或可急服至宝丹或安宫牛黄丸以辛凉开窍，促使患者尽早苏醒，预防脑水肿发生。当疾病处于恢复期时，应以阻抑痰浊、瘀血黏附脉道，形成积聚，以及针对兼症辨证论治为主，根据邪实与正虚偏向有侧重地选用软坚散结法或滋阴养血熄风法指导用药治疗。用丹参、川芎、红花等活血化瘀软坚，用半夏、浙贝母等化痰软坚，用夏枯草等清热散结，延缓斑块及血栓的形成；用龟板、鳖甲等育阴潜阳，制约内风；用沙参、麦冬、生地黄、当归等滋阴养血熄风、滋阴养血类中药可促进血管内皮修复，维护血管内皮细胞功能，令正气充沛，瘀血、痰浊等外邪无以依附。在兼症治疗方面，抽搐者选用僵蚕、蝉蜕熄风通络止痉；痰多、言语不利者加天竺黄、胆南星、白附子化痰通络；半身不遂者重用黄芪；肢冷麻木者加桂枝、桑枝。在中风后遗症期，中风的复发与危险因素控制不佳密切相关，我们应加强对此类患者的健康宣教，以帮助他们提高认识，重视对其基础疾病的管理及危险因素的管控。

病案

徐某某，女，82 岁，2018 年 5 月 12 日初诊。

主诉：言语不利 3 年，伴头晕 2 月余。

现病史：患者 3 年前无明显诱因出现言语不利，未系统诊治。后言语不利加重伴四肢瘫软，就诊于某专科医院，查颅脑磁共振成像（后文简称为 MRI）示：脑多发异常信号，考虑"脑梗死、脑萎缩"，予药物治疗（具体不详）后好转出院。现症：言语不利，间断头晕，无视物旋转，无头痛，胸闷憋气，口干不欲饮，偶有恶心，反酸，无双下肢水肿。纳差，餐后易腹胀，寐差，入睡困难，眠浅易醒，二便调。舌暗红，苔薄白，脉弦细。血压 160/90mmHg。既往史：高血压病 10 余年，最高达 180/100mmHg。辅助检查：颅脑 CT 示：脑干区、双侧脑室旁可见斑片状低密度影，部分边界模糊；双侧脑室扩大。

西医诊断：缺血性脑卒中。

中医诊断：中风（肝阳上亢证）。

治法：疏肝清热，益阴潜阳。

处方：柴胡 10g、黄芩 20g、茯苓 20g、川芎 30g、红景天 6g、炒白术 20g、法半夏 6g、党参 30g、当归 30g、白花蛇舌草 30g、山栀子 15g、夏枯草 10g、醋鳖甲 30g（先煎）。14 剂，日 1 剂，水煎，早晚分服，每次 200mL。

二诊：2018 年 5 月 26 日。患者服上方后，头晕减轻，但仍言语不利，伴胸闷憋气，口干不欲饮。纳可，餐后易腹胀，寐差，入睡困难，眠浅易醒，二便调。舌淡红，苔白腻，脉弦细。血压146/89mmHg。处方：炙黄芪15g、炒白术15g、茯苓15g、盐杜仲10g、鸡血藤30g、忍冬藤20g、菟丝子15g、地黄10g、升麻10g、酒萸肉15g、关黄柏10g、烫狗脊15g、知母20g、黄连15g。14剂，煎服法同前。

按语： 血中痰浊、瘀血是"脉中积"形成的主要病理因素。人体正气不足，脉道不充，脉壁不固，无法抵御血中痰瘀的侵袭，附于脉道使血液运行迟滞，加剧了痰浊、瘀血等有形实邪停于脉道，最终导致"脉中积"的形成，诱发中风。本案患者有脑梗死病史，知其脑络瘀阻可引起言语不利、头晕等症，且患者血压控制不佳、口苦、脉弦等均为肝阳上亢的表现；寐差、纳差则是肝热扰心、肝气犯胃所致，肝气上逆亦会引起胸中气机不畅，导致胸闷憋气。初诊采用疏肝清热、滋阴潜阳之法，以柴苓汤为主方疏利气机，肝气疏利，则上逆之气机可降；配醋鳖甲滋阴潜阳，软坚散结，一降一潜，头晕可缓；加白术、党参健运脾气，脾气旺可抵御肝气来犯，腹胀、乏力可缓；川芎、当归、红景天活血化瘀，半夏化痰结，夏枯草散热结，白花蛇舌草清热毒，可令脑络通畅，缓解言语不利及头晕；栀子清火热，夜寐得安。全方通过疏肝降逆、清泄肝热，在改善患者头晕的基础上同时兼顾腹胀、寐差等次症的治疗；通过化痰散结、清热散结通畅脑络，治疗言语不利，并潜藏肝阳，加强全方疗效。二诊，患者头晕、反酸减轻，但仍伴胸闷憋气，且口干不欲饮、食后腹胀、苔白腻，提示肝旺而克脾土，脾失健运，湿困脾土；中风病久及肾，可见肝肾阴虚。故在初诊方基础上去化痰之品，酌加大补元煎以培补肾阴，再加鸡血藤、忍冬藤活血通络以缓胸闷憋气，全方共奏滋养肝肾、平潜肝阳之效。

第九节　糖尿病

糖尿病是以高血糖为特征的代谢性疾病，除了血糖升高外，还伴随血脂、蛋白质等多种物质代谢紊乱。根据发病原因的不同，临床上将糖尿病分为1型糖尿病和2型糖尿病。1型糖尿病起病突然，发病年龄大多小于30岁，多饮、多尿、多食、消瘦症状明显，血糖水平高，大多数患者以酮症酸中毒为首发症状，单用口服药无效，需用胰岛素治疗。2型糖尿病常见于中老年及肥胖人群，常伴有高血压病、高脂血症、动脉粥样硬化等疾病，起病隐匿，早期无任何症状，或仅有轻度乏力、口渴，血糖升高不明显者需进行糖耐量试验才能确诊。我国发病人群以2型糖尿病为主。2020年全国2型糖尿病患病率接近11%，男性高于女性，经济发达地区高于不发达地区；肥胖和超重人群2

型糖尿病患病率显著增加。我国降糖治疗体系已较为完备,《中国 2 型糖尿病防治指南（2020 年）》还提出了对 2 型糖尿病的三级预防, 建议针对高危人群进行筛查, 有助于早期发现糖尿病。血糖控制目标应分层管理, 对于新诊断、无并发症或合并症的年轻的 2 型糖尿病患者, 我们会建议他们及早采用强化血糖控制, 以降低糖尿病并发症的发生风险; 对于糖尿病病程较长、已经发生过心血管疾病的较为年长的 2 型糖尿病患者, 我们通常会建议他们注意预防低血糖, 并且充分评估强化血糖控制的利弊; 对于合并有其他心血管危险因素的 2 型糖尿病患者, 我们则建议他们采取降糖、降压、调脂及抗血小板等综合防治措施, 以预防糖尿病微血管病变的发生。

糖尿病属于"消渴"范畴, 是由于先天禀赋不足, 阴虚体质, 肾精不足, 或饮食失节, 运化失司, 痰湿内生, 壅郁生热, 化燥伤津, 或情志失调, 气机郁结化火, 消灼肺胃阴津, 或劳逸失度, 精气亏损, 虚火内生, 上炎肺胃, 以致出现以口干多饮、多食、多尿、消瘦为主要表现的一种病症。喜食肥甘厚味是消渴的重要病因之一。在病机认识方面, 消渴可分为上、中、下三消, 以多饮、多食或多尿为主要临床表现进行辨别, 其病位可在肺、胃或肾, 病程可分为郁、热、虚、损四个阶段。早中期"郁热"阶段分别为"脾瘅""消瘅", 以中满内热或脾虚胃热为核心病机, 以肝胃郁热、肠道湿热、胃肠实热等为主要证候表现; 中晚期"虚损"阶段为"消渴", 以阴虚燥热为核心病机, 以阴虚内热、气阴两虚、阴阳两虚为主要证候表现; 并发症则属于"损"的阶段, 兼夹痰、瘀、毒等病理产物。糖尿病郁、热、虚、损的动态分期及不同阶段的证候分型, 有利于我们精准把握糖尿病的治疗时机, 避免治疗上的时间错位。

"三因治宜"理论和体质学说是中医个性化治疗理念的典型体现, 对糖尿病患者来说, 中医药治疗可以做到因时、因地、因人治宜, 同时结合个人特有的体质情况进行辨治。通过对糖尿病郁、热、虚、损四个阶段的认识, 结合"三因治宜"理论及八纲辨证, 我们将糖尿病分为寒、热两端辨治, 在治疗上更具有针对性。

1. **热证**　患者以口干多饮、多食、多尿、消瘦为基础临床表现, 整体热象明显, 有阴虚所致的虚热, 也可见实热、湿热, 如由热盛伤津、肠燥津亏所致的便秘, 由热扰心神所致的失眠等。以自拟糖心脉清加减治疗, 组成: 黄连 10g、牡丹皮 20g、玄参 30g、金银花 15g、当归 15g、炙黄芪 15g、荷叶 6g、桑叶 6g、鸡血藤 15g、炒栀子 15g。本方以黄连解毒汤为基础方, 在化解糖毒的同时兼顾消渴患者阴虚热象, 加用养血活血之品, 旨在清除脉中糖毒瘀热, 恢复血之濡养, 保护血管内皮及相关脏器免受糖毒侵害。

2. **寒证**　患者以口干多饮、多食、多尿、消瘦为基础表现, 整体寒象明显。有阳虚所致的虚寒，也可见实寒，如由寒凝经脉、脉道不利、闭塞不通所致的局部肢体疼痛等。以自拟糖心脉温加减治疗，组成：炙黄芪 30g、桂枝 10g、白芍 30g、干姜 6g、玄参 30g、当归 15g、延胡索 15g、金银花 15g、桑枝 30g、鸡血藤 30g。本方以黄芪桂枝五物汤为基础方，在化解糖毒的同时兼顾消渴患者阳虚寒象，加益气温通之品，旨在温通糖毒痹阻之阳气，恢复机体自身温化脉中水谷精微之功，避免水谷精微成痰、成浊积于脉道。

病案 1（热证）

冯某，男，57 岁，2020 年 9 月 16 日初诊。

主诉： 大便不畅间作 10 余年。

现病史： 患者 10 余年前无明显诱因出现便秘，伴有腹胀，需服通便药，后间断口服中药汤剂，便秘稍缓解，近期便秘加重。现症：便秘，大便干，4~5 天 / 次，伴腹胀，嗳气，口干口苦，口臭。纳差，寐差，寐后易醒，心烦多梦，夜尿 2 次，小便调。舌紫黯，苔黄腻，脉弦细。血压 124/74mmHg，心率 97 次 / 分。既往史：糖尿病史 15 年，现口服阿卡波糖片 2 片，Tid；注射门冬胰岛素注射液 16U/ 次，Bid，餐后 2h 血糖控制在 8~10mmol/L。辅助检查：胃镜：萎缩性胃炎。

西医诊断： 2 型糖尿病；便秘；萎缩性胃炎。

中医诊断： 便秘（热秘证）。

治法： 清热祛湿，养血通便。

处方： 黄连 15g、牡丹皮 30g、玄参 30g、金银花 10g、当归 15g、炙黄芪 30g、荷叶 6g、桑叶 6g、鸡血藤 30g、栀子 30g、黄柏 15g、夏枯草 15g、大黄 10g（后下）。14 剂，日 1 剂，水煎，早晚分服，每次 200mL。

二诊： 2020 年 9 月 30 日。患者诉服药后便秘缓解，但仍大便干，3~4 天 / 次，伴腹胀，嗳气，口干口苦，口臭。纳差，寐差，寐后易醒，心烦多梦，夜尿 2 次，小便调。舌紫黯，苔薄黄，脉弦细。血压 119/73mmHg，心率 97 次 / 分。处方：黄连 10g、牡丹皮 20g、玄参 30g、白花蛇舌草 15g、当归 15g、荷叶 6g、桑叶 6g、忍冬藤 30g、鸡血藤 30g、炒栀子 15g、牛膝 20g、麦冬 15g、天冬 15g、酒女贞子 15g、墨旱莲 15g。14 剂，煎服法同前。

按语： 降糖药和胰岛素的普及使典型的消渴症状在临床上已经很难见到。面对有长期糖尿病病史的患者，应关注长期服用降糖药引起体质改变导致的消渴症状。本案患者以长期便秘为主诉就诊，有 15 年的糖尿病病史，究其体质，以阴虚为本，燥热为标。

患者无明显诱因出现便秘，时间较长，可以排除急性外来因素导致的便秘。究其原因，责之于虚火煎灼津液，肠燥津亏，导致大便干结，难以排出；而长期降糖药物的服用史，导致胃肠动力下降，胃腐熟能力减弱，气机郁滞于内，引起腹胀、嗳气、纳差；患者素体阴虚，虚火蕴积于内，蒸腾津液，影响肠蠕动和肠内容物正常下行排出；虚火灼胃，气机逆乱，胃中食物纳运失司，臭秽之气上行，表现出口干、口苦和口臭；虚火扰神、心神不宁则寐差，心烦多梦也是火热扰神的表现；患者舌紫黯，为瘀血阻滞之象，苔黄腻为湿热内蕴、热象明显之征，故予糖心脉清加减。糖心脉清由黄连解毒汤合当归六黄汤化裁而来，清热祛湿，润燥通便。方中以黄连为君，清热解毒，牡丹皮、玄参凉血活血，金银花、桑叶清热兼有透达之性，当归、鸡血藤养血活血、润肠通便，炙黄芪益气助胃肠纳运，荷叶滋阴润燥，栀子清三焦火热之邪，黄柏、夏枯草清热解毒，大黄泻热通便。全方以清热为主，配合养血活血凉血之品，在泻热逐瘀的同时润燥通便，在稳定血糖的基础上，缓解患者的不适。本案患者便秘已有 10 余年，已经尝试过诸多润肠通便之法，故在初次治疗时以清热为主，荡涤肠道余邪。二诊，患者便秘症状减轻，腻苔已退，考虑患者久病正虚故扶正，脾胃为气机升降枢纽，肾为气之根，益肾健脾以增强一身之气运行之力，助排便。在初诊方基础上去黄芪、大黄、黄柏、夏枯草等补气及祛邪之品，酌加牛膝、天冬、麦冬、女贞子、墨旱莲等益肾健脾之品。

病案 2（寒证）

王某，男，69 岁，2020 年 9 月 11 日初诊。

主诉： 胸闷伴左下肢疼痛半年余。

现病史： 患者半年前无明显诱因出现胸闷、气短，无胸痛，未予重视。现症：胸闷间作，劳累后尤甚，左下肢疼痛，腰痛，全身乏力，无口干口苦。纳可，寐安，大便干，2~3 日 / 次，小便黄，夜尿 3~4 次。舌淡红，苔白腻，脉沉细。血压 135/97mmHg，心率 87 次 / 分。既往史：糖尿病病史 20 年，现规律服用降糖药物，血糖偶有波动；冠心病病史 5 年。

西医诊断： 2 型糖尿病；冠状动脉粥样硬化性心脏病。

中医诊断： 胸痹（气虚血弱证）。

治法： 益气温经，和血通痹。

处方： 炙黄芪 30g、桂枝 15g、白芍 30g、玄参 30g、当归 15g、忍冬藤 30g、生地黄 30g、桑寄生 15g、知母 20g、厚朴 10g、大黄 10g（后下）、炒枳壳 6g。14 剂，日 1 剂，

水煎，早晚分服，每次200mL。

二诊：2020年9月25日。患者诉服上方后胸闷、气短缓解，现左下肢时有疼痛，腰痛较前减轻，仍感乏力。纳可，寐安，大便不成形，难解，小便稍黄，夜尿3~4次。舌淡红，苔白腻，脉沉细。血压145/99mmHg，心率87次/分。处方：炙黄芪30g、桂枝6g、白芍15g、玄参30g、当归10g、金银花10g、桑枝30g、鸡血藤15g、忍冬藤10g、大血藤15g、透骨草10g、伸筋草10g、丹参15g、川芎10g。14剂，煎服法同前。

按语：对于糖尿病患者，血糖升高导致血管硬化、周围静脉中血液黏稠度增加，血液运行不畅，脏器组织灌注不足，易出现皮温降低、四肢麻木、感觉减退、肢体活动不利等症，都是糖尿病足的早期表现。本案患者糖尿病病史20年，于半年前无明显诱因出现胸闷，考虑为糖尿病导致冠心病发展所致；左下肢疼痛，触之皮肤温度偏低，结合患者糖尿病病史，考虑为糖尿病的并发症；患者素体正气亏虚，肾气虚衰，出现乏力、夜尿多等症；舌淡红，苔白腻，脉沉细，提示湿邪为患，阻遏气机，气血不足。综上所述，本案患者当属气血两虚证。在控制血糖的基础上，对患者目前的症状进行干预。治以益气温经、和血通痹，故予糖心脉温加减，方中炙黄芪为君药，补中益气，扶助机体正气，桂枝温经通脉，白芍养血活血，缓急止痛，生地黄、玄参清热滋阴凉血，当归养血活血，桑寄生补肝肾、强筋骨，知母清热滋阴，厚朴下气除满，大黄活血化瘀、通腑泄热，炒枳壳行气使方中诸药补而不滞。综合全方，以补益为主，重视先天之本，配伍少许活血养血、缓急止痛之品，缓解患者症状。二诊，患者胸闷、气短、下肢痛症状缓解，但大便不成形，故去通下之厚朴、大黄、枳壳等力大之品以防泻下太过，全方效力更加聚焦于缓解下肢不适，故在初诊方基础上酌加桑枝、伸筋草、鸡血藤、大血藤、川芎、丹参等活血通络之品。

第十节　代谢综合征

代谢综合征是一类由多种心脑血管疾病危险因素（如肥胖、糖调节受损或非胰岛素依赖型糖尿病、高血压、脂代谢异常等）在同一个体聚集的临床综合征。调查研究显示，全球大约有25%的成人患有代谢综合征，高发病率使其成为心脑血管事件发生的主要原因之一，对人类健康构成严重威胁。代谢综合征的诊断标准尚未完全统一，目前应用最广泛的诊断标准由世界卫生组织（WHO）制定，其先决条件是血糖调节功能受损或存在胰岛素抵抗，同时伴有高血压、向心性肥胖、血脂异常及微量白蛋白降低4项中任意 2 项即可诊断。现代医学多以减重、降糖、降脂、降尿酸等治疗为主，缺乏特异性的治疗方法。

代谢综合征依据其临床表现可归属中医"肥胖""消渴""脾瘅"等范畴。人体的代谢是基础物质相互转化并伴随能量产生的过程，与中医学"气化"相似。精、气、血、津液作为维持人体生命活动的精微物质，均有赖于后天水谷精微的补充，而水谷精微的顺利转化是这一过程的关键环节。若气化失常，水谷精微转化障碍，易导致糖脂等精微物质堆积，损害关联脏腑，导致疾病的发生。脾、肾两脏作为调控精微物质生成、贮藏的重要脏器，在代谢综合征的发生发展中起重要作用。脾胃位于中焦，主运化，是气机升降的枢纽。脾气升，则精微物质输布至全身濡养脏腑，胃气降，则使糟粕物质导于体外。若饮食伤及脾胃，或思虑过度耗伤脾气，则脾的运化功能失常，易生痰浊，阻滞气机；若痰湿积于肢体则表现为肥胖，郁于血脉则表现为血浊，进一步导致代谢异常。肾主气化，对机体气、血、津液的输布起到推动和调控的作用，肾阳的蒸腾气化可充养脾阳、温暖脾土，使水谷易于腐熟，精微得以散布至周身。若肾阳亏虚，气化无权，则水饮停滞，精微不布，积于脉道，化生痰浊。

精、气、血、津液代谢的紊乱，与"血－脉－心－神"一体观对疾病发展到以血液改变为主的病理表现的认识相似。在疾病发展初期，机体气化失常，水液输布障碍，痰饮、湿浊等病理产物积聚于血脉，治疗时应注意使用淡渗利湿之品，祛湿化浊，如白术、茯苓等。随着病情的进展，湿浊阻滞气血，瘀于脉络，血脉受损，脏腑功能失调，日久则易转为毒邪，机体代谢紊乱进一步加重。此时应加用活血通络、化浊解毒之品，如鸡血藤、赤芍等。药理研究表明，化浊解毒类中药多具有调节血液中代谢因子的作用，起到降脂、降糖、降尿酸等功效。在疾病后期，脾肾亏损，常用益肾健脾之品，以培固先后天之根本，如菟丝子、巴戟天等。

代谢综合征所包含的病理状态大多由日常不健康的生活习惯导致，在药物治疗以外，应把纠正不良生活习惯放在首位。我国传统饮食结构以谷物、蔬菜为主，肉类为辅，特点为糖类和膳食纤维含量较高。但近年来随着人们生活习惯的变迁，肉类、蛋禽类食品占比快速上升，植物油使用也超标，导致摄入的油脂显著增加，危害心脑血管健康；久坐、精神压力的增加也是导致代谢障碍的重要原因。在日常诊疗过程中，对此类患者注重血脂、血糖的监测，倡导饮食荤素均衡，避免油腻，鼓励坚持规律运动，关注身体质量指数（后文简称为 BMI）变化，纠正患者不良生活习惯，可在很大程度上加速疾病康复。

病案 1

杨某某，男，44 岁，2018 年 10 月 31 日初诊。

主诉：间断心慌 3 年余，加重伴胸闷 10 天。

现病史：患者 3 年前于当地三甲医院诊断为"冠心病"，平素规律服用硝苯地平缓释片、硫酸氢氯吡格雷等控制病情，近 10 天心慌频发。现症：无明显诱因心慌频作，伴有胸闷气短，无胸痛，偶有头晕，口干不喜饮，口苦，腰痛，易腹胀。纳欠佳，寐安，大便黏腻，小便调。舌暗红，苔黄腻，脉弦数。血压 160/93mmHg。既往史：高血压病病史 10 年余，收缩压最高达 240mmHg，平素控制在 140~180/90~105mmHg；糖尿病病史 3 年余，未系统诊治；高脂血症病史 5 年余，未系统诊治；扁桃体切除术后10 年，阑尾切除术后 17 年，呼吸道肉瘤切除术后 10 年。个人史：吸烟 20 余年。BMI：27.6kg/m²。辅助检查：心电图示：室性期前收缩（又称室性早搏），心肌缺血。现服药：尼莫地平 20mg，Qd；酒石酸美托洛尔片（倍他乐克）25mg，Qd。

西医诊断：代谢综合征；冠心病；室性早搏。

中医诊断：心悸（痰浊壅盛、郁热扰心证）。

治法：化痰降浊，清心定悸。

处方：法半夏 10g、炒白术 15g、天麻 10g、茯苓 10g、炒僵蚕 6g、蝉蜕 6g、黄连 6g、石决明 20g（先煎）、炒决明子 15g、蚕砂 15g、茵陈 30g、片姜黄 15g。14 剂，日 1 剂，水煎，早晚分服，每次 200mL。

二诊：2018 年 11 月 14 日。患者诉心慌发作较前明显减少，但仍伴胸闷气短，偶有头晕，口干不喜饮，口苦，腰痛，易腹胀。纳欠佳，寐安，大便黏腻，小便调。舌暗红，苔黄腻，脉弦数。血压 132/83mmHg。处方：广藿香 10g、法半夏 5g、姜厚朴 6g、茯苓 20g、白豆蔻 20g、薏苡仁 30g、猪苓 20g、泽泻 20g、淡豆豉 10g、炒决明子 30g、茵陈 30g、丹参 30g。14 剂，煎服法同前。

按语：患者虽以心慌为主诉就诊，但其患有糖尿病的同时伴有高脂血症、高血压，符合代谢综合征的诊断标准。患者处于疾病加重阶段，可能因糖尿病、高脂血症未予系统诊治及吸烟等不良习惯引起体内痰浊壅盛，郁而生热、扰乱心神而导致心悸，痰浊闭阻胸阳而胸闷气短，痰热上扰清窍则头晕；肝气主降，脾气主升，痰浊之物最易阻滞气机，扰乱肝脾之气升降，肝气升则口苦，脾胃之气滞则腹胀，脾失健运，水谷精微转运失常，出现渴而不喜饮，大便黏腻、苔黄腻均是痰湿壅盛的表现。治疗时以化痰降浊、清心定悸为主，方用半夏白术天麻汤合升降散加减。方中天麻、半夏为君药，平肝熄风，燥湿化痰，以缓头晕；配以石决明、决明子，增强平肝潜阳、泄脐化浊之效；白术、茯苓为臣，健脾祛湿，蚕砂醒脾化湿，恢复脾之运化以除腹胀，清生痰之源；僵蚕、蝉蜕清轻宣透郁热，以利胸中气机；姜黄荡积除瘀、行气散郁，可缓腰痛；茵陈清热祛湿，黄连泻心火以安心神，诸药合用则清气得升，浊气可降，痰浊得化，郁热可散，可令心神安定，清窍舒畅。二诊，患者心悸发作明显缓解，缓则治其本，湿浊之象仍明显，临证处方当重祛湿化痰，在初诊方基础上酌加藿香、白豆蔻、薏苡仁、猪苓、泽泻等祛湿之品，退作祟之病邪，以巩固疗效。

病案 2

陶某某，男，40 岁，2019 年 2 月 16 日初诊。

主诉：血压升高 4 月余。

现病史：患者诉近 4 个月自测血压常高于 140/90mmHg，最高可达 160/100mmHg，未服药治疗。现症：精神不佳，头昏沉，颈项部常有沉紧感，未诉其他不适。舌淡红，少苔，胖大、齿痕舌，脉弦细。血压 150/110mmHg。既往史：高甘油三酯血症、高尿酸血症、糖尿病病史 5 年余。过敏史：青霉素过敏。家族史：父亲高血压病。个人史：偶饮酒，否认吸烟史。

西医诊断：代谢综合征。

中医诊断：眩晕（肝肾亏虚证）。

治法：滋阴潜阳。

处方：北柴胡 6g、黄芩 10g、法半夏 6g、天麻 15g、石决明 30g（先煎）、赤芍 15g、菟丝子 10g、粉葛根 30g、覆盆子 10g、五味子 10g、巴戟天 20g、烫狗脊 20g、盐蒺藜 10g、独活 20g、鸡血藤 20g。14 剂，日 1 剂，水煎，早晚分服，每次 200mL。

西药：缬沙坦氨氯地平片，85mg，Qd，14 天。

二诊：2019 年 3 月 1 日。患者诉服药后诸症减轻，自测血压 110/70mmHg，未诉其他不适。纳可，寐安，二便调。舌淡红，苔薄白，胖大、齿痕舌，脉弦细。血压 134/80mmHg，心率 81 次 / 分。处方：北柴胡 6g、黄芩 12g、法半夏 5g、党参 15g、茯苓 20g、生龙骨 15g（先煎）、决明子 15g、白术 10g、生牡蛎 15g（先煎）、山茱萸 15g、炒栀子 30g、钩藤 15g（后下）。14 剂，煎服法同前。缬沙坦氨氯地平片，85mg，Qd，14 天。

按语：患者以血压升高为主诉就诊，并伴有高脂血症、高尿酸血症、高血糖，符合代谢综合征的诊断标准。患者处于疾病进展后期，已出现肝肾阴虚症状。患者久病耗伤阴液，肝肾阴精不足，肝阳无处潜藏，逆冲于上，扰乱清窍，出现头昏沉不适，舌体胖大、少苔亦为阴精不足之象，齿痕舌为脾虚之征，脾气虚则阴精生化乏源，肝肾之阴失于充养，加重肝阳上亢。以滋阴潜阳之法处方，用菟丝子、覆盆子、五味子滋阴敛阴以治本；柴胡、天麻、石决明、盐蒺藜平肝疏肝以治标；标本兼顾，肝阳得降，头昏可缓。肝阳上亢，必携肝火，故酌加黄芩、赤芍清热，加强平肝之疗效；患者糖脂代谢紊乱多年，痰浊痹塞血脉，故用独活、法半夏化痰湿之邪；配以巴戟天、烫狗脊、粉葛根温阳通络；鸡血藤养血以改善血液代谢状态。全方滋阴潜阳兼顾，同时不忘病源而养血畅脉。二诊，患者诸症减轻，血压稳定，除继服天麻钩藤饮平肝潜阳外，加白术、党参、茯苓健脾益气，增强脾化生水谷精微之功，滋补肝肾，以获长效。

第十一节　慢性肾小球肾炎

慢性肾小球肾炎是由多种原因引起肾单位受损，导致肾功能逐渐减退的疾病。临床可出现蛋白尿、血尿、高血压、水肿等症状，随着病情的进展，可引起肾功能衰竭，进而累及全身，预后较差。慢性肾小球肾炎的发病机制较为复杂，与自身免疫、药物、遗传、环境等多种因素有关。其中，免疫介导是最为重要的原因。当出现炎症反应时，中性粒细胞、单核细胞、T淋巴细胞等免疫细胞向肾小球基底膜聚集，导致基底膜被破坏，基底膜的滤过作用下降，浸润肾小球皮质，使得肾功能受损。因慢性肾小球肾炎起病隐匿，临床表现不一，现普遍认为，凡出现尿常规异常（蛋白尿、血尿、管型尿）、水肿或高血压病病史一年以上，无论有无肾脏损害，均要考虑慢性肾小球肾炎的可能性。临床上治疗慢性肾小球肾炎以控制血压为主，常用ACEI和ARB类药物降血压，同时还能够降低肾小球内压，减轻肾功能的受损情况；可配合激素和免疫抑制剂调节免疫功能，减少蛋白尿，还可使用抗凝药、他汀类药物配合治疗。

慢性肾小球肾炎涵盖了中医诸多病症，如水肿、癃闭、虚劳等，其根本病因在于肾脏的虚损，与肺、脾相关。慢性肾小球肾炎患者大多是久病或高龄患者，脏腑功能衰退，肾气亏虚，气化失常，水湿流注于下，聚而成水肿，气血壅滞，又复损肾络，发为血尿；脾阳不足，运化乏力，肾受后天水谷精微充养不足，造成肾精匮乏，加重肾脏的虚损；金水相生，肺气不足，肺失宣降，则肾摄纳无权，其气必虚，精微不固。肺、脾、肾三脏虚损，致使气化不利，摄纳无权，又复感外邪，湿浊瘀毒流滞于下，导致肾络受损、累及全身。肝肾同源互滋，若肾受邪气所伤，则肝失肾水滋养，水不涵木，肝阳上亢则可出现血压升高、头痛眩晕、肢麻震颤等不适。依据临证所得，结合慢性肾小球肾炎的发生发展特点，我们将其分为邪伏期、进展期与恢复期进行诊治。

1. **邪伏期**　肾属下焦，易感受水湿邪气，造成肾络损伤，肾气不足，阳不化湿，湿热浊毒伏藏于肾脏，水液代谢失调，三焦气化失司。此时可因湿阻气机、气化无权而出现水肿，甚则全身皆肿；或气机不行，血运不畅，久之气血功能紊乱，出现抵抗力下降。在治疗方面，慢性肾小球肾炎病本为虚，此阶段以益肾健脾为治疗大法。邪伏期多因湿热所困，用药以清热利湿为主，佐以益肾扶正之品，既能防邪侵入他脏，又能调补肾气，通利水道，固护元阳之本而御邪于外。常用蒲公英、败酱草等通利三焦湿邪，兼以清热解毒化浊。若水湿壅盛，加茯苓、泽泻、白茅根等以化湿利水。

2. **进展期**　此阶段脾肾之气不足，浊毒、瘀血为患。患者因气虚无以运化精血，聚而成瘀；又因肾精亏虚，脏腑失养，气血衰败，津停化浊，浊瘀阻滞肾络，肾为所伤。湿浊下注，可出现蛋白尿，甚则肾虚络损出现血尿。脾胃亏虚，升清降浊失司，湿毒瘀浊循经上犯，蒙蔽清窍则见头晕、头痛。治以益肾健脾、软坚散结为主。若湿浊内蕴，可选黄连温胆汤加减，佐以巴戟天、菟丝子、杜仲、牛膝等益肾之品，研究表明，此类补肾中药均有增强机体免疫、抗氧化、延缓衰老等功能。针对蛋白尿，常选用六味地黄丸，以补为主，兼用桑螵蛸、益智仁等药温肾缩尿，固封肾脏。升麻、柴胡等清轻之品补气升提，泌别清浊，酌加泽泻、山药等健脾利湿。

3. **恢复期**　此阶段以正虚为主，久病浊毒伤肾，肾为先天之本，肾气不足，肾精不得化生阳气；肾阳虚衰，则夜尿频多，腰膝酸软；脾阳虚衰，可出现神疲乏力，纳呆便溏，此时宜脾肾同治。阴虚者，可加枸杞、首乌；血虚者，可加当归、熟地等。在临证中还应重视补益脾胃，选用炒白术、党参、茯苓之品以健脾益气，益脾土而补命门元阳之火。

慢性肾小球肾炎病情复杂迁延，但总归于邪实正虚，临证时应谨守肾脉失养，瘀浊痹阻的基本病机，动态把握疾病演变过程，在治疗上把握邪伏、进展、恢复三期证候特点，有的放矢，从而祛湿浊邪气，固人体先天之本，使肾体复健。

病案 1

史某，男，56 岁，2016 年 4 月 30 日初诊。

主诉：头晕间作 5 年余。

现病史：患者诉 5 年前因血压升高伴头晕就诊于当地医院，查尿蛋白（++），考虑为"慢性肾小球肾炎"，后间断治疗，尿蛋白反复波动，头晕间作。现症：间断头晕，双侧耳鸣，头晕时尤甚，晕时欲吐，无头痛，腰背酸软无力，晨起口干口苦，双下肢水肿。纳可，寐欠安，小便频数，夜尿 3~4 次，有泡沫。舌质红，苔白腻，舌体胖大，脉沉细。

西医诊断：慢性肾小球肾炎。

中医诊断：眩晕（水湿中阻、清阳不升证）。

治法：利湿消肿，活血透络。

处方：法半夏 6g、炒白术 15g、天麻 15g、茯苓 20g、连翘 15g、蚕砂 15g、炒僵蚕 6g、蝉蜕 6g、玄参 30g、茵陈 15g、生地黄 15g、牡丹皮 15g。14 剂，日 1 剂，水煎，早晚分服，每次 200mL。

二诊：2016 年 5 月 14 日。患者诉头晕耳鸣明显缓解，双下肢水肿减轻，仍有腰酸乏力。纳可，寐安，大便调，夜尿频数。舌红，少苔，脉弦细。辅助检查：尿蛋白（＋）。处方：五子衍宗丸加减，枸杞子 10g、覆盆子 10g、菟丝子 15g、槲寄生 15g、盐蒺藜 10g、炙黄芪 15g、炒白术 15g、酒黄精 15g、干石斛 10g、丹参 15g、牡丹皮 15g、防己 15g。14 剂，煎服法同前。

三诊：2016 年 6 月 14 日。患者诉诸症缓解，头晕未犯，无双下肢水肿，无腰背酸软。辅助检查：尿蛋白（－）。续服二诊方 14 剂巩固疗效。

按语：患者高血压病病史 5 年，初诊时尿蛋白（＋＋），已出现肾脏损害，处于浊瘀损伤肾脉、气血运行不畅的进展期。患者眩晕时作，口干口苦，舌红苔腻，兼见双下肢水肿、蛋白尿，故治以化湿祛邪、活血透络，选半夏白术天麻汤加减以健脾祛湿；佐以蚕砂、僵蚕、茵陈等化湿祛风透络之品化体内湿毒；牡丹皮、生地黄、玄参养血活血，以化脉内湿毒浊邪，脉道通利；又添连翘、蝉蜕以透邪外出，引清阳之气上升，泌别清浊，与前药相辅，以消肾脉浊邪。二诊，患者仍有蛋白尿与腰背酸软之症，且夜尿频数，舌红少苔，此为肾阴亏虚之象，以五子衍宗丸加减补肾摄精，益气养阴，佐以白术、黄芪补气健脾，复脾气统摄之职；酌加丹参、牡丹皮活血通脉，除脉道积痹之邪；盐蒺藜平息内风，固祛风化湿之效；加槲寄生补益肝肾，酒黄精与石斛补阴养血，滋养肾之脉络，全方主以大补肾气而固精，佐以熄风健脾、活血通脉。三诊，患者诸症缓解，蛋白尿（－），故继服二诊方巩固疗效。

病案 2

王某，男，49 岁，2019 年 6 月 4 日初诊。

主诉：间断蛋白尿 1 年余。

现病史：患者诉 1 年前体检时查尿潜血（++），尿蛋白（+++），尿红细胞 100 个 /μL，未系统诊治。现症：头晕耳鸣，腰膝酸痛，伴乏力，双下肢水肿明显，膝以下自觉畏寒喜暖，偶有心慌，劳累后明显。纳寐可，小便频，偶有肉眼血尿，夜尿 2~3 次，大便调。舌红，苔白腻，脉沉细。

西医诊断：慢性肾小球肾炎。

中医诊断：膏淋（肾阳虚衰证）。

法治：固本温阳，益气养血。

处方：党参 30g、熟地黄 30g、当归 30g、杜仲 20g、半枝莲 30g、枸杞子 15g、鹿角霜 10g、苍术 15g、怀牛膝 20g、白茅根 30g。14 剂，日 1 剂，水煎，早晚分服，每次 200mL。

二诊：2019 年 7 月 2 日。患者服药后心慌缓解，双下肢水肿明显减轻，仍有腰膝酸软，头晕耳鸣。纳可，寐安。舌红，苔黄腻，脉沉细。处方：四物汤加减，熟地黄 30g、当归 10g、荠菜花 20g、茜草 30g、半枝莲 15g、白茅根 15g、仙鹤草 15g、夏枯草 20g、金樱子 15g、覆盆子 15g、车前子 15g、白花蛇舌草 30g。14 剂，煎服法同前。

三诊：2019 年 7 月 31 日。患者自述腰膝酸软明显改善，双下肢不肿，偶有头晕耳鸣。舌红，苔黄腻，脉沉细。辅助检查：尿常规：尿潜血（–），尿蛋白（+）。处方：熟地黄 15g、荠菜花 20g、当归 10g、茜草 30g、半枝莲 30g、仙鹤草 15g、夏枯草 20g、覆盆子 15g、猫爪草 10g、炙黄芪 60g、炙甘草 10g。14 剂，煎服法同前。

按语：患者腰膝酸软，下肢水肿，头晕耳鸣兼膝部畏寒喜暖，劳累后可伴发心悸，此为瘀浊阻脉，气血不行，致使肾阳虚衰的进展期。选大补元煎加减以固本温阳，益气养血。半枝莲化瘀利尿，破血通络，以清肾脉积痹；鹿角霜温肾助阳，怀牛膝补肝肾之虚，二药相合，可大补肾阳，强筋健骨；大剂量白茅根清热凉血，现代药理研究表明，白茅根通过缓解肾小球血管痉挛，使肾血流量及肾滤过率增加，产生利尿效果，并具有改善肾功能，减少尿红细胞和尿蛋白的作用，改善患者水肿症状，兼以减少尿蛋白。二诊，患者仍有气血亏虚的症状，选用四物汤气血双补，兼用荠菜花、半枝莲、白茅根、车前子以利尿祛湿，通调水道；添茜草止血尿，金樱子、覆盆子固提精微，不至其随小便而下；夏枯草、白花蛇舌草解毒散结，清肾脉湿邪瘀毒；合仙鹤草可祛邪扶正，消脉中瘀浊而不伤肾体。三诊，去车前子、白茅根、白花蛇舌草、金樱子，加炙黄芪、猫爪草、炙甘草。此时患者已无双下肢水肿，仍有头晕及蛋白尿，故加猫爪草增其散结除痹之功，通涤脉道，助气行而升提，畅清窍邪毒；主用黄芪，起到补气固涩之效，兼以健脾行气，除湿邪而不伤肾脉，对于慢性肾小球肾炎所致蛋白尿的治疗，效果甚佳。

第十二节 胃食管反流病

胃食管反流病是临床常见的消化系统疾病，是指胃内容物反流入食管引起不适症状和 / 或并发症的一种疾病。近年来，随着人们生活压力的增大、饮食不规律等，胃食管反流病发病率呈上升趋势。临床以反酸、烧心为典型症状，可见嗳气、咳嗽及外食管症状等。依据病理改变，本病可分为非糜烂性胃食管反流病、反流性食管炎及巴雷特食管。非糜烂性胃食管反流病与反流性食管炎均具有反酸、烧心等症状，但反流性食管炎镜下表现为食管黏膜的破损，即食管糜烂或食管溃疡；巴雷特食管是由于食管长期暴露于酸性溶液，下段的鳞状上皮被耐酸的胃黏膜柱状上皮覆盖，最终有发生腺癌的可能。

正常情况下，食管通过自身蠕动及唾液可清除管内 90% 的反流物。病理状态下，唾液分泌减少，蠕动或吞咽功能受损，腹、胃部压力增加，导致部分残留物停留；或食管黏膜屏障作用下降，导致食管抗反流机制受损。这些因素都会引起胃食管反流病。抗生素的滥用可造成胃肠道内菌群失衡，引起胃、十二指肠疾病，也是胃食管反流病的病因之一。临床主要以改变生活方式和抑酸药物治疗为主，病情严重的患者需考虑手术治疗。

胃食管反流病与脾胃虚弱、肝胃失和、肾失封藏、气机失调相关。脾胃居于中焦，上承心肺，下输肝肾，为一身气机之枢纽，脾主升清，胃主降浊，共同调控人体气机运行。饮食不节、情志失调、外邪侵犯等病理因素致脾胃受损，气机升降失常。胃不降浊，脾不升清，胃内容物随胃气上逆，或肝郁气滞，横逆犯脾，脾失运化，气机不畅，久则化热生痰成瘀，甚则伤阴耗气。不良生活习惯易导致肾精亏耗、脏腑功能失和，"肾为胃之关，关者，所以司出入，肾主下焦，肾气化则二阴通，二阴闭则胃填满"，命门之火温煦脾土，使得脾土枢机得以正常运转。若肾虚则精气耗，不能温煦脾土，致脾胃枢机不利，代谢发生障碍，出现腹部胀满，甚至反酸、烧心。胃食管反流病的治疗应本于健脾益肾、疏肝理气。在临床诊疗过程中脾胃虚弱贯穿本病，病程发展有阶段性的特点，根据疾病变化辨证论治，标本兼顾，充分发挥中医药防、治、康、养作用。

1. 肾精不足，脾胃虚弱型 胃食管反流病发病早期，患者以反酸、烧心等症状为主诉就诊，随着疾病发展，症状出现愈加频繁，治疗时应注重缓解不适症状。本型患者多为肾精不足、脾胃虚弱所致。胃食管反流病的发病呈现年轻化趋势，因不良生活习惯致肾虚精亏，脏腑功能失和，损及脾胃，导致胃内容物积聚于内。胃为六腑之一，以通降为顺，然脾胃虚弱，推动无力，脾气不升，胃气不降，气机紊乱，胃内容物易上逆食管，频繁发作后可轻度损伤食管，造成食管黏膜水肿或充血，而出现反酸、烧心等不适症状，还可伴手足肢冷、腰膝酸痛等肾精不足症状。首当缓解患者不适之标，兼以治本，以健脾理气、补肾填精为首要治疗原则。

2. **脾虚肝郁，气郁化火型** 胃食管反流病进展期，疾病迁延难愈，脾气亏虚，推动无力，气机郁滞，土壅木郁，肝失疏泄，导致肝郁化火，侵伤食管，易形成食管黏膜炎性糜烂或溃疡等病变。本型患者多为脾虚肝郁、气郁化火所致，故除反酸、烧心主症外，还可伴胸胁或少腹胀满窜痛、嗳气频繁、烦躁易怒、口苦咽干、舌边尖红等症状。在治疗中当继续贯彻健脾益肾的总方针，酌加调肝理气之品，如陈皮、青皮、香附、川楝子等；加养阴生津之品，如黄精、石斛等。在临床中发现部分患者因脾气虚损，运化失常，而致水湿内滞，常见大便黏腻之症，常酌加茯苓、扁豆衣等淡渗利湿之品。本型当以调肝理气为首要治疗原则，再依据患者不同兼症辨证论治，整体把握。

3. **脾胃虚弱，中气不足型** 脾胃虚弱为胃食管反流病的根本，贯穿本病始终。脾胃为后天之本，进展至本病后期，久病亦损伤脾胃之气，如不及时调养脾胃，培护正气，会致使病情反复发作，甚至造成病理产物如痰饮、瘀血的产生。本型患者反酸、烧心等症状已明显缓解或消失，但仍可能有乏力、纳食少、食后腹胀、大便异常等脾虚之症。对于久病患者，治疗重点在于扶正以防邪气再犯，宜加用黄芪、当归、党参等健脾益气，培固正气。同时，继续调理中焦气机，以防补气太过而使气机再次壅滞失调，变生他乱。临证常取升陷汤合四君子汤组成升举大气方，可舒畅中焦气机，使湿浊秽气自除。本型当以益气健脾为首要治疗原则。

病案

王某，男，39岁，2018年6月16日初诊。

主诉： 反酸烧心3月余。

现病史： 患者诉3个月前无明显诱因出现反酸烧心，未予系统诊治。现症：反酸频发，饭后尤甚，伴有腹胀、嗳气，无恶心呕吐，吞咽时胸骨后偶有烧灼感，无胸闷，背部酸重，腰膝酸软，周身疲乏，无头晕头痛，口干不喜饮。纳差，寐安，大便黏腻，小便调。舌红，苔白腻，脉沉弦细。既往史：胃食管反流病 4 年余。

西医诊断： 胃食管反流病。

中医诊断： 食管瘅（肾精不足、脾胃虚弱证）。

治法： 健脾补肾，升举大气。

处方： 炙黄芪 20g、知母 10g、柴胡 6g、升麻 6g、桔梗 20g、白术 15g、陈皮 10g、肉桂 3g、杜仲 15g、补骨脂 15g、桑寄生 20g、黄连 6g、茯苓 10g、僵蚕 6g、姜黄 20g、炙甘草 6g。14 剂，日 1 剂，水煎，早晚分服，每次 200mL。

二诊： 2018 年 6 月 30 日。患者诉服药后反酸及食后腹胀均缓解，偶有咀嚼吞咽时胸骨后疼痛，平素易感乏力，仍感腰膝酸软。纳食少，寐安，大便黏腻，小便调。舌红，苔薄白，脉弦细。处方：炙黄芪 20g、知母 10g、柴胡 6g、升麻 6g、炒白术 15g、肉桂 3g、黄连 6g、茯苓 20g、黄精 30g、石斛 10g、扁豆衣 10g、丁香 3g。14 剂，煎服法同前。

三诊： 2018 年 7 月 14 日。患者诉服药后症状均缓解，反酸、烧心偶发，乏力较前改善。纳尚可，食后腹胀，寐安，二便调。舌红，苔薄，脉沉细。处方：炙黄芪 15g、桂枝 6g、白芍 20g、干姜 6g、厚朴 10g、当归 15g、醋延胡索 15g、荜茇 6g、黄连 6g、党参 15g、木香 10g、青皮 10g、吴茱萸 3g、黄芩 10g、草果 10g、槟榔 15g。14 剂，煎服法同前。

按语： 本案患者脾胃虚弱，无以输布精微，水谷停滞于胃，胃气上逆，腐化之水谷随之而上，灼伤食道，症见反酸、烧心；腰膝酸软，周身疲乏，责之脾肾亏虚，先天与后天之精无法充养周身；纳差，口干不喜饮，大便黏腻，苔白腻，均为脾胃虚弱、内停湿浊之故。此时尚无损及阴液之征，故为疾病早期阶段，重在缓解症状。初诊治以调畅气机，健脾除湿，调补肾气。方中黄芪、知母合用，补气温升而不至过热；柴胡、升麻引大气下陷者自左、右而升，桔梗为舟楫载其上行；僵蚕、姜黄一升一降，顿消杂气流毒；茯苓、肉桂一利一温，除胃中留滞之饮，辅以白术、陈皮使湿饮去而不复聚；黄连、肉桂水火既济，阴平阳秘；杜仲、补骨脂、桑寄生调补肾气；炙甘草调和诸药。二诊，患者症状缓解，但仍脾气亏虚，推动无力，气机郁滞，郁而化火，损及食管，症见吞咽时胸骨后疼痛，且大便仍黏腻，仍有湿邪留滞，但腻苔已退，故倍用茯苓，加扁豆衣，巩固健脾利湿之效；酌加黄精、石斛滋阴之品，兼益肾以改善乏力；加丁香，更专降逆之力。三诊，进入治疗后期，症状明显缓解，但仍有食后腹胀的脾虚之象，故应培护后天正气，预防反复发作。方中加当归、党参补气养血以资后天；加青皮、木香、醋延胡索益行气之力，辅以荜茇下气以防胃气上逆，巩固疗效；厚朴、草果、槟榔畅中焦气机，除秽湿浊气，辅以白芍、黄芩防辛燥伤津；酌加吴茱萸、黄连清肝胃之火。全方重培护后天正气兼理气护阴，增强脾胃自身运化能力，使脾气得升以散精，胃气得降以排浊，升降相宜，疾病可除。

第二章

妇科类疾病

第一节　月经不调

月经是伴随卵巢周期性变化出现的子宫内膜周期性脱落及出血，是女性生殖功能成熟的重要标志。月经具有周期性，一般为 21~35 天，平均 28 天，经期一般为 2~8 天，经量为 20~60mL。正常月经周期、持续时间、月经量呈现明显的规律性和自限性。当月经的周期、经期、经量出现异常，并持续 2 个周期以上时，可考虑"月经不调"。月经周期调节是一个非常复杂的过程，涉及下丘脑、垂体和卵巢。下丘脑分泌促性腺激素释放激素，调节垂体释放促性腺激素的分泌来调控卵巢功能，三者之间互相调节，相互影响，形成下丘脑 – 垂体 – 卵巢轴（后文简称为 HPO），月经不调与 HPO 的各个环节密切相关，同时也受到抑制素 – 激活素 – 卵泡抑制素系统的调节，当机体受到情绪过度紧张、环境气候变化、营养不良、贫血、代谢紊乱、甲状腺及肾上腺功能异常等影响时，通过中枢神经系统引起 HPO 功能调节异常，导致月经失调。

中医将月经不调分为多种类型，如月经先期、月经后期、月经先后无定期等，认为月经发生与肾 – 天癸 – 冲任 – 胞宫生理轴相关，这与现代医学认为月经的发生与 HPO 相关有相似之处。肾 – 天癸 – 冲任 – 胞宫生理轴功能紊乱会导致月经失调，而生理轴功能紊乱与肝、脾、肾三脏功能失调最为密切。月经不调时经血蓄泄失常，气血失调，而肝、脾、肾三脏均与气血运行、冲任协调相关，能够影响经血的满溢，调节月经。月经失调的程度也是病情轻重的具体表现。

肾藏精，主生殖。女性随着年龄增长肾气逐渐亏虚，肾藏精之力渐衰，也有先天不足，或多产、房劳伤及肾气，肾气亏虚无以藏精，肾精不足不可化血，血不足导致月经时间延长或阴虚火旺经血先溢。脾与肾互资，二者共为先后天之本，疏利水道，同调体内津液之代谢。肾气蒸化之力与肾阳温煦之功上充脾阳，使得脾运化水饮功能正常；脾主生化，统摄气血，脾气健运则生化有常、统摄有节，月经按时而下；脾失健运，水液输布失常，聚而生痰，影响气机升降，阻滞血行，终致痰瘀相结，阻于血海胞宫，月经不至。临床常见舌体胖嫩、边有齿痕、舌苔白腻、神疲乏力、腰膝酸软、经血色淡等症状。脾肾亏虚为月经不调的重要原因。

"女子以肝为先天"，妇科疾病的发生与肝密切相关。肝有藏血、调血之功，女子以血为用，经、带、胎产无不与血相关。肝所藏之血为肝主疏泄、调畅情志功能正常提供了物质基础。肝气条达，气血调和，则月经按期而至；肝气郁结，气血失和，则致气滞血瘀，阴阳失衡，虚热内生，经血当至不至。除见月经不调外，还常伴有头晕头胀、潮热汗出、两胁胀痛、嗳气、太息、纳少、寐差、脉弦等。肝之功能失调是月经不调的主要病机之一。

基于以上认识，笔者主张治疗月经不调当以调节肾、脾、肝三脏功能为要，提出益肾、健脾、疏肝的基本法则。

1. 益肾健脾，以固为期　月经不调，责其根本为气血阴阳失衡，气弱则经血未盈而泄，血弱则经血应至不至。对于月经不调兼神疲乏力、腰膝酸软、经血色淡等虚象明显的患者，以益肾健脾法固气血之根本。用药当注意肾阴肾阳之平衡，遵循阳生阴长、阴阳互根的特点，重在使肾阴充足；脾主运化统血，健脾以复后天之本，补益脾气，增加经血的物质基础及气对先期而下经血的升提，使月经按期而至。临床常用五子衍宗丸合归脾汤加减。肾中寄元阳，为一身阳气之根本，五子衍宗丸以肉苁蓉、酒萸肉、淫羊藿等温肾而助阳，以女贞子、五味子、枸杞子三子滋补肾阴，阴阳同补以求肾阴肾阳平衡。归脾汤调补健运脾气，补益气血，令经血充沛且固密。对于兼有瘀血的患者，酌加蒲黄、五灵脂等活血化瘀之品。益肾健脾，先后二天并补，所生之病，无不随本固而退。

2. 疏肝养血，以调为顺　肝为风木之脏，喜条达而恶抑郁，主一身气血之疏泄，治疗月经不调当重视肝喜条达的生理特性，如同治水之法，以疏为要。将调畅情志、和合气血作为治疗目标，结合妇人以血为本的生理特性，对月经后期或月经先后无定期，并伴有情志不畅、胁肋疼痛、血块较多者，临证多以四物汤合柴胡疏肝散为主方，疏肝柔肝恢复肝之疏泄，使气血得以按时而下；兼以活血，除胞宫已积聚之瘀血，避免气随血滞；同时养血，固经血物质之基。依据兼证不同，酌加郁金、合欢花、莲子心开郁行气，调节情志，加牛膝引血下行，加降香、延胡索等活血行气止痛；对于郁热明显导致月经先期的患者，常加黄柏、赤芍、牡丹皮等清血中之热。通过疏肝行气、活血养血、止痛等中药的应用，充分发挥中药多靶点、多途径的优势，调整女性身体机能和心理状态。同时，医生为患者提供正确的心理疏导也十分重要，这能够帮助患者正确理解疾病，及时调整心态，有助于疾病的恢复。

病案

蒋某，女，43岁，2020年5月13日初诊。

主诉：月经周期紊乱2年余。

现病史：患者自诉2年前行流产术后出现月经不规律，量少，月经时间逐渐延迟。

现症：经血2个月未至，神疲乏力，气短，末次月经时间2020年3月12日，经量少，色深红，轻微腹痛，少量血块。不思饮食，寐安，大便干，小便正常。舌淡白少津，边有齿痕，苔薄白，脉沉细。

西医诊断：月经不调。

中医诊断：月经后期（气虚血瘀证）。

治法：补气活血调经。

处方：炙黄芪15g、党参15g、炒白术20g、当归15g、茯苓15g、桂枝6g、白芍30g、丹参15g、醋香附10g、石菖蒲10g、酒黄精15g、炒蒲黄10g（包煎）、醋五灵脂10g、益母草15g、败酱草15g。14剂，日1剂，水煎，早晚分服，每次200mL。

二诊：2020年5月20日。患者诉服药4剂后阴道分泌物增多，色淡红，腰疼，心烦易怒，胸闷气短，头昏，口干。不思饮食，寐欠安，醒后不解乏，易困倦，二便调。舌淡，舌尖红，边有齿痕，苔白腻，脉沉细。处方：炙黄芪15g、党参15g、炒白术20g、盐杜仲20g、锁阳15g、酒苁蓉15g、枸杞子15g、升麻6g、酒萸肉15g、关黄柏6g、烫狗脊15g、益母草15g、盐补骨脂15g、覆盆子10g、菟丝子20g。14剂，煎服法同前。

三诊：2020年6月9日。患者服药后乏力、情绪不佳均较前缓解，现仍有口干，偶有小腹坠胀感，3日前月经复来，经量偏少，色暗红，有少量血块，轻微腹痛。纳可，寐安，二便调。舌淡，苔白稍腻，边有齿痕，脉沉细。处方：牛膝20g、赤芍15g、酒萸肉15g、败酱草15g、当归15g、川芎20g、炒蒲黄10g（包煎）、黑顺片10g（先煎）、桃仁15g、丹参30g、五灵脂10g、延胡索20g、熟地黄20g、炒薏苡仁15g。14剂，煎服法同前。

按语：患者2年前流产术后开始出现月经不规律、乏力气短、纳差、经血有瘀块等，考虑其因流产术所致胞宫受损，耗伤气血的同时存在瘀血停滞，辨证为气虚血瘀之虚实夹杂证。方用四物汤加黄精补益气血，令虚象得缓；桂枝汤调和营卫，令血脉得和；失笑散配丹参、香附、益母草、败酱草活血化瘀，行气止痛，令实证得消；石菖蒲开心气，喻以"提壶揭盖"，令经血得下。二诊，患者阴道红色分泌物增加，考虑前方活血之品量大，虚不能速补，补虚之力不及活血化瘀之效，气血之物质基础不足而活血更耗气血，出现胸闷气短、头昏腰疼等症；出现心烦、口干、舌红等症，盖活血化瘀之品多温热而致阴液耗伤。由初诊虚实同调转换为以补虚为主，在初诊方健脾补益气血的基础上，去掉活血化瘀之品，加杜仲、锁阳、酒萸肉、烫狗脊、补骨脂补益肝肾，固气血之基，令肝血充沛、肾阳充足；加枸杞子、覆盆子、菟丝子填补肾精，酌加益母草活血化瘀，加黄柏防补益之品温热太过。三诊，患者月经复来，气短乏力等虚证明显缓解，故继予酒萸肉、熟地黄、牛膝补益肝肾，黑顺片助肾阳，当归、川芎、丹参养血和血、守补虚之效，加蒲黄、五灵脂、桃仁、败酱草活血化瘀，酌加延胡索、赤芍清瘀热止痛，佐薏苡仁健脾化湿，令水津散布，减轻口干、苔腻之象。本案初起虚实同调未获效，转而以补虚解决首要矛盾为主，获效后守效，兼以活血化瘀之法虚实同调，盖气血大虚有瘀之人，活血当以实气血为先。

第二节　异常子宫出血

异常子宫出血（后文简称为 AUB）是指与正常月经的周期频率、规律性、经期长度、经期出血量、经血性状中的任何一项不符的源自子宫腔的异常出血，并无器质性病变。AUB 的病理基础是调节生殖的神经内分泌机制失常，即下丘脑－垂体－卵巢轴神经内分泌的调控失常，以及卵巢、子宫等靶器官效应异常。AUB 仅限于育龄期非妊娠妇女，因此，该疾病的诊断常需要排除妊娠及产褥期相关出血，也需要排除青春发育期前和绝经后出血。与 AUB 相关的术语通常包括：急性 AUB、慢性 AUB、月经过多、月经过少、经间期出血、突破性出血。过去，学者们普遍认为 AUB 的病因包括器质性疾病、功能失调和医源性疾病 3 类；现在，国际妇产科联盟（FIGO）已依据病因将 AUB 按 2 个大类细分为 9 种类型。2 个大类包括，存在子宫结构性改变的 AUB 与无子宫结构性改变的 AUB。其中，存在子宫结构性改变的 AUB，常见病因为子宫内膜息肉、子宫腺肌病、子宫平滑肌瘤、子宫内膜恶变和不典型增生；无子宫结构性改变的 AUB，常见病因为全身凝血相关疾病、排卵障碍、子宫内膜局部异常、医源性疾病、其他病因等。

AUB 主要根据病因进行针对性治疗。比如，子宫内膜息肉导致的 AUB，常根据息肉的大小、数量、病理等考虑随诊或手术治疗；而子宫腺肌病导致的 AUB，则根据子宫腺肌瘤的大小、患者年龄、症状和有无生育要求分为药物治疗和手术治疗，常以药物治疗为主，而手术治疗则作为药物治疗无效的三线方案；排卵障碍导致的 AUB，需要在出血期止血并纠正贫血，通常使用孕激素子宫内膜脱落法、高效合成孕激素子宫内膜萎缩法、诊断性刮宫进行止血，止血后通过调整月经周期预防子宫内膜增生和 AUB 复发，有生育要求者需结合促排卵治疗。

AUB 属我国传统医学"崩漏""月经过多""经期延长""经间期出血"等疾病范畴，与"肾-天癸-冲任-胞宫"生殖轴密切相关，与肝、脾、肾三脏关系最为密切。肾脏对子宫、脉络起着滋润、温煦、生化的作用，调控月经周期阴阳平衡。脾主统血，脾气健运则血循其道，月经行止有序。女子以血为本，肝藏血，冲脉起于胞中而通于肝，与女子月经来潮密切相关；肝主疏泄，若情志不舒，肝气郁滞，则疏泄不畅。女性易郁结，加之当代生活节奏快，工作压力大，女性情绪更易波动，或烦躁易怒，或郁郁寡欢，情志致病犹为严重。

临床常从"崩漏"角度论治该病。月经暴下，谓之崩中；非时而下，淋沥不断，谓之漏下，两者常可互相转化。崩漏病因病机虽复杂，但不外乎热、瘀、虚三方面。因于热者，多素体阳盛，肝火易动；或素性抑郁，郁久化火；或感受热邪，过服辛燥助阳之品；或阴虚内热，扰动血海，迫血妄行。因于瘀者，肝气郁结，气滞血瘀；或经期、产后余血未尽；或感受寒邪，寒凝血脉。因于虚者，多禀赋不足，冲任未盛；或房劳多产，损伤胞脉；或天癸将竭，肾气渐虚，经血不制；或脾气受损，失于统摄。治疗崩漏应根据病情缓急和出血时间长短的不同，本着"急则治其标，缓则治其本"的原则，病情紧急当以"塞流止血"为要，病情平稳当以"澄源复旧"为要，着重恢复肝、脾、肾三脏的正常生理功能，以益肾健脾、疏肝清心、祛瘀止血为治疗原则。还要注意清上焦心火，宣通气机，使得血行通利，胞宫复健。对于崩漏出血属血瘀证者，可行活血止血之法，消除脉中不行其道之恶血，复还未曾溢出之新血，以促转化、固冲任。

病案

石某，20 岁，2021 年 8 月 14 日初诊。

主诉：经间期间断出血 2 月余。

现病史：2020 年 7 月于某妇产医院体检示"多囊卵巢综合征"，予黄体酮，间断服用，停药后出血。末次月经时间 2021 年 6 月 30 日，平素月经周期不规律，经期 7~9 天。现症：患者诉经间期间断出血 2 月余，血量较少，色淡红，偶有血块，无膜脱落，双颊部有痤疮，腰酸乏力。纳少，食后腹胀，寐安，二便调。舌淡红，有点刺，苔白腻，脉沉细。

西医诊断： 异常子宫出血。

中医诊断： 崩漏（脾肾两虚证）。

治法： 益肾健脾，凉血止血。

处方： 炙黄芪 20g、炒白术 20g、桂枝 15g、白芍 20g、黄连 10g、党参 15g、棕榈炭 15g、茯苓 15g、侧柏炭 30g、羌活 10g、独活 15g、女贞子 15g、墨旱莲 15g、土茯苓 15g、仙鹤草 30g。7 剂，日 1 剂，水煎，早晚分服，每次 200mL。

二诊： 2021 年 8 月 28 日。患者服药后经间期出血停止，现正处于经期，月经量少，色质正常，伴小腹坠胀感，偶有心慌，伴气短，乏力症状好转，口干。食后腹胀，寐安，二便调。舌红，有点刺，苔薄白，脉细数。处方：炙黄芪 20g、当归 10g、桂枝 15g、白芍 20g、黄连 10g、羌活 10g、独活 15g、炒僵蚕 6g、蝉蜕 6g、郁金 10g、玫瑰花 10g、炒王不留行 15g、生姜 3 片、大枣 3 枚。14 剂，煎服法同前。

按语： 本案患者有多囊卵巢综合征病史，出现月经不规律、面部痤疮等典型症状。经血量少，色淡，偶有血块，平素月经亦不规则，小腹坠胀，腰酸乏力，考虑为肾阴亏虚，虚火伤络，冲任不固，出血淋漓不尽。肾阴亏虚，阴精不能上承，心火偏亢，失于交和，出现面部痤疮，舌有点刺。患者素体消瘦，平素经色淡、量少，脾气本虚，不能化水谷之精微以生精血，统血之力亦不足。辨为脾肾两虚，治疗应以益肾健脾、凉血止血为主。以黄芪桂枝五物汤为基础方加减，取其益气通经养血之功。其中，炙黄芪、党参、白术健脾补中益气，升提中气以固冲摄血，加茯苓以健脾渗湿；桂枝温通经脉，与黄芪相配，固气血而不留滞；白芍入肝脾血分，可养血敛阴，柔肝调经；黄连味苦，清上焦心火，使心肾相交，水火既济；女贞子、墨旱莲补肝肾之阴而不滋腻；羌活、独活、土茯苓通经活络，畅行气血，逐瘀消滞；又加棕榈炭、仙鹤草收敛止血，侧柏炭凉血止血，可用于治疗各种出血病症，以治其标。诸药合用，共奏益肾健脾、凉血止血之功，恢复脏腑生理功能。二诊，患者崩漏已止，正处经期，故去止血之品。行经期间患者心慌气短，食后腹胀，小腹有垂坠感，为肝郁脾虚、气血不畅之象，在初诊方补气养血、温经通络的基础上加僵蚕、蝉蜕以透散郁热，升提中气，加郁金、玫瑰花、王不留行等疏肝解郁，理气活血，以缓兼症。

第三节　闭经

闭经是指女子年逾 15 周岁月经尚未来潮，或月经周期已建立后又中断 6 个月以上，或月经停闭超过 3 个月经周期者，前者称原发性闭经，后者称继发性闭经。按照生殖轴病变和功能失调的部位可将闭经分为下丘脑性闭经、垂体性闭经、卵巢性闭经、子宫性闭经及下生殖道发育异常性闭经。WHO 将闭经归纳为 3 种类型。Ⅰ型，无内源性雌激素产生，促卵泡激素（FSH）水平正常或低下，催乳素（PRL）水平正常，无下丘脑、垂体器质性病变的证据；Ⅱ型，有内源性雌激素产生，FSH 及 PRL 水平正常；Ⅲ型，FSH 水平升高，提示卵巢功能衰竭。治疗方面，本病通常针对病因治疗，使用雌激素和 / 或孕激素改善内分泌功能紊乱及诱发排卵和辅助生育治疗等。

中医将闭经称之为"经闭""不月""月事不来""经水不通"等。月经的产生是脏腑、天癸、气血、冲任协调作用于胞宫的结果，肾、冲任、天癸、胞宫任一环节功能失调都可导致血海不盈，月事不能下。闭经主要与肾、肝、脾三脏的功能失调有关，肾精不足，元阴空虚，冲任气血亏虚不能化生经血；肾阳不足，气化无力，血行受阻，水湿停聚，阻于胞宫，以致气血不能下注；肝失疏泄，气机不畅，经水失调；脾失健运，痰湿内生，经脉瘀阻，气血生化乏源，血海失充，导致闭经。临床常见由气血虚弱、肾气亏虚、阴虚血燥、气滞血瘀、痰湿瘀阻等组合而成的复杂病机。

我们临证常从心肾角度诊治闭经，认为本病的基本病机是心火旺盛、肾阴不足。现代女性多精神压力大，常见失眠健忘、烦躁易怒等心火旺盛之症，心火易耗伤心血，心血不足，无以濡养心神，神不安位，肾阴癸水的滋长受到限制，无以化生经血，出现闭经；治疗方面，宜清心火，宁心神，滋肾阴，通经脉，化血瘀。

病案

朱某某，女，24 岁，2020 年 8 月 19 日初诊。

主诉： 停经半年余。

现病史： 患者诉半年前因熬夜、工作压力等诱发停经，末次月经时间 2020 年 2 月 26 日，经期 5~6 天，量少，色可，夹有血块，经行腹胀，痛经。现症：月经近半年未至，平素易患口腔溃疡，脱发、脱屑，否认腰酸、腹痛等不适症状。纳可，寐欠安，梦多，二便调。舌暗红，少苔，脉沉细数。婚育史：未婚，否认异性接触史。辅助检查：B 超：乳腺增生。

西医诊断： 闭经。

中医诊断：闭经（阴虚血燥证）。

治法：滋阴养血，化瘀通经。

处方：红花 10g、当归 15g、菟丝子 15g、赤芍 15g、川芎 20g、丹参 30g、熟地黄 15g、酒女贞子 15g、墨旱莲 15g、北沙参 15g、醋香附 10g、陈皮 10g、皂角刺 10g、益母草 15g、炒王不留行 15g。7 剂，日 1 剂，水煎，早晚分服，每次 200mL。嘱患者夜间早睡。

二诊：2020 年 9 月 2 日。患者月经已至，末次月经时间 2020 年 8 月 30 日，量少，色偏暗，夹有血块，腹胀，痛经，仍有脱发。纳可，寐安，二便调。舌红，苔薄白，脉沉细。处方：当归 15g、菟丝子 20g、赤芍 15g、川芎 10g、丹参 15g、酒女贞子 10g、墨旱莲 10g、北沙参 20g、醋香附 10g、皂角刺 10g、淡竹叶 6g、小通草 10g、盐车前子 10g、酒五味子 6g、酒萸肉 20g。14 剂，煎服法同前。嘱患者规律休息。

按语：本案患者平素工作压力大，睡眠不足，处于心火亢盛状态，出现口腔溃疡、舌尖红等症；"发为血之余"，心火亢盛，耗伤阴血，心血不足，头皮与毛发失去濡养，表现为脱发、脱屑等；肾阴癸水的滋长，须心神安静，心神有赖于心血的滋养而正常运作，心血不足，则心神无所依。阴虚则阳火偏盛，阳火即心肝之邪火也，肝失疏泄，气机不畅，血行受阻，故用川芎、醋香附调畅气机。火热伤阴，阴液不足，影响血液生成，故用菟丝子、熟地黄、女贞子、墨旱莲、北沙参滋养肾阴，以治其本。加用养血活血药物赤芍、红花、王不留行、当归、益母草等促阴血滋长，推动阴血运行；加用陈皮以行气祛痰除湿。二诊，患者月经已至，但量少，色偏暗，夹有血块，仍有腹胀、脱发，因处于行经期间，故减少活血药物用量，在初诊方滋阴基础上调整，辅以除湿行水，令气行血畅；加用五味子、酒萸肉以温补肝肾。

第三章

过敏性疾病

第一节 荨麻疹

荨麻疹是一种因皮肤受刺激，小血管反应性扩张及渗透性增加而引起的变态反应性损害。这是一种局限性水肿反应，可呈风团样，具有发无定处，骤起骤消，来去迅速，瘙痒无度，消退后不留痕迹的特点。根据荨麻疹的病程，可将其分为急性荨麻疹与慢性荨麻疹，临床上将反复发作超过 6 周的称为慢性荨麻疹。对于荨麻疹的治疗，现代医学主要使用抗组胺类药物和糖皮质激素。抗组胺类药主要通过拮抗 H_1 受体、拮抗炎症介质的活性、抑制嗜酸性粒细胞的浸润等机制，抑制变态反应发生发展，减少荨麻疹复发。糖皮质激素及免疫抑制剂等药物通过降低血管壁通透性，减轻患者发病时的不适。

荨麻疹属于中医"瘾疹""风疹"范畴，《金匮要略·水气病脉证并治第十四》云"风气相搏，风强则为隐疹（即瘾疹）"，指出瘾疹的发病机制与风邪有密切的关系。瘾疹起病急速而斑块部位变幻不定，如风之"善行数变"而称风疹。纵观古今文献对慢性荨麻疹的认识，多为先天禀赋不足，卫外不固而感风邪，或血热生风，或情志不遂，肝郁化火伤阴等，常予益气固表、清热凉血、疏肝活血等治法。慢性荨麻疹的病机并非一成不变，其发病具有连续性、序贯性，若只抓某一阶段的病机论治，虽病情好转，但易反复发作。

笔者临证着眼该病发生的连续性，紧抓病机，提出序贯治疗理念，将慢性荨麻疹分为三期：易感期、发作期、消退期。易感期，患者多因正气不足、气血亏虚，而致营卫不和，易感外邪；发作期，风邪入里化热，血热生风，或兼情志不遂，肝郁化火，风热相搏于肌肤，瘾疹发作；消退期，邪尽疹退，当重视脾肾二脏，脾为先天之本，气血生化之源，"若人体脾胃充实，营血健壮，经隧流行而邪自无所客"；肾为先天之本、性命之根，肾气足则五脏坚。故虽斑疹退，然久病脾肾亏虚，正气不足，外邪入侵，瘥后易复。临诊过程中，三期各有特点，但常常互为转换，治疗虽分层有序，但始终应以核心病机为主，灵活遣药。

1. 易感期　临床表现为斑疹隐隐，或红或白，皮肤瘙痒。本病患者多素体气虚血弱，气虚则腠理开，卫外不固，易感风邪，风邪与肌肤相搏，瘾疹发作；血虚生风化燥，肌肤失养而瘙痒难耐。《医林改错·论小儿抽风不是风》云："元气既虚，必不能达于血管，血管无气，必停留而瘀。"气虚则血行不畅，脉络不通，瘀血内停，症见斑疹暗红，散在发作，隐隐作痒，舌脉多为瘀滞之象。治宜祛风固表、养血活血之法，临证多选用玉屏风散合桃红四物汤加减。防风、川芎祛风散邪，生黄芪、白术益气固表以抵御外邪入侵；"治风先治血，血行风自灭"，桃红四物汤养血活血，以祛血中之风，行血脉之瘀，使机体气血调和，内外相安。

2. 发作期　临床表现为全身多处皮肤疹出，色红，遇风遇热加重，瘙痒难耐，舌红，苔薄黄或腻。此阶段应明辨虚实，调和阴阳。发作期热入营血，血热生风，邪风内潜血分，外不得透，内不得泄，当以清热解毒、凉血活血之法，临证多选用四妙勇安汤加减。当归养血活血，玄参凉血解毒，金银花宣散透邪，酌加莪术增强活血之力、连翘解毒透邪，新血生、热毒祛，酌加丹参、牡丹皮、赤芍等活血祛邪，加僵蚕、蝉蜕等清热熄风透络，既清血分之热，又散血分之风。

发作期虽多以"热证"为主，然"热证"亦分虚实。慢性荨麻疹经年难愈，不独在于"热"，往往责之于"虚"。此类患者发作期虽呈上焦热证，但主因在下焦虚寒。肾阳虚衰，寒水逼火上炎，邪火盛于上，表现为下焦虚寒、上焦有热象。该类患者发作常在夜间加重，午后缓解，提示病因在于肾阳不足。肝郁疏泄不及，气机升降失常，表现为胸闷、气短、善太息等症状。肝郁横逆犯脾，则见纳呆、嗳气、便溏等症状。针对此类虚实、寒热错杂的病证，临证多选用乌梅丸合四妙勇安汤加减。乌梅味酸入肝经，酸性收敛以制肝风；黄连、黄柏，附子、干姜，两组对药清上温下，使气机调达，中土得安，阴阳调和。慢性荨麻疹发作期不应见热即清热，需明辨虚实寒热，辨证论治，以防失治误治。

3. 消退期　此阶段疹退痒消，是慢性荨麻疹最重要的治疗阶段，却也是最容易被轻视的阶段，当益肾健脾、调和营卫。荨麻疹日久难愈，愈而复发，也多与此阶段有关。慢性荨麻疹治疗多在发作期好转即止，瘥后易复。鉴于此，笔者提倡以益肾健脾之法防复发。肾为先天之本，肾藏精，机体五脏六腑皆赖于肾精的滋养，若肾气、肾阳不足，则脏腑功能衰退，百病始生；脾为后天之本，脾主运化，为气血生化之源，若脾气亏虚，则气血津液生化无源，营卫不足，易受外邪入侵。故此期采用益肾健脾法以扶正固本，瘥后防复，最是得宜。观其脉证，在益肾健脾的基础上或益气养阴，或养血熄风，以沙参麦冬汤、镇肝熄风汤、归脾汤等方加减治疗，临床常以仙茅、淫羊藿、巴戟天等补肾助阳，以党参、白术、山药等健脾益气。

病案

高某，女，32 岁，2014 年 6 月 8 日初诊。

主诉： 皮疹间作，伴瘙痒 2 年余。

现病史： 患者 2 年前无明显诱因四肢皮肤出现红色片状皮疹，伴瘙痒，就诊于某三甲医院，考虑为"荨麻疹"。2 年来间断中西医治疗，症状时轻时重，反复发作。现症：红色皮疹反复发作，疹块暗红，瘙痒不休，四肢可见明显抓痕，自觉全身乏力，易疲倦。纳可，寐安，二便调。舌暗红，边有齿痕，苔薄白，脉沉细。

西医诊断： 慢性荨麻疹。

中医诊断： 瘾疹（气血亏虚、虚风内动证）。

治法： 益气养血，活血祛风。

处方： 炙黄芪 15g、当归 10g、茯苓 20g、乌梅 30g、防风 10g、玄参 30g、连翘 20g、牡丹皮 20g、刺五加 5g、红景天 12g、浙贝母 20g。7 剂，日 1 剂，水煎，早晚分服，每次 200mL。

二诊： 2014 年 6 月 15 日。患者自述皮疹缓解，但服药后口舌干燥，情绪烦躁，遂自行停药。停药后荨麻疹再次发作，四肢皮肤遍见红色片状风疹，瘙痒，口干，烦躁，双脚冰凉。纳可，寐安，夜尿频，便溏。舌红，边有齿痕，苔薄白，脉沉细。处方：乌梅 30g、桂枝 6g、附子 10g（先煎）、干姜 6g、黄连片 10g、黄柏 6g、北沙参 15g、当归 20g、牡丹皮 10g、椒目 10g、夏枯草 15g、砂仁 6g（后下）。14 剂，煎服法同前。

三诊： 2014 年 7 月 29 日。服药后皮疹基本消退，未诉其他不适。纳可，寐安，小便调，大便溏，日 1 行。舌淡红，边有齿痕，苔薄白，脉细。处方：党参 15g、炒白术 15g、酒萸肉 15g、仙茅 10g、淫羊藿 10g、巴戟天 10g、薏苡仁 15g、白豆蔻 10g（后下）、山药片 15g、当归 10g、玄参 30g、白芍 20g、炙甘草 3g。14 剂，煎服法同前。

按语： 本例患者慢性荨麻疹久治不愈，近半年反复发作，时作时止。患者就诊前处于发作期，素体气血亏虚，血虚生风化燥而痒，且时日已久，气血运行不畅，血脉不通，则见瘀症，辨为气血亏虚、虚风内动证，治以益气养血、活血祛风。方中炙黄芪、当归为君药，益气固表，活血通络；刺五加、红景天益气固表，调和阴阳；乌梅、防风经现代药理研究表明具有抗过敏、抗炎的作用。患者皮疹红肿瘙痒，部位不定，其痒自风邪而来，止痒必先疏风，故以防风、连翘疏风透表清热；"治风先治血，血行风自灭"，气血瘀滞于内，故用玄参、牡丹皮活血凉血；茯苓健脾祛湿止痒，在益气养血的基础上，又活血祛风，血行邪散。二诊，患者服药后皮疹消退，但自行停药，荨麻疹再次发作，出现红色片状风疹，瘙痒难耐，口舌干燥，烦躁，舌红，苔薄白，属于风火内郁较重，当责于肝。患者久病肝气郁结，肝郁日久化火，又兼见双脚冰凉、便溏、夜尿多、脉沉细等虚寒之症，诊为上热下寒证，用乌梅丸加减治之。方中乌梅、黄连、黄柏酸苦泻肝之热；佐以当归养肝之阴血；桂枝、附子辛温祛寒；干姜、椒目温阳补虚；牡丹皮凉血活血。全方寒热平调，共奏滋阴泻热、温阳通降、调畅气机之效。三诊，患者皮疹基本消退，此时病情进入稳定期，勿急于结束治疗，应益肾健脾以扶正固本，瘥后防复。患者便溏，日1行，小便可，舌淡，苔薄白，边有齿痕，脉细。实邪已基本消除，而脾肾虚象显现，当补益脾肾，采用脾肾同治以作为后期治疗。方中党参、炒白术、山药益气健脾；薏苡仁、白豆蔻健脾化湿行气；仙茅、淫羊藿、巴戟天补肾助阳，先后天同补，使正气充沛，御邪于外。

第二节　变应性鼻炎

变应性鼻炎即过敏性鼻炎，是指特应性个体接触变应原后，主要由 IgE 介导的介质（主要是组胺）释放，并有多种免疫活性细胞和细胞因子等参与的、发生在鼻黏膜上的慢性非感染性炎性疾病。随着生活环境与方式的变化，人们的饮食结构和体质也发生很多改变，本病的发病率亦出现逐年上升的趋势。变应性鼻炎是常见的耳鼻喉科疾病，分为常年性和季节性两大类，可引起多种并发症。阵发性喷嚏、清水样鼻涕、鼻塞和鼻痒是其典型症状，部分患者伴有嗅觉减退。该病的治疗颇为棘手，避免接触过敏原、祛除病因是首要方法。目前，临床药物治疗首选抗组胺类药，可迅速缓解鼻痒、流涕和连续喷嚏等急性变应性症状。

变应性鼻炎属于中医学"鼻鼽"范畴，"鼽"即鼻出清涕也。鼻鼽为病，病位在鼻，内多责之于肺、脾、肾三脏虚损，外则责之于风寒、风热之邪或异气侵袭诱发致病，虚实两端，内外相应。本病的发生与体质因素有关，过敏体质具有遗传性，受外邪引动易发生鼻鼽，为鼻鼽的夙根所在。服用激素等药物只能暂时缓解过敏症状，而难以从根本治疗。从调理体质入手，注重调节脏腑平衡，从根本上治疗过敏性鼻炎，方可达到临床痊愈。

1. 寒热分治，兼以祛风　鼻鼽始发，多为外邪引动，所谓"外有非时之感"。肺气通于鼻，鼻为肺之窍，如遇寒热风邪乘袭鼻窍，上犯鼻道，内外合邪，正弱邪强，则邪结鼻道，壅塞清窍，郁而不达，凝津为涕，遏阳成嚏，发为鼽嚏之病。寒邪致病，多表现为阵发性鼻痒，喷嚏频作，大量水样清涕不能自收，遇风寒即作，得温则症减。本病治疗宜祛风散寒、宣通鼻窍，方选桂枝汤加减，药用桂枝、白芍、白芷、荆芥等。恶寒明显、流涕如水等外寒里饮证，方选小青龙汤加减。其中，麻黄仅用 3~6g，取其解表散寒之意，且避免用量过大耗气伤津。如若初起为鼻窍瘙痒、喷嚏频作、清涕量多、恶风怕冷等风寒邪气为病表现，但很快表现出阵发性鼻痒、喷嚏、流黄浊涕、鼻塞口干、喜冷饮、鼻黏膜潮红、遇热反而加重，舌红、苔黄等化热的征象，此为肺经伏热，上犯鼻窍。临床用药尤当明晰，治当清宣肺气、疏表泄热，可用金银花、薄荷、桑叶、天花粉、黄芩、栀子、连翘、桑白皮、蝉蜕、鱼腥草、芦根等清热肃肺。

"风为百病之长"，致病多表现为发病迅速、症状较急、时作时止、反复发作，发作时鼻痒、喷嚏频作等症状。季节性变应性鼻炎好发的春季正是厥阴风木当令之时，风邪与变应性鼻炎的病机契合。治疗变应性鼻炎，无论寒热，祛除风邪、坚固肺卫、通利窍道是其关键，可应用辛温疏散的风药，如防风、蝉蜕、荆芥、连翘、薄荷、乌梅诸药，使气机通畅，鼻窍得通，又能防其有外感拘束。应当注意的是，病久不愈，寒热不显，病本肺气不足，而风药易耗气散气，故适当应用乌梅、五味子、白芍、诃子、牡蛎等固涩敛肺。

2. 注重脏腑功能，调理体质　邪之所凑，其气必虚。鼻鼽发病虽然表现在鼻，但发病的关键在脏腑虚损，病位主要在肺，病本在脾肾。鼻为肺窍，其生理功能的发挥不仅需要肺气的正常宣发，还依赖脾化生气血的濡养及肾阳的温煦。肺气受损，失于通调，津液停聚，故鼻塞、喷嚏、流清涕；素体脾虚，土不生金，肺气虚弱，或素有痰饮内伏，饮停中焦，外邪引动，水气上聚鼻窍，故鼻塞不通，涕白量大；肾气不足，卫外之气生化无根，卫外不固，水液失司，流溢为涕，喷嚏不止，是谓"肺为涕""肾为欠为嚏"。疾病未发时，应以扶正补虚为主，控制病情；发作期，则应适当加入益气固表、补益脾肾之剂。调理过敏体质当贯穿治疗始终，根据辨证可使用以下三法：补肺固表法，适用于肺气虚弱、卫表不固、易患外感者，代表方如玉屏风散；健脾益气法，适用于脾气虚弱、胃纳不佳者，代表方如四君子汤、香砂六君子汤、补中益气汤；补肾纳气法，适用于肾气亏虚、肾阳不足者，如金匮肾气丸、二仙汤等。

3. 久病活血，慎用虫类药　久病多瘀，这是变应性鼻炎常年不愈、累及他脏的重要原因之一。一些久治不愈、反复发作、长期鼻塞的变应性鼻炎患者，经辨证治疗后疗效却不明显，其鼻黏膜色暗淡，舌苔薄，舌质黯紫，脉细或涩，此为久病入络、瘀血阻滞之象，酌加鸡血藤、川芎、桃仁等活血通络之药，收效满意。地龙、全蝎、蜈蚣、僵蚕、乌梢蛇等药物虽有通窍活络作用，但多数变应性鼻炎患者本身就是过敏体质，虫类药物易引起过敏反应，治疗时应慎用。药理研究证实，乌梅、五味子、防风等具有抗过敏、阻断变态反应的作用，且用药安全。

病案

徐某，男，6 岁，2019 年 1 月 3 日初诊。

主诉：间断鼻塞 2 年余，加重 3 天。

现病史：患者 2 年前无明显诱因出现鼻塞、流涕，夜间平卧时鼻塞尤甚，打鼾，就诊于天津市某医院，诊断为"变应性鼻炎"，过敏原不明，予西药对症治疗，未见明显好转，后间断出现上述症状；3 天前因感冒出现咳嗽，流涕、鼻塞。现症：遇凉则鼻痒流涕、喷嚏，偶有咳嗽，无痰，动则汗出。平素纳少，寐安，大便 3~5 次 / 日，不成形，小便调。舌淡红，苔薄白，脉浮弦。辅助检查：鼻咽平扫 CT：右侧上颌窦、筛窦、蝶窦及额窦黏膜增厚，鼻咽腔后壁软组织增厚，双侧腭扁桃体增大。

西医诊断：变应性鼻炎。

中医诊断：鼻鼽（肺脾气虚、风邪犯肺证）。

治法：益气健脾，宣肺祛风。

处方：党参 30g、北沙参 20g、炙黄芪 30g、炒白术 15g、麦冬 15g、茯苓 15g、陈皮 10g、防风 10g、蝉蜕 10g、扁豆衣 10g、炙甘草 6g。7 剂，3 日 1 剂，水煎，早晚分服，每次 50~80mL。

二诊：2019 年 1 月 27 日。服上方 5 剂后鼻塞流涕未再发生，汗出缓解，偶有咳嗽，未诉其他不适。纳可，寐安，二便调。舌红，苔黄腻，脉滑数。处方：太子参 15g、北沙参 15g、炙黄芪 10g、炒白术 10g、乌梅 10g、麦冬 10g、焦山楂 10g、焦槟榔 15g、佩兰 10g、扁豆衣 10g、栀子 10g、钩藤 10g。7 剂，煎服法同前。

三诊： 患者诸症全消，继服二诊方 7 剂调理体质，巩固疗效。

按语： 患儿脏腑娇嫩，形气未充，患病 2 年余。内有脏腑虚损，外有风寒异气侵袭，由表而入，凝聚于鼻，则鼻塞鼻痒、喷嚏频频、咳嗽流涕；卫表不固，则动辄汗出；脾胃虚弱，症见平素纳少，大便 3~5 次／日，不成形。小儿为纯阳之体，外感风寒，不得发泄，水饮内聚，郁而生热，表现为舌淡红，苔薄黄，治宜益气健脾、清热宣肺，兼以祛风。小儿用药忌壅补，忌大辛大热或大苦大寒之品，方选四君子汤加减，健脾益气、升清化湿以治其本，中气健旺，肺金得养，即培土生金之法。以北沙参、麦冬，取沙参麦冬汤之意，养阴清热，益胃生津；炙黄芪实卫表，御风寒，固腠理；四君子汤培土健脾，强三焦，肌表充实，则邪不易侵；防风、蝉蜕走表祛风，疏风通窍，共奏密腠理、祛风通窍之功；陈皮、扁豆衣，理气健脾，化湿开胃，可防补益剂壅遏呆滞。二诊，患儿鼻塞流涕症状消失，偶有汗出、咳嗽，治以益气健脾为主，见舌红、苔黄腻，故佐以清热之法。方中太子参、炙黄芪、炒白术补肺脾之气；栀子、钩藤清热解毒，麦冬养阴生津，滋润肺胃；佩兰、扁豆衣化湿醒脾；焦山楂、焦槟榔健脾助运；乌梅敛肺固表。共奏补益肺脾、化湿祛浊之效，使虚得补、热得解、表得固，病愈而获殊效。三诊，诸症缓解，继服前方改善体质，防复发。在方药的用量上，小儿脏气清灵，随拨随应，故用量宜轻，以 1 剂药分 3 天服用，每次 50~80mL，每日 3~4 次为宜，缓缓图效。

第三节　湿疹

湿疹是临床常见的皮肤病，病因复杂，与多种因素相关，一般认为主要与变态反应有关。临床表现以皮肤损害为主，包括丘疹、水疱、渗出、糜烂、瘙痒等皮损改变，具有剧烈瘙痒、多形损害、反复发作而缠绵难愈等特点。精神因素、环境污染、气候改变等多种因素的影响使湿疹的发病率明显上升。目前，现代医学主要采用 H1 受体拮抗剂、糖皮质激素、免疫调节剂、抗菌药等进行治疗，虽短期疗效显著，但痤疮样皮疹、皮肤萎缩、毛细血管扩张、色素沉着、激素依赖性皮炎及嗜睡、口干、乏力、头晕、恶心等不良反应极大地限制了其在临床的广泛应用。

湿疹，据其临床特征，可归于"浸淫疮""湿毒""湿疮"等范畴。《素问·至真要大论》曰"诸痛痒疮，皆属于心"，"诸湿肿满，皆属于脾"，明确提出了疮疡发病机制，并认识到其与心、脾的密切关系。《外科正宗·血风疮第七十五》认为其"乃风热、湿热、血热三者交感而生。发则瘙痒无度"。临证将湿疹病因分为内因和外因，内因责之于湿热相合，浸淫不休，溃败肌肤；外因为风湿、风热侵袭肌肤，氤氲成邪。根据病因，湿疹可细分为湿热内蕴、血虚风燥、外风蕴肤三种证型。

1. 湿热内蕴型 《诸病源候论》曰："湿热相搏，故头面身体皆生疮。其疮初如疱，须臾生汁，热盛者则变为脓。""诸湿肿满，皆属于脾"，此型病机以脾胃虚弱为本，湿热蕴肤为标。湿热蕴结于肌肤腠理之间，湿性黏腻，蕴久化热，故见皮肤剧烈瘙痒，皮损以丘疹、结痂、鳞屑、少许丘疱疹和小水疱为主，可伴有胸闷、纳呆等症状，病情常反复，难以痊愈。热重于湿者，皮损潮红焮热，肿胀，渗出显著，心烦，口渴，大便秘结，小便赤少，舌红，苔薄白或黄，脉弦滑或滑数；湿重于热者，皮损粗糙肥厚或兼有少量渗液，或可见抓痕鳞屑，口渴不思饮，大便不干或溏泄，舌质淡，舌体胖或有齿痕，舌苔白或腻，脉沉缓或滑。临床上常使用炉甘石洗剂加地塞米松进行治疗，但有继发激素性皮炎的风险，且停药反弹后会加重病情。根据湿热内蕴型湿疹特点，以四妙勇安汤合二妙散加减，并辅以滋补脾肾，疏风透络之品，内外兼治，除湿泄热。

2. 血虚风燥型 此证型患者感病日久，往往经历过湿浊外流，湿热熏蒸的疾病阶段，耗伤津液营血，血虚生风，加之此类患者易感受风邪，外风引动内风，加重病情。疾病由以湿邪为主转变为以风邪为主的阶段，表现为虚实夹杂之证。临诊可见患者皮损处肥厚，角化皲裂，或有抓痕血痂，是血虚肌肤失于濡润，风性开泄多变之象；舌质淡，舌苔白，脉沉细或沉缓，均为血虚的表现。辨证属久病耗伤阴血，血虚风燥以致肌肤甲错，所谓"治风先治血，血行风自灭"。此期辨治以补血和营、祛风润燥为主。方选桃红四物汤合消风散加减，可有效缓解症状，减轻皮损。

3. 外风蕴肤型 风性善行数变，侵袭肌体可见皮损部位不定；风为百病之长，易与寒、湿、热等邪夹杂侵袭人体，此型患者多为疾病初起阶段。风湿侵袭肌体，致气血运行失常，凝滞肌肤，皮损多呈淡褐色片状；风热侵袭肌体，凝滞肌肤，皮损多呈红色，兼见心烦口干等症；若风寒之邪，客于肌肤，为寒所郁，内阻脉络，寒湿相兼而成湿疹，除皮损外，亦可见恶寒等表证。然三种不同病情，均以外风为主要致病因素，当以疏风养血为主要治则，佐清热、散寒、润肤之品，多以消风散为基础方进行治疗。

病案

赵某，女，53 岁，2019 年 7 月 21 初诊。

主诉：皮肤瘙痒 1 月余。

现病史：患者 1 个月前于外地返回后，耳部、颈部、锁骨、四肢关节等处出现丘疹，瘙痒难忍，就诊于某皮肤病专科医院，诊断为"湿疹"，予药物治疗后症状未见明显改善。现症：上半身周身散见红色丘疹，有破溃及抓痕，无脱屑，瘙痒难忍，平素手足心热，易烦躁，口干口苦。不欲饮水，时有纳差，入睡困难，大便黏腻不爽，2~3 日 / 次，小便量少，色黄。舌暗红，边有齿痕，苔白滑，脉沉滑。

西医诊断：湿疹。

中医诊断：湿疮（湿热内蕴证）。

治法：益气健脾，清热除湿。

处方：党参片 10g、茯苓 10g、炒白术 20g、皂角刺 30g、川芎 15g、生地黄 15g、玄参 30g、当归 10g、连翘 20g、黄芪 15g、白鲜皮 30g、酒萸肉 30g。14 剂，日 1 剂，水煎，早晚分服，每次 200mL。

二诊：2019 年 10 月 30 日。患者自述服药后瘙痒减轻，又按原方自购 14 剂，服用 1 个月后肘部皮疹消退，颈部皮疹变浅，耳后皮疹反复发痒，干燥起皮屑，破后有液体渗出，腰酸痛。纳可，寐欠安。舌红，苔白，脉沉细。处方：党参片 30g、茯苓 10g、炒白术 20g、皂角刺 20g、川芎 15g、生地黄 30g、牡丹皮 15g、墨旱莲 30g、女贞子 30g、玄参 30g、当归 30g、连翘 20g。14 剂，煎服法同前。

三诊：2020 年 1 月 18 日。患者自述服药后诸症好转，皮疹减轻，伴少量脱屑，瘙痒。纳少，无食欲，寐安，大便质黏，日 1 行，小便调。舌红，苔白腻，脉沉细。处方：柴胡 6g、法半夏 15g、黄芩 6g、茯苓 15g、党参 15g、厚朴 6g、黄连 6g、生地黄 20g、夏枯草 15g、墨旱莲 15g、女贞子 15g、丹参 15g、牡丹皮 15g、炙甘草 10g。14 剂，煎服法同前。

按语：患者无任何诱因出现湿疹，伴瘙痒，破溃后有液体渗出，大便黏腻不成型，舌边有齿痕。患者脾失健运，遇饮食失节致生湿蕴热，气血运行不畅，肌肤失养，湿热之邪浸淫肌肤，充于腠理，发为湿疮，治以益气健脾、清热除湿。初诊以四妙勇安汤为主方，清泄热毒；佐以八珍汤，去人参，加党参、黄芪，取其缓补脾肺气血之功，扶患者脾虚之象，脾健湿自除；酒萸肉酸涩，收敛破损肌肤，兼补肾，助八珍汤滋补之力；《药性论》评白鲜皮："治一切热毒风、恶风、风疮、疥癣赤烂、眉发脱脆、皮肌急、壮热恶寒。"皂角刺活血祛风，诸药合用，可补益脾气、祛湿解毒。二诊，患者皮疹渐消，仍有发痒脱屑，干燥起皮，腰部酸痛，舌红苔白，脉沉细，可知湿热渐去，主要病机转为血虚风燥，予四物汤合四妙勇安汤加减。四物汤益气补血，四妙勇安汤解毒活血，令营血充沛，周流有序，濡润全身，风邪自除。三诊，患者症状大幅减轻，还余少量皮疹未退，偶有瘙痒、脱屑，此时方选柴苓汤合五子衍宗丸，加夏枯草清热，加牡丹皮凉血、退虚热，加丹参取其破毒生新之用。驱邪扶正并举，可使湿疮渐去，肌肤新生。

第四节　痤疮

痤疮是一种累及毛囊皮脂腺的慢性炎症性皮肤病，多发于 15~30 岁的青年男女，俗称青春痘。临床表现为白头粉刺、黑头粉刺、炎性丘疹、脓疱、囊肿、结节等皮损特征，常发生于面部、胸背部等皮脂腺分泌旺盛的部位，并伴皮脂溢出。我国的痤疮发病率为 8.1%，而青春期人群痤疮患病率高达 87% 左右，超过 95% 的人一生中曾出现不同程度的痤疮。由于多数患者对痤疮皮损脓疱挤压排脓不当，导致皮肤屏障受损，3%~7% 的痤疮患者会遗留瘢痕及色素沉着，甚至影响面容。严重的皮损状态也给患者身心健康带来巨大影响，约 60% 左右的痤疮患者存在不同程度的抑郁状态，女性患者随着痤疮的加重更易发生抑郁。

现代医学认为，痤疮的病因主要与皮脂代谢增加、毛囊皮脂腺角化异常、雄性激素代谢失调、痤疮丙酸杆菌等微生物感染及遗传、免疫因素有关，环境与情绪因素也有很大的影响。毛囊皮脂腺导管角化异常、炎症与免疫反应是痤疮的主要病理机制，且炎症反应贯穿了疾病的全过程。目前，针对痤疮的治疗方式主要有口服抗生素、异维 A 酸、抗雄激素疗法、皮脂类固醇疗法等，还有光疗之类物理治疗和化学剥脱术等外科治疗方法。

古医籍记载 "痤痱" "面疱" "面皶疱" 等病临床表现与痤疮相似，根据痤疮的临床证候特征，可将其归属到中医学 "粉刺" "风刺" "酒刺" 等的范畴。痤疮的病因病机，最早记载于《素问·生气通天论》："劳汗当风，寒薄为皶，郁乃痤。"其中，"皶" 和 "痤" 均指皮疹。痤疮多发于青春期，此时是人一生中阳气相对充盛的时期，而且痤疮好发于面部，阳主升发，说明痤疮的发病与阳气盛衰有着密切的关系。阳气亢盛，阳热有余，加之进食辛辣刺激之物，湿热积于胃肠，胃肠湿热不能下达，火性炎上，上逆于肺，头为阳位，熏蒸于头面，头面毛窍壅塞，皮脂排泄不畅，从而形成痤疮。

皮肤病与营卫失调相关。卫气剽悍滑利，善走行，循行于肌肤，温煦皮毛，防止外邪从皮毛、玄府、腠理而入；营气主滋养，性质清柔，行于脉中，滋润肌肤腠理。两者阴阳相合，内外相随，共司人体玄府开合，抵御外邪入侵，维持脏腑组织的正常生理功能。当外邪侵犯肌表，导致运行肌表的营卫之气运行失常，腠理不固，无力祛邪，外邪郁于肌腠，发为痤疮。

天癸，是促进人体生长发育和维持人体生殖机能的重要物质。同时，相火在君火的主持下也可促进人体正常生长发育。若女子二七和男子二八时天癸过旺，先天肾阴不足及后天失养，相火亢盛，则肾之阴阳失衡，冲任失调，蕴而生热，循经上蒸头面而发为痤疮。所以，肾阴亏损、相火旺盛亦为痤疮的病机。

痤疮经久难愈而变生为结节、囊肿者，当责之于久病痰瘀互结。脾为生痰之源，患者饮食不节，损伤脾胃，运化失司，津液输布失常，湿聚成痰。痰饮随气机升降，遍布人体，加之患者前期肌腠疏泄不畅，痰邪上蒸于面部，胶结成结节。肾阴亏虚，肺胃血热，情志不畅，日久则气血津液郁滞，气滞血行不畅化为瘀，津液不行，煎熬为痰，经脉失畅，痰瘀互结，瘀滞于头面部难以消散，形成结节、囊肿等。

据上述病机，临证辨治痤疮从以下四个证型入手。

1. 肠胃湿热证　颜面、胸背部皮肤油腻，皮疹红肿疼痛，或有脓疱；伴口臭、便秘、溲黄。舌质红，苔黄腻，脉滑数。治以清热除湿解毒，方用茵陈蒿汤加减。

2. 冲任失调证　皮损以皮疹为主。女性经期前多发或加重，多发于额部、眉间及两颊；可伴月经失调，经前心烦易怒，乳房胀痛，小腹疼痛。舌质暗红，少苔，脉沉细。治以滋补肝肾、调和冲任，方用二至丸或知柏地黄丸等加减。

3. 营卫失调证　皮损以慢性长期丘疹、结节为主，颜色偏暗沉，脓头较少；患者皮肤粗糙干燥，体型多偏粗壮，面色晦暗，汗出不畅。舌暗苔白腻，脉浮。治以发汗解肌、调和营卫，方用桂枝汤或柴胡桂枝汤加减。

4. 痰瘀互结证　皮疹颜色暗红，以结节、脓肿、囊肿、疤痕为主，或见窦道，经久难愈；伴纳呆腹胀。舌质暗红，苔黄腻，脉弦滑。治以除湿化痰、活血散结，方用二陈汤合桃红四物汤加减。

病案

岳某，女，25岁。2018年1月18日初诊。

主诉： 面部、背部痤疮3月余。

现病史： 患者3个月前无明显诱因出现面部、背部暗红色丘疹，未系统治疗。现症：患者形体偏胖，痤疮以暗红丘疹为主，无明显脓点，分布于面部、背部，面色晦暗，皮肤粗糙干燥，平素头颈不适，汗出不畅，急躁易怒，口干口苦。纳可，夜寐欠安，大便偏干，小便调。舌暗、尖红，苔白腻，脉浮紧。

西医诊断： 寻常型痤疮。

中医诊断：粉刺（营卫失调、玄府郁滞证）。

治法：调和营卫，透肌解毒。

处方：桂枝 15g、白芍 15g、白芷 15g、葛根 10g、北柴胡 10g、当归 15g、玄参 15g、栀子 10g、牡丹皮 10g、白鲜皮 15g、甘草 6g。14 剂，日 1 剂，水煎，早晚分服，每次 200mL。

二诊：2018 年 2 月 3 日。患者服药后面部痤疮明显减少，头颈部不适缓解，一周前患感冒，现仍咳嗽，痰少难咯，咽干、口干，视物模糊，视力下降。纳可，寐欠安，二便调。舌红，苔薄白，脉沉细。处方：桂枝 6g、白芍 15g、北柴胡 10g、当归 15g、玄参 15g、栀子 15g、牡丹皮 15g、白鲜皮 30g、桑叶 10g、菊花 10g、生地黄 30g、荆芥 6g。7 剂，煎服法同前。

按语：本案患者邪气郁于肌肤表面而生痤疮，营卫之气疏泄与收敛失于平衡，无法透邪外出，邪毒积滞日久形成痤疮。面、背部痤疮，且汗出不畅，为营卫郁滞、玄府闭塞的表现，郁久化火伤津则口干、大便干。当属营卫失调、玄府郁滞，处方从开通玄府、调和营卫、清热解毒的角度入手，选用既能解肌祛风，又能调和营卫的桂枝汤为主方，加入清热解毒之品，调和营卫，恢复营卫功能，使营气滋润肌腠功能得到发挥。方中桂枝、白芍调和营卫，宣畅肌腠；配伍葛根解肌表、开腠理，同时可缓项背不适；柴胡起散邪解郁之功，可用于十二经疮疽，治疮疡、血室受热，为邪实可用，用以散结聚；当归养血活血，既补营分血虚又活血散瘀；白芷配合柴胡以透疹托毒；栀子苦寒，可泻一切有余之火，尤善清心火、泻心肺之热及邪郁之热；丹皮、玄参清热凉血散瘀，清阴分所伏之火，且丹皮协白芷透郁积之毒；白鲜皮清热燥湿解毒；甘草清热解毒，调和诸药。二诊，患者痤疮明显减少，但出现感冒症状，口干明显，属于风热外袭，燥热伤津，在初诊方基础上增加桑叶、菊花疏散风热；荆芥既能疏散风热，又能透疹解毒；生地黄甘寒，凉血热、滋肾阴，以泻相火。

第四章

其他疾病

第一节 失眠

失眠是指以入睡困难，或睡眠时间不足，或睡眠不深，严重时彻夜不眠为主要临床表现的一类病症，与来自于躯体、认知和皮质三个层面的过度觉醒有关，睡眠—觉醒特征可遗传且受多基因的调控。近年来，随着社会的快速发展，来自各方面的压力不断增加，失眠逐渐成为了威胁人们身心健康的隐患，长时间的失眠会给患者带来很大的身心损害，甚至诱发或加重其他病症。目前，失眠治疗以镇静催眠类药物为主，其在改善睡眠质量方面较为突出，能缩短入睡时间、延长睡眠时间、提高睡眠效率。

失眠属中医学"不得卧""目不瞑""不寐"等病范畴。《黄帝内经》《伤寒论》都对失眠及相关疾病进行过详细论述，对其进行辨证治疗，并创立半夏秫米汤、酸枣仁汤、黄连阿胶汤等多首名方，临床疗效确切。失眠往往病程较长，伴随症状错综复杂，辨证时颇为棘手。辨治失眠应注重整体观念，肝肾不足为失眠发病的主要矛盾，痰瘀胶着是久治不愈的关键，情志因素所致急性发病者首重调理气血。笔者临证总结出治疗失眠三法，以下分述之。

1.调补肝肾治根本 因劳倦失度、五志过极、思虑过度等因素，导致肝肾不足，神失所养，造成失眠。肾为先天之本，内寄元阴元阳，为五脏阳气发生和阴津滋养的源头，肾阴肾阳充沛，则心阳得以推动血液荣养五脏六腑，心阴得以滋养，心神得安。又肾藏精，生髓通于脑，脑需要肾精的灌养才能髓海足而神旺。肝属木，体阴而用阳，为藏血之脏，舍魂，喜条达，恶抑郁，而调畅气机。若情志不遂日久，肝郁化火，伤阴耗血，肝血不荣，血不养神，魂不安舍，则夜寐难安。

脑力工作的中青年失眠患者多伴有头痛、头晕昏沉、耳鸣、健忘、腰膝酸软等症，通常治以益精填髓。临证时多不予滋腻之品，而用杜仲、枸杞子、女贞子、五味子、天冬、制何首乌、补骨脂等药以图平缓。辨治失眠应结合病因及不同年龄段患者病理生理特征，医生首先要详细询问患者既往病史、发病诱因、生活习惯、工作情况等。对于情志不遂日久、老年及更年期患者，医生用药不可一味应用理气药疏肝解郁，应重视滋养肝阴、养血柔肝，以求肝之条达。临证可用白芍、酸枣仁、当归、醋鳖甲、枸杞子等。

2. 涤痰化瘀去痼疾　脉道的完整和通畅是心运营血液、濡养五脏六腑，神明运行、神机升降的保障。中青年时期五志过极、饮食劳倦均可加速人体血管老化；老年前期，血管生理性退化已渐明显，五脏虚衰，尤以肝、脾、肾不足为著。肾虚失于气化，肝失柔和条达，脾虚失于运化，津液输布失司。水湿停滞，阻滞气机，血行不畅，聚为痰瘀，积于脉中，日久积聚成结。痰瘀日久化火，耗气伤阴，又可阻碍新生，气血生化无力，病情迁延反复，经年不愈，临证多在益精填髓、滋补肝肾的基础上，结合软坚散结药减缓其进程。顽固性失眠患者多伴有心脑血管疾病，如冠心病、高血压病、高脂血症等，动脉粥样硬化是其中重要的病理环节。对于此类患者，我们在施治过程中要首先解决其血管的问题，抓关键点，做到治病求本，临证常用炙鳖甲、海藻、夏枯草、丹参、鸡血藤、川芎等。

3. 理气和中舒血脉　中老年人久伤劳倦，气血渐衰，若突然面临亲人去世或事业、家庭不顺等打击，往往造成失眠急性发病。木郁乘脾，中气衰败，升降失职，患者多伴有消化系统症状，如纳呆、饱胀，甚至出现呃逆、嗳气、反酸，进食后自觉腹痛等。对于此类患者，我们临证中应以理气活血为主，配伍和胃宽中之品，使患者血脉和利，精神乃居。常用理气药有川楝子、佛手、枳壳等。女性用药应有特殊之处，女子以血为用，多用香附、郁金、当归等。土为木郁生湿的患者，常予其白豆蔻、砂仁化湿温中理气。对于老年患者，我们也格外重视脾肾二脏，常配伍党参、茯苓、绞股蓝使用。木郁化火伤阴者，我们常以玄参与百合配伍，滋阴清热，养阴生津，并可缓解患者的焦虑抑郁状态。在治疗过程中，我们还特别强调应配合使用情志疗法，嘱患者放松心情，适度运动，睡前保持心境平和。

病案 1

刘某，男，81 岁，2012 年 10 月 4 日初诊。

主诉：失眠伴眩晕间作 5 年余。

现病史：患者 5 年前无明显诱因出现入睡困难，呈进行性加重，服用艾司唑仑片

2mg 助眠，睡眠时长 2~3 小时。现症：入睡困难，伴头晕昏沉，健忘恍惚，双下肢无力，腰酸腰痛，耳鸣。胃脘部不适，纳差，大便调，夜尿 4~5 次。舌淡红，苔薄白，脉沉细。

西医诊断： 失眠。

中医诊断： 不寐（肝肾不足、心神失养证）。

治法： 滋补肝肾，养血填精。

处方： 桑寄生 20g、川芎 10g、山萸肉 10g、白芍 20g、知母 10g、五味子 10g、牛膝 10g、丹参 20g、女贞子 20g、酸枣仁 10g、合欢花 10g、白豆蔻 6g。14 剂，日 1 剂，水煎，早晚分服，每次 200mL。

二诊： 2012 年 10 月 11 日。患者失眠未见明显好转，仍头晕昏沉，双下肢无力，腰部酸沉不适。纳差，大便调，夜尿 3~4 次。舌红，苔白腻，脉沉细。处方：桑寄生 20g、川芎 15g、山萸肉 10g、白芍 20g、淫羊藿 10g、绞股蓝 10g、蒲黄 10g、枳壳 10g、木香 10g、砂仁 6g（后下）。14 剂，煎服法同前。

三诊： 2012 年 10 月 25 日。患者失眠、头晕昏沉症状较前缓解，服艾司唑仑片 2mg 可安睡 5 小时。食欲较前好转，二便调。舌淡红，苔薄白，脉沉有力。于二诊方去枳壳、木香、砂仁、蒲黄，加女贞子 20g、五味子 10g、麦冬 15g、丹参 20g、赤芍 20g、肉苁蓉 15g、知母 10g、吴茱萸 3g、炙甘草 6g。14 剂，煎服法同前。

按语： 久病沉疴，非一日之害；固本培元，非一日之功。本案患者年逾八旬，肝肾已亏，阴液不足，阴虚火旺耗伤营血，心失所养则神不守舍，发为不寐，头晕昏沉亦为肾亏脑髓失养之故。初诊用大量滋补肝肾药配伍养心安神之品，佐丹参活血理气，化瘀滞日久之气血，则阴生阳长，恢复平衡。二诊，患者头晕、失眠伴乏力、纳差，仍以补益肝肾为主，佐绞股蓝益气健脾，扶助正气，以枳壳、木香、砂仁等理气和中。三诊，诸症好转，去理气之品，仍以滋阴补肝肾为主要法则，二至丸加桑寄生、五味子、麦冬、肉苁蓉、吴茱萸滋补肝肾，阴阳并调，以丹参、赤芍、川芎活血化瘀。肝肾久亏，不可峻补，治当缓图，方能取得最佳疗效。

病案 2

周某，男，30 岁，2014 年 6 月 12 日初诊。

主诉： 失眠间作 12 年余。

现病史： 患者自 2002 年起因学习压力大出现失眠，自服"强效安眠药"后仍入睡困难，头部刺痛，前额尤甚。现症：入睡困难，头部刺痛，前额部明显，记忆力明显减退，腰膝酸软不适，右侧肢体麻木。纳呆呕恶，二便调。舌暗有瘀斑，苔腻，脉滑、尺脉沉。辅助检查：颅脑 MRI 示：左侧内囊后支急性缺血性脑梗死；颅脑彩色多普勒超声示：基底动脉血流速度增快，可疑左侧椎动脉闭塞；颈动脉彩色多普勒超声示：左侧椎动脉流速明显减低，阻力指数明显增高。

西医诊断：失眠，神经性头痛，陈旧性脑梗死。

中医诊断：不寐（痰瘀阻络、肝肾不足证）。

治法：滋补肝肾，化瘀通络。

处方：川芎 10g、银杏叶 10g、续断 15g、知母 15g、钩藤 15g、牛膝 15g、枸杞子 20g、五味子 10g、丹参 20g、酸枣仁 10g、合欢皮 10g、鸡血藤 30g、天冬 10g、杜仲 15g。14 剂，日 1 剂，水煎，早晚分服，每次 200mL。

二诊：2014 年 6 月 26 日。失眠、头痛症状较前明显改善，偶有头痛，前额尤甚。纳差，二便调。舌暗红，苔白稍腻，脉沉。处方：川芎 10g、银杏叶 10g、续断 15g、知母 15g、钩藤 15g、牛膝 15g、丹参 20g、北柴胡 6g、远志 10g、益智仁 10g。14 剂，煎服法同前。

三诊：2014 年 7 月 10 日。患者症状平稳，头痛较前缓解，服安眠药每夜可安睡 5~6 小时，纳可，见效守方，二诊方去北柴胡。21 剂，煎服法同前。

按语：患者长期用脑过度，肾精亏虚，脑髓不充，肝阴耗伤，营血不足，神失所养则不寐；气滞血瘀，闭阻脑络，神失升降，出现失眠久治不愈伴头痛。治以滋补肝肾、化瘀通络。方中川芎、银杏叶、丹参、鸡血藤活血养血。现代药理研究显示，川芎可通过血脑屏障，改善脑血液循环；续断、牛膝、杜仲、枸杞子补肾益脑，填精生髓；知母、钩藤、五味子、天冬养阴生精；酸枣仁、合欢皮镇静安眠。二诊，失眠较前明显缓解，加柴胡、远志、益智仁疏肝理气，补肾安神。全方共奏补肾养肝、填精生髓、化瘀通络之效，并参考中药的药理作用治疗头痛，疗效显著。三诊，患者诸症平稳，于二诊方去北柴胡，恐久服劫肝阴，继服 21 剂巩固疗效。

病案 3

沈某，男，55 岁，2013 年 1 月 24 日初诊。

主诉：失眠 2 月余。

现病史：患者 2 个月前因劳累及亲人去世而情绪波动，出现夜寐不安。现症：寐差，眠浅易惊，难以复眠，情绪不佳。纳少，不思饮食，食后嗳气，自觉咽至胃脘部满闷不适，大便质黏，日 1 行，小便调。舌边尖红，苔白，脉弦细。

西医诊断： 失眠。

中医诊断： 不寐（肝郁脾虚证）。

治法： 化湿和中，清心安神。

处方： 玄参20g、百合20g、厚朴10g、枳壳10g、佛手10g、茯苓15g、白芍20g、酸枣仁10g、龙齿30g（先煎）、郁金10g、远志10g、苍术10g、白豆蔻6g（后下）。7剂，日1剂，水煎，早晚分服，每次200mL。嘱患者保持心情舒畅。

二诊： 2013年2月2日。患者失眠症状较前缓解，食欲增加，仍有餐后胃脘部饱胀感，二便调。舌红，苔薄白，脉沉弦。见效守方，初诊方去苍术。7剂，煎服法同前。

按语： 患者中年男性，2个月前因亲人去世情绪持续悲伤低落，气郁日久化火，扰动心神，又加劳倦过度伤脾，气血生化乏源，心神失养而失眠。方中玄参与百合清热养阴，安心定志；厚朴燥湿消痰，下气除满；枳壳行气开胸，宽中除胀；佛手疏肝解郁，理气和中，燥湿化痰。三者同用，行气祛湿。茯苓利水健脾，宁心安神；白芍养肝柔肝缓急，郁金行气解郁。三者肝脾同调，健脾疏肝安神。酸枣仁甘酸质润，入心肝经，养血补肝，宁心安神；龙齿镇静安神；远志交通心肾，安神定志。三者合用，共奏安神之效。全方理气和血，化湿和中，同时不忘固护肝肾之阴。二诊，患者失眠较前好转，见效守方；腹部满闷感及大便黏腻较前缓解，于初诊方去苍术以减轻全方温燥之性，继服7剂巩固疗效。整体观念与辨证论治是中医学的优势所在，遣方用药应注重"病－证－时"合一。辨治失眠应标本兼顾，治心而不唯心，以滋补肝肾、益精填髓扶正固本，同时兼顾气血、痰瘀为标，圆机活法，用药轻灵精细。

第二节 癌症

随着人口老龄化程度加剧及不良生活习惯的增多，我国癌症（泛指一切恶性肿瘤，包括癌和肉瘤）的发病率和死亡率呈增长趋势。据WHO统计，自2003年以来，癌症患者总数在快速上升，中国已经成为世界第二大癌症高发国，每年新增220万例癌症患者，约占全球癌症患者总数的20%。2019年1月，国家癌症中心发布了最新一期的全国癌症统计数据，2015年恶性肿瘤发病392.9万人，死亡233.8万人，癌症已经成为严重威胁人民群众健康的杀手之一。手术、放疗、化疗和免疫治疗等是癌症主要的治疗手段，但放疗、化疗副作用明显，如引起免疫功能下降、骨髓抑制、心脏毒性、肾脏毒性等，给患者预后和生活质量造成很大的影响。

　　癌症属于中医学"积聚""癥瘕"等范畴，中医对癌症的记载最早见于《内经》，如"息贲""肠覃""伏梁"等描述。《诸病源候论》的"噎膈""石痈""石疽"，《外科正宗》的"失荣""筋瘤""乳岩"等，都是古代医家对癌症的描述。癌症的病因病机复杂多样，但总体上是虚、痰、瘀、毒等病理产物交相错杂的结果，即正气虚弱，邪毒侵犯，全身气血津液运行失常的一种阴阳失调的表现。

　　现代医学治疗手段中，手术相当于中医的"消"法，通过手术达到局部去除肿瘤的目的，但未改变肿瘤的微环境，比较适合癌症的早、中期治疗，对人体的损伤也较小。放疗被认为属"热毒"之邪，通过放射治疗方式全部消灭恶性肿瘤细胞的同时也会引起肿瘤附近被照射的局部正常组织的损伤，容易出现一系列"热毒炽盛""热盛伤阴"的临床症状，包括黏膜的溃烂、糜烂，皮肤的红肿热痛、皮疹，甚至溃烂出血，以及口舌咽干、发热等全身症状。化疗，通过全身或局部使用化学药物杀灭癌细胞的同时，自身正常组织也会受损，使周身阴阳失衡，但因个体差异性，可表现为气血不足、脾胃不和、肝肾阴虚等。

　　目前，癌症的早期发现、早期诊断是防治关键，靶向治疗是趋势。癌症一经确诊，在指南的指导下采用综合治疗（包括手术、放化疗、生物疗法等）手段可以提高患者的生存率，延长生存周期。部分癌症已经属于可以控制、长期治疗的慢性疾病。在治疗上，对癌细胞"除恶务尽"的理念已经成为过去时。帮助患者固护正气、提高免疫力、维持机体正常功能，这种治疗理念正在医学界获得越来越多的认可。如何保障患者生活质量，已成为目前癌症综合干预的主要目标。中医药的全程介入，在提高患者的生活质量，缓解患者手术、放化疗后的不适感方面，发挥出越发重要的作用。

　　治疗慢性病，尤其癌症，须格外重视"扶正救命，祛邪治病"。扶正是"王道"，祛邪是"霸道"，针对癌症患者病情发展的不同阶段，多行"王道"，缓施"霸道"。癌症发展到晚期，机体多虚实夹杂，正虚是本，在治疗上以调节机体内环境平衡为主。所谓"王道"，就是善于把握五脏相关，注重六腑以通为用，或益肾健脾，或交通心肾，或调和脾胃，或调经疏络以缓解不适；在治疗过程中，注重后天补养先天，强调脾胃健运，心神安宁，情志怡达，以提高机体的正气为根本，固护生命力，提高免疫力。如若病情有变，邪实祸害，当力行"霸道"之法。所谓"霸道"，就是抓住病机，针对核心源头，或通腑泄热，或化痰祛瘀，或活血解毒，或软坚散结，进而消除癌症源头。

病案 1

曹某，女，43 岁，2017 年 7 月 8 日初诊。

主诉：卵巢恶性肿瘤切除术后 1 年余。

现病史：患者 2016 年 2 月于某三甲医院行"宫颈锥形切除术＋残余宫颈活检术"，术后规律行化疗治疗，治疗期间病情稳定。现症：近 3 个月双侧少腹隐痛，白带量多，稍黄，无血丝，平素易心烦心慌，疲劳乏力，易汗出，双侧耳部胀痛不适，手心发热，双下肢畏寒。纳可，寐差，多梦易醒，盗汗，小便调，大便时干时稀。舌淡红，苔白腻，脉沉细。既往史：子宫全切术后 1 年余；否认高血压、糖尿病等。

西医诊断：卵巢癌化疗后。

中医诊断：石瘕（心肾不交、寒热错杂证）。

治法：交通心肾，平调寒热。

处方：乌梅 30g、桂枝 3g、黑顺片 10g（先煎）、干姜 3g、黄连 10g、关黄柏 6g、北沙参 30g、当归 30g、醋鳖甲 10g（先煎）、炒白术 15g、夏枯草 10g、砂仁 6g（后下）。7 剂，日 1 剂，水煎，早晚分服，每次 200mL。

二诊：2017 年 8 月 17 日。患者服药后症状明显减轻。现心慌多于夜间发作，休息后可缓解，餐后易感耳鸣、耳胀，手心发热，口苦。纳可，食后腹胀，呃逆，无反酸，寐差，多梦易醒，盗汗，大便 2 次 / 日，成形，小便频，色偏黄，有坠胀感，偶觉尿道口刺痛，晨起明显。舌暗红，少苔，舌根苔白腻，脉沉迟。处方：北柴胡 6g、黄芩 10g、茯苓 20g、炒白术 15g、蝉蜕 6g、玄参 30g、法半夏 10g、北沙参 15g、泽泻 30g、僵蚕 6g、酒苁蓉 15g、草豆蔻 6g。7 剂，煎服法同前。

三诊：2017 年 9 月 13 日。患者诸症好转，现腰疼伴下坠感，烦躁易怒，口苦口干。食欲不振，寐安，大便 1 次 / 日，小便调。舌暗红，舌下脉络肿胀曲张，脉沉弦。处方：槲寄生 30g、牛膝 20g、黄连片 6g、干姜 6g、盐杜仲 30g、续断片 30g、郁李仁 15g、酒苁蓉 15g、炒白术 15g、酒萸肉 20g、仙茅 10g、炙淫羊藿 10g、升麻 6g、北柴胡 6g。14 剂，煎服法同前。

按语：患者全身乏力，心烦，手心发热，双下肢畏寒，夜寐不安，属于心肾不交之证。心火独亢于上，不能下温肾阳，肾阴亏虚不能上约心火，水火不济，故出现寒热错杂的体征。方中乌梅酸涩，能收敛、生津止汗，缓解患者汗出的症状。桂枝、干姜温阳通脉，使全身阳气通顺，温通腠理皮肉，驱散外邪。黑顺片补火助阳，归心、脾、肾三脏，温通三脏，以振发全身阳气。患者双耳胀痛，白带量多微黄，说明体内有湿热，黄连、黄柏苦寒燥湿，加上炒白术补脾燥湿，砂仁醒脾、行气调中，五味药共用，祛除体内湿热，健运中焦脾土。北沙参养阴生津，当归养血，醋鳖甲滋阴潜阳，与夏枯草配伍，两药共奏软坚散结之效。二诊，患者症状明显缓解，此时主要是心火偏亢，中焦气机不畅，所以改用柴苓汤。方中柴胡、黄芩相配，可以调畅气机，内消郁热。茯苓、白术健中焦脾土，升举脏器而缓解坠胀感，配伍草豆蔻温中行气，缓解胃胀。蝉蜕、玄参清热透邪，可以使体内热邪外透，配伍僵蚕通络，祛除全身热邪。半夏燥湿，减轻黄腻苔。北沙参生津补阴，泽泻利水除热，使湿热之邪从下焦得出。三诊，患者诸症好转，以腰痛伴下腹部坠胀为主，用药以补肾强腰脊、升举大气为主。方中盐杜仲、续断片、酒苁蓉、酒萸肉、仙茅、炙淫羊藿共用补肾阳，配伍升麻、柴胡升举阳气；黄连配伍牛膝，引火下行；炒白术补脾，郁李仁配伍酒苁蓉温阳润肠通便。全方以补益为主，帮助患者恢复正气。

病案 2

刘某某，女，44 岁，2018 年 12 月 22 日初诊。

主诉： 右侧胁肋间断胀痛 10 年余。

现病史： 患者自诉 10 年前出现右侧胁肋部胀痛，常因情绪波动诱发，后间断服用中药汤剂治疗（具体不详），仍反复发作。现症：劳累、情绪不佳时诱发右侧胁肋部胀痛，触之有包块，伴气短，经期症状加重，全身乏力。纳可，寐差，易醒，盗汗，大便偏干，每日 1 行，小便频，夜尿 2~3 次。舌淡红，苔白腻，齿痕舌，脉弦细。既往史：2015 年行"右侧乳腺癌切除术"；2016 年发现子宫肌瘤。家族史：父亲胃癌。月经史：末次月经 2018 年 11 月 25 日，量可，无血块，颜色暗红，无痛经，白带量多。现服药：枸橼酸他莫昔芬片 20mg，Bid。

西医诊断： 右侧乳腺癌切除术后。

中医诊断： 乳岩（肝郁气滞证）。

治法： 疏肝理气，散结止痛。

处方： 北柴胡 10g、黄芩片 10g、法半夏 5g、麸炒枳壳 6g、茯苓 20g、生龙骨 15g（先煎）、生牡蛎 15g（先煎）、郁金 10g、炒酸枣仁 15g、醋香附 10g、醋青皮 10g、醋鳖甲 15g（先煎）。14 剂，日 1 剂，水煎，早晚分服，每次 200mL。

二诊： 2019 年 1 月 5 日。患者诉服药后胁肋部胀痛未复发，睡眠明显改善，偶于劳累后出现轻微气短，近期眼眵增多，口唇脱皮，咯痰量少，无咳嗽。纳可，寐安，二便调。舌淡红，苔白腻，边有齿痕，脉弦细。处方：北柴胡 6g、黄芩 20g、法半夏 10g、党参 15g、茯苓 20g、扁豆衣 10g、炒白术 20g、茵陈 20g、赤芍 15g、麸炒枳壳 6g、酒黄精 30g、佩兰 10g。14 剂，2 日 1 剂，煎服法同前。

按语：患者间断出现右侧胁肋胀闷不适 10 年余，平素情绪急躁，加之劳累，症状加重，属痰气互结证。方中柴胡疏理肝气、调畅气机，黄芩泻火，两者相配伍使气机调畅，郁火外透。患者化疗后本虚无力推动气的运行，加之气郁，出现气短、苔白腻，痰气互结的症状。法半夏、麸炒枳壳、茯苓健脾祛痰；龙骨、牡蛎、醋鳖甲软坚散结，消除包块，并可收涩以缓解尿频症状；炒酸枣仁安养心神，缓解睡眠障碍；醋香附、醋青皮、郁金入肝经，使肝气调畅，疏肝止痛。二诊，患者症状明显缓解，胁肋部胀痛未复发，故仍用柴胡、黄芩、法半夏、麸炒枳壳、茯苓舒畅气机。在此基础上，气短症状明显，且伴有脾虚湿滞的症状，所以加用白术、党参、酒黄精补气，扁豆衣、佩兰、茵陈化湿，再加赤芍活血凉血，可缓解眼眵增多、口唇脱皮等症状，服药后症状稳定。

第三节　贫血

贫血常继发于其他疾病，引起贫血的原因很多，可以概括为三类：红细胞生成不足或减少、红细胞破坏过多和慢性失血，共同病理机制是人体外周血红细胞容量减少，低于正常范围下限，不能对组织器官充分供氧。临床一般表现为皮肤黏膜苍白，多见于指（趾）甲、口唇黏膜和睑结膜等处。贫血的病因、病程及进展决定着临床症状的严重程度，轻者多无症状，重者可见心慌、气短、头晕眼花、倦怠乏力、记忆力减退等症状，甚至导致昏迷，危及生命。

我国将贫血的诊断标准定为：成年男性 Hb < 120g/L，RBC < 4.5×10^{12}/ L 及 Hct < 0.42；成年女性 Hb < 110g/L，RBC < 4.0×10^{12}/L 及 Hct < 0.37。按照严重程度，贫血可分为轻度（Hb > 90g/L），中度（$60 \leq$ Hb ≤ 90g/L），重度（$30 \leq$ Hb < 60g/L）和极重度（Hb < 30g/L）。依据病因，贫血可分为缺铁性贫血、巨幼细胞贫血、溶血性贫血与再生障碍性贫血等类型。缺铁性贫血与巨幼细胞贫血者由于体内微量元素缺乏，红细胞生成不足，因而分别需要补充铁剂、叶酸与维生素 B_{12} 等物质；溶血性贫血多因药毒、输血或免疫紊乱导致红细胞寿命缩短，破坏过多，治疗以去除病因、抑制免疫等为主；再生障碍性贫血多因理化因素侵害人体，导致骨髓造血功能失调，治疗以支持治疗、抑制免疫、干细胞移植等为主。

贫血归属于中医"虚劳""血虚""萎黄"等范畴，先天禀赋不足、饮食不节、久病损伤等是贫血的常见病因。脾胃为气血生化之源，贫血多由脾胃虚弱、无力化生气血所致，治疗上多从脾胃入手。肝为血脏，在肾阴的滋养下得以充盈，若先天之阴不足，肝失濡养，则会产生一系列病理变化。在血，可见面色萎黄，唇舌爪甲色淡不荣，两目干涩，视物不清，妇女经血失调等不适；在气，可见神疲乏力，心慌不宁，头晕目眩，脉细弱等不适。纵观贫血的治疗，历代医家总结出诸如"理气活血""滋阴养血""益气摄血""化瘀止血"等多种治法，形成各类经典方剂，如归脾汤、当归补血汤、黄芪建中汤、四物汤、酸枣仁汤、血府逐瘀汤等。

笔者在临床实践中发现，诸多贫血患者单用健脾养血药物，如党参、黄芪、白术、丹参等，治疗效果不够理想。若在健脾养血的基础上，适当加一些补肾助阳药物，如沙苑子、菟丝子、杜仲、淫羊藿、巴戟天、鹿角胶等，可明显改善患者的虚损状态。临证以自拟"温阳补血方"加减治疗，主要药物有槲寄生 30g、酒苁蓉 15g、牛膝 20g、炒白术 20g、炙黄芪 15g、党参 15g、当归 10g、白芍 15g、仙茅 10g、淫羊藿 10g、黄柏 6g、知母 10g 等。现代药理研究表明，淫羊藿多糖具有促进骨髓造血、增加外周血白细胞数量的作用；巴戟天、杜仲、补骨脂等补阳药中铁元素含量较高，而铁元素参与血红蛋白、细胞色素及多种酶系的合成，具有较强的促进生血作用。针对肾阴不足、肝血失养导致的贫血，以平补为要，缓缓图之，故自拟"补养天癸方"加减，主要药物有白芍 30g、天冬 20g、玄参 30g、醋鳖甲 15g（先煎）、五味子 6g、黄柏 6g、知母 15g、茵陈 30g、牛膝 20g、女贞子 15g、墨旱莲 15g。常用熟地黄、制何首乌以补血滋阴、益精填髓；用女贞子、墨旱莲、枸杞子、黄精以补益肝肾；另外，为防滋腻碍胃，可于方中加少许化湿醒脾之药，如砂仁、蚕砂等。

病案

薛某，女，50 岁，2021 年 6 月 2 日初诊。

主诉：间断乏力 9 月余。

现病史：患者 9 个月前体检发现血红蛋白偏低（86g/L），未予重视，后因间断乏力就诊于天津市某三甲医院血液科，诊断为"缺铁性贫血（中度）"，予琥珀酸亚铁片、维生素 C（VitC）等药物口服治疗后，效果欠佳。现症：周身乏力，心慌间作，自汗，双下肢水肿，无口干口苦。纳可，寐差，眠浅易醒，大便不成形，小便调。舌暗红，苔薄黄，脉沉细。血压 129/79mmHg，心率 56 次 / 分。辅助检查：血常规：血红蛋白：88g/L，平均红细胞体积：75.4%，血小板：436×10⁹/L。

西医诊断：缺铁性贫血。

中医诊断：虚劳（心脾两虚证）。

治法：益气补血，健脾养心。

处方：炙黄芪 30g、丹参 15g、炒白术 20g、茯苓 15g、桂枝 10g、白芍 15g、黄连 10g、吴茱萸 3g、羌活 10g、独活 15g、紫草 6g、仙鹤草 15g、皂角刺 10g。14 剂，日 1 剂，水煎，早晚分服，每次 200mL。

二诊：2021 年 6 月 16 日。患者诉服药后乏力、自汗稍有缓解，现仍心慌间作，活动后眩晕，双下肢水肿。纳差，食欲不佳，寐欠安，眠浅，小便调，大便不成形，排便不爽。舌红，苔白腻，脉沉细缓。处方：炙黄芪 30g、丹参 30g、桂枝 6g、白芍 15g、黄连 6g、吴茱萸 3g、仙鹤草 30g、皂角刺 10g、茯苓 20g、猪苓 20g、泽泻 30g、川芎 15g、当归 15g。14 剂，煎服法同前。

三诊：2021 年 6 月 30 日。患者心慌气短明显缓解，现仍感乏力，时心烦难眠，眠浅易醒。纳可，大便不成形，排便不爽，小便调。舌淡红，苔薄腻，舌体胖大，脉沉细。末次月经：2021 年 6 月 28 日，月经量多，无血块，色红。处方：炙黄芪 30g、丹参 30g、桂枝 6g、白芍 15g、仙鹤草 30g、川芎 15g、当归 15g、柴胡 10g、枳壳 10g、女贞子 15g、墨旱莲 15g、益母草 30g、珍珠母 30g、醋鳖甲 30g（先煎）。14 剂，煎服法同前。嘱复查血常规。

四诊：2021 年 7 月 14 日。患者心慌乏力明显缓解，仍偶感乏力，心烦，手足心热，大便溏薄。纳可，夜寐渐安。舌暗红，苔白腻，脉沉细。辅助检查：血常规：血红蛋白：125g/L，平均红细胞体积：83.2%，血小板：248×10⁹/L。处方：炙黄芪 15g、丹参 15g、桂枝 10g、白芍 15g、川芎 15g、当归 15g、柴胡 15g、枳壳 6g、西洋参 6g（另泡兑服）、黄连 10g、老鹳草 15g、透骨草 15g、桑枝 30g。14 剂，煎服法同前。

按语：患者以乏力为主诉就诊，兼见自汗、便溏、心慌、失眠等症，属于心脾气血两虚，脾虚健运失司，心血虚，神不安位，而见上述诸症。血不利则为水，故可见双下肢水肿。初诊予归脾汤化裁调补气血，方中黄芪、白术、茯苓益气健脾、羌活、独活补肝肾、强筋骨，上五味脾肾同调，先后天并补，以滋气血生化；丹参合仙鹤草以养血补血，佐紫草寓活血化瘀、补而不滞、活血利水之意；桂枝、白芍调和营卫，黄连与吴茱萸寒热并用，上清心火，下止泻利。二诊，患者服药后乏力、自汗稍有缓解，下肢水肿无明显改善，故去紫草、羌活、独活，加猪苓、泽泻、川芎、当归，增强活血利水之功。三诊，患者水肿较前好转，仍乏力，寐差，时烦躁难眠，手足心热，乃虚火上扰、心神不安所致，去茯苓、猪苓、泽泻、皂角刺等活血利水药，加女贞子、墨旱莲、醋鳖甲，滋阴清热，珍珠母镇惊安神，柴胡、枳壳疏肝行气宽胸。四诊，患者血红蛋白水平恢复正常，就诊时仍感乏力，便溏，五心烦热，乃脾虚湿困、虚火上扰之象，故去女贞子、墨旱莲、醋鳖甲等滋阴之品，加桑枝、透骨草祛风除湿，西洋参气阴双补。

第四节　慢性骨关节病

骨关节病是发生于骨关节部位的各类疾病的统称，因构成关节的韧带、软骨等组织退化、变性所导致，包括颈椎病、强直性脊柱炎、腰椎间盘突出症、骨性关节炎、类风湿关节炎、痛风等，临床表现为缓慢的关节疼痛、压痛、僵硬、关节肿胀、活动受限和关节畸形等。本病随着年龄增长，患病率增高；其随着患病时间延长，致残率亦增高，且缠绵难愈。

慢性骨关节病主因肾虚，与肝、脾有关，因邪气痹阻气血经络而发病，为本虚标实之证。《素问·逆调论篇第三十四》云："肾者水也，而生于骨，肾不生，则髓不能满，故寒甚至骨也……病名曰骨痹，是人当挛节也。"故历代医家认为，骨关节病多与肾有关，对骨关节病的治疗，务必要重视扶固先天之本，同时也要调养后天之本，注重补益脾肾、调和诸脏。以补肾固先天之本，肾精充足则骨有所生养，可从根本预防骨关节退化；兼以调养脾胃，强健后天生化之气，气顺则血行，可消骨中留滞之瘀，使血得以荣养四肢筋骨，助筋骨功能恢复；还可通过疏肝理气，补益肝血，使血有所主，气有所行，故行气除瘀，活血止痛，强筋健骨。

治疗方面，在祛邪通络、软坚散结的同时，兼顾扶正固本、荣血养骨。慢性骨关节病的发生发展具有一定的阶段性，关注各阶段的不同表现，并根据患者的具体症状辨证论治，可进一步准确把握患者的核心病机及病势走向，充分发挥中医药治疗慢性骨关节病的优势。

1. **发作期**　慢性骨关节病的病程中出现急性疼痛发作，常为患者就诊的主要原因，治疗应以减轻患者疼痛为主。此阶段多因邪气痹阻经络、气血运行不畅所致，故祛邪活络、缓急止痛为发作期的治疗原则。因邪气杂至，祛风、散寒、除湿、清热、化痰、化瘀通络等治法应相互兼顾，而邪气有所偏胜，故祛邪通络亦相应有所侧重。本病多兼风邪，应佐祛风养血之品；寒邪胜者，应佐助阳之品，使其阳气旺盛，寒散络通；热邪胜者，佐以凉血养阴之品，以防热灼营阴而病深难解。分清寒热，谨守病机，分证治之。

寒证当以通阳散寒活络为主，常用桂枝芍药知母汤加减。组成：桂枝10g、白芍30g、知母20g、盐杜仲20g、桑枝30g、海桐皮15g、黑顺片15g（先煎）、独活20g、生地黄30g、穿山龙15g、路路通10g、虎杖30g、醋延胡索20g。

热证当以清热滋阴通络为主，常用青蒿鳖甲汤加减。组成：青蒿10g、醋鳖甲15g（先煎）、知母20g、生地黄30g、牡丹皮15g、玄参30g、地骨皮10g、忍冬藤30g、鸡血藤30g、大红藤20g、胡黄连10g、北沙参30g、浮小麦30g、炒谷芽20g、五味子10g。

2. 缓解期 受累关节可有持续性隐痛，活动时加重，休息后好转，并与气候变化有关，常于阴雨天时加重。后期可见关节肿胀、增大及活动受限，多伴关节僵硬感和摩擦音，一般表现为骨阻滞征。缓解期应针对病变之根本入手，以补肾健脾、软坚散结为主，药用补肾活血通络方药加减。组成：槲寄生30g、怀牛膝20g、续断30g、独活20g、党参15g、炒白术15g、茯苓15g、酒萸肉15g、仙茅10g、淫羊藿10g、透骨草15g、老鹳草15g、山慈菇10g、女贞子15g、墨旱莲15g、酒五味子10g。

病案1

张某，女，53岁，2017年7月19日初诊。

主诉：左手拇指关节疼痛半年。

现病史：患者于半年前无明显诱因出现左手拇指关节疼痛，未系统诊治。现症：左手拇指关节疼痛，劳累或受寒后加重，关节肿胀，伴晨僵，持续10~20分钟可自行缓解，耳鸣，盗汗。小便可，大便溏。舌红、胖大，苔白腻，脉沉细。

西医诊断：指骨关节病。

中医诊断：骨痹（肝肾亏虚证）。

治法：滋补肝肾。

处方：青蒿6g、牡丹皮20g、醋鳖甲30g（先煎）、知母20g、地黄30g、桂枝10g、白芍30g、墨旱莲30g、女贞子30g、透骨草10g、忍冬藤30g、独活30g、桑枝15g。14剂，日1剂，水煎，早晚分服，每次200mL。

二诊：2017年8月2日。自述指关节疼痛伴晨僵有所好转，现仍盗汗。在初诊方基础上加北沙参30g、炒白术15g、地骨皮10g、秦皮10g。14剂，煎服法同前。

三诊：2017年8月16日。患者诉诸症痊愈。故继服二诊方14剂，巩固疗效。

按语：根据患者晨僵、盗汗的症状特点，运用青蒿鳖甲汤治疗患者指骨关节病。残存邪热流入阴分，则夜间身热；肾主骨，肝主筋，肝肾同源，故肝肾亏虚则可导致骨痛。选青蒿鳖甲汤养肾阴、补肝血而强筋骨，兼以滋阴清热，可清透伏邪，驱邪外出；又添桂枝温通经脉，缓解患者指关节的疼痛与发僵；白芍是治疗四肢挛痛的常用药，可疏通经络，助肝养筋，促进患者手指关节功能的恢复；墨旱莲、女贞子二药皆可补益肝肾，入肾补阴而壮骨，入肝养血而荣筋，现代药理研究表明，墨旱莲有显著的镇痛效果；桑枝微苦而平，可祛风湿、利关节，可缓解关节的酸痛麻木。二诊，患者仍诉盗汗，加入炒白术健脾益气，北沙参益气养阴，助初诊方滋阴止汗之力。全方滋补肝肾，透热宣邪，利节止痛，疗效颇佳。

病案 2

李某，女，77 岁，2018 年 3 月 4 日初诊。

主诉：双下肢关节疼痛 2 年余。

现病史：患者于 2 年前无明显诱因出现双下肢关节疼痛，呈持续性隐痛，活动量增加时加重，休息后可好转，未系统治疗。现症：双下肢关节疼痛，无红肿，劳累或受寒后加重，关节内偶有摩擦音，久坐后关节僵硬，稍活动后可减轻，腰部酸痛。纳可，寐安，大便溏，1~2 次 / 天。舌红，苔薄白，脉弦细。

西医诊断：骨关节病。

中医诊断：骨痹（风寒湿痹证）。

治法：温经散寒，调和营卫。

处方：桂枝 15g、白芍 30g、知母 20g、杜仲 20g、独活 20g、桑枝 30g、制附子 10g（先煎）、生地黄 30g、路路通 10g、虎杖 30g、延胡索 20g。7 剂，日 1 剂，水煎，早晚分服，每次 200mL。

二诊：2018 年 3 月 11 日。自述服药后腹中温暖，关节疼痛减轻，舌红，苔薄白，脉弦数。在初诊方基础上去附子，加墨旱莲 15g、女贞子 15g、炒白术 15g、酒萸肉 30g。继服半月，病情得到控制。

按语：患者属年老体虚，体内寒湿不得运化，搏结于关节而发病。初病时，因患者体质尚佳而症状不明显，但随着患者年龄逐渐增加，邪气趁体虚而入，邪气痹阻，气血凝涩，闭阻不通，疼痛等症状愈加明显。初诊用自拟方"骨痛消"，以除邪止痛。方中桂枝、附子温经散寒，配伍白芍以调和营卫而止痛；阴精不足，以地黄、知母滋养肝肾之阴，且防温阳之药有伤阴之弊；杜仲、独活、桑枝祛风湿、强筋骨、补肝肾而止痛；

佐以虎杖、路路通、延胡索行气通络；在以附子、桂枝温经祛邪的同时，兼顾扶正固本，以杜仲、地黄、知母滋补肝肾，荣血养骨，通过补肾以固先天之本，肾精充足则骨有所养。二诊，减温阳之附子，针对患者肝肾阴虚之本加墨旱莲、女贞子、酒萸肉，增强濡养筋骨之功；并以白术健脾化湿，水谷之精输布得当，无以聚成寒湿之邪，可防养阴益精之品滋腻碍胃。继服半月，巩固疗效，强筋健骨，防止复发。

第五节　便秘

正常的排便活动对人体健康至关重要。便秘是老年人常见的一种疾病，可单独出现，亦可伴随其他疾病出现。便秘主要指每周排便少于 3 次、粪便干硬和排便困难。引起便秘的原因涉及多方面，诸如不良的生活习惯、社会心理因素、肠外疾病、消化道本身疾患等。调查显示，我国慢性便秘的患病率在 4%~10% 之间，而老年人便秘发生率甚至高达 15%~20%。在便秘的治疗方面，现代医学主要针对病因进行治疗，同时选择泻药或促胃肠动力药缓解便秘症状。

中医对"便秘"的认识由来已久。《黄帝内经》认为便秘与脾胃受寒、肠中有热关系密切，同时与肾相关，《素问·灵兰秘典论篇第八》提出"大肠者，传导之官，变化出焉"，大肠失于传导，则便秘。张仲景从寒、热、虚、实角度出发认识便秘，创承气汤类苦寒泻下、麻子仁丸清热润下、厚朴三物汤理气通下。张介宾提出"盖肾为胃关，开窍于二阴，所以二便之开闭，皆肾脏之所主"，提倡从肾论治二便失调。现代医家认为便秘的病位主要在大肠，与肺、脾、胃、肝、肾关系密切，病因涉及饮食失节、情志失调、年老体虚、感受外邪等，故其治疗需注意，从气、血、阴、阳的角度出发，辨明寒、热、虚、实之不同。

笔者临诊发现，便秘患者往往不存在器质性的病变，使用泻药治疗，初始效果较好，但常易反复，且随着使用次数增加，通便效果反而越来越差，最终干结难下。这种情况在老年患者之中表现得尤为突出。基于便秘的致病特点，笔者主张从中医整体观出发，运用中医药调整脏腑功能，畅达机体气机，培补气血津液，发挥治疗作用。

1. 调畅气机　便秘的发生与机体气机的调畅关系密切。肝主疏泄，畅达全身气机；肺主气，与大肠相表里，大肠排除糟粕之力与肺气密切相关。肝、肺主司全身气机，肝气主升是肺气主降的基础，肝气抑郁，肝血不足，肝失条达，三焦气机不利，津液难布，脾胃功能失调，患者则表现出胁下痞满、易呕、大便干；肺气不足，大肠传导无力，患者则表现为气短、排便无力。以小柴胡汤为基础方加减治疗便秘，柴胡、黄芩内透外达，疏利气机；伴腹胀、咳嗽，加桔梗、枳壳、莱菔子等，助肺、大肠气机恢复；胃肠有热，加火麻仁、郁李仁、瓜蒌仁润肠泻热；大便干结，伴腰膝酸软等，加肉苁蓉、淫羊藿、当归益津血、润肠通便。小柴胡汤和解表里，疏利三焦气机，宣上焦则肺气宣通，津液得布；疏中焦则胃气和降，呕吐得止，津液得下，便秘自解。

2. 培补气血 便秘的病位虽在大肠，但病因涉及气、血、津、液等。患者肾气亏虚、肾精不足，脾胃虚弱，运化水谷功能减弱，气血津液生成匮乏；或因外邪侵袭，或因内生热邪灼伤津液，均会引起肠道气血津液匮乏，出现大便干结。患者常表现出腹痛、腹胀、排便困难，甚或大便黏腻不爽、欲解而难解、口干、疲倦等。应用自拟补天方与升降散加减治疗。补天方组成：桑寄生 30g、牛膝 20g、续断 30g、独活 20g、炒白术 15g、山茱萸 15g、黄连 6g、干姜 6g、仙茅 10g、淫羊藿 10g。方中桑寄生、牛膝、山茱萸、仙茅、淫羊藿等补脾益肾，助气血生发，在此基础上加用升降散调理中焦气机，助中焦气机升降有序，气血生化有源，令津液充、大肠润，散其结，通其便。胃肠有热，加火麻仁、大黄泻热通便；亦可酌加肉苁蓉、淫羊藿、当归益精血，润肠通便。研究表明，补益脾肾、益气养血类中药能够明显改善排便困难，缩短排便时间。

3. 生活调摄 便秘严重影响人们的身体健康与生活质量，尤其对老年人而言，大便秘结不爽还会引起诸多并发症。老年人预防便秘应该从生活习惯着手，比如多食用含纤维素的食物，多饮水，每日约 1500~2000mL。不论有无便意，养成定时排便的习惯都十分必要。老年人应避免使用峻下之剂，以防伤及正气，对机体造成伤害。良好的情绪对便秘的预防也至关重要，要保持心境平和，随遇而安，即所谓"恬淡虚无，真气从之，精神内守，病安从来"。

病案 1

于某，女，85 岁，2019 年 12 月 17 日初诊。

主诉： 腹部胀满伴大便干结 2 周。

现病史： 患者 2 周前无明显诱因出现腹部胀满，未予重视。现症：腹胀，食后尤甚，腹中似有食积，情绪激动时明显，无腹痛、恶心、呕吐等不适。外感 7 天左右，咳嗽，头痛，流清涕，胸闷气短。饮食欠佳，睡眠尚可，小便黄，大便干，约 1 周 1 行。舌红，苔黄，脉弦细。

西医诊断： 便秘。

中医诊断：便秘（肝郁脾虚证）。

治法：健脾疏肝。

处方：柴胡 6g、黄芩 10g、半夏 6g、党参 20g、炒栀子 15g、连翘 15g、玉竹 20g、砂仁 6g（后下）、火麻仁 15g、瓜蒌 20g、川芎 10g、白芷 6g。14 剂，日 1 剂，水煎，早晚分服，每次 200mL。

二诊：2019 年 12 月 24 日。患者自述腹部胀满缓解，但情绪激动时腹胀仍明显，便秘较前改善，3 日 1 行。舌红，苔黄腻，脉沉细。处方：柴胡 6g、黄芩 10g、法半夏 6g、党参 20g、玉竹 20g、砂仁 6g（后下）、火麻仁 15g、瓜蒌 15g、肉苁蓉 20g、炒莱菔子 10g。14 剂，煎服法同前。

按语：患者症见腹部胀满，情绪激动时尤甚，大便干，1 周 1 行，舌红，苔黄，脉弦细，属肝郁脾虚证。以小柴胡汤为主方，以柴胡、黄芩相合，功在内透外达、疏利气机；柴胡、半夏相合，一升一降，助疏通胸中气机；川芎疏肝活血，瓜蒌宽胸润肠，党参健脾益气，玉竹养阴润燥，火麻仁泻热润肠通便，炒栀子、连翘、白芷解表清热，诸药相合，共奏疏利气机、润肠通便之功。二诊，患者胸闷症状较前缓解，但腹痛便秘仍在，考虑到患者年老体衰，多以精血亏虚所致的虚秘为主，故以初诊方为基础，予肉苁蓉益精血、润肠通便；予炒莱菔子，炒后则味厚入中焦，功在理脾胃之气机，消食除胀助通便。生理条件下，正常的排便活动有赖于肠道的蠕动来推动糟粕的排出，中医之气是机体的动力，能助脏腑功能，行精血津液，能温能养。对于老年人而言，肝血不足，肝易失条达，常因情志变化而引起气机失于畅达，胃肠气机紊乱，故而引起便秘、腹胀、恶心、呕吐、胁肋胀痛等不适。当调其肝，疏利气机，兼以宣肺、益肺以助大肠传导。

病案 2

董某，女，68 岁，2019 年 9 月 24 日初诊。

主诉：左侧肢体不利，伴大便干结半年余。

现病史：半年前因突发脑梗死就诊于当地医院，经治疗后病情缓解。现症：语言表达欠清，头晕乏力，无汗出。纳可，寐安，大便干结，4 日 1 行，小便频数，甚则漏尿。舌红，苔黄腻，脉滑数。

西医诊断：便秘，脑梗死后遗症。

中医诊断：便秘，中风（恢复期）（脾肾不足、气血两虚证）。

治法：益肾健脾，培补气血。

处方：桑寄生 15g、牛膝 20g、北沙参 30g、山茱萸 30g、菟丝子 15g、桑螵蛸 10g、酒黄精 30g、金樱子 15g、麸炒僵蚕 6g、蝉蜕 6g、大黄 6g（后下）。14 剂，日 1 剂，水煎，早晚分服，每次 200mL。

二诊：2019 年 10 月 14 日。患者自述服药后头晕乏力症状较前明显好转，现偶有头晕，伴腰膝酸痛，口干口苦。小便频，便秘较前缓解，大便稍干，2 日 1 行。舌红，苔黄腻，有裂纹，脉弦细。处方：桑寄生 30g，牛膝 15g，党参 15g，山茱萸 30g，姜黄 20g，僵蚕 6g，蝉蜕 6g，生大黄 6g（后下），黄连 6g，山药 20g，麸炒芡实 20g。14 剂，煎服法同前。

按语：患者为中风恢复期，症见言语表达欠清，头晕乏力，大便干结，小便频数，以补天方与升降散为主方加减。方中桑寄生、牛膝、山茱萸、菟丝子培补脾肾，助化生气血津液，以润脏腑，助通大便；僵蚕、蝉蜕、大黄取"升降散"之意，调畅气机，助通大便；患者小便频，酌加桑螵蛸、金樱子补肾收涩止遗。诸药合用，可补脾肾、益气血、调气机，补中有行。二诊，患者头晕、便秘症状均较前明显缓解，大便 2 日 1 行，仍稍干，以初诊方为基础方加减治疗，加山药、芡实，取"缩泉丸"之意，补益脾肾，缩尿止遗，缓解患者小便频数之症。脾肾亏虚、气血不足引起的功能性便秘以老年人多发，应考虑其脏腑亏虚、精血失充的一面，也需考虑补药滋腻的一面，不可纯补，亦不可不补，用药当补中有行，攻补兼施。

第六节　前列腺增生

前列腺增生是引起中老年男性排尿障碍最常见的一种疾病，以近段尿道周围腺体区、移行平滑肌及腺上皮细胞增生为主要病理特征。前列腺增生多出现在 50 岁以上人群，60 岁左右症状更加明显，临床表现主要有 3 组症状，即膀胱刺激症状（包括尿频、尿急、尿痛）、梗阻症状及梗阻并发症。其中，尿频是最常见的症状，夜间更为明显。随病情发展出现特发性逼尿肌过度活动、膀胱顺应性低时，患者除尿频外，还伴有尿急、尿痛，甚至出现急迫性尿失禁。进行性排尿困难是前列腺增生最重要的症状。患者排尿时不能将膀胱内尿液排空，膀胱内出现残余尿，残余尿量逐渐增加，导致慢性尿潴留。前列腺增生合并感染或结石时，可出现明显尿频、尿急、尿痛症状。增生腺体表面黏膜上的毛细血管、小血管因受到增生腺体的牵拉破裂，或增生腺体压迫前列腺静脉丛，小静脉瘀血，均可出现镜下血尿或肉眼血尿。梗阻引起上尿路逐渐扩张，严重者可出现肾衰竭，甚至尿毒症。长期排尿困难导致腹压增高，还可引起腹股沟疝、内痔、脱肛等。直肠指检、超声、尿频率检查、尿常规等可辅助诊断。另外，国际前列腺症状评分（I-PSS）是目前国际公认的判断前列腺增生患者症状严重程度的最佳手段。在治疗上，目前有三大类药物：α1-肾上腺素受体阻滞剂、5α-还原酶抑制剂及植物药。前列腺增生患者出现严重梗阻时应考虑外科手术治疗，经尿道前列腺等离子体双极电切术（TUPKP）是前列腺增生的首选手术方式。

前列腺增生可归于中医"淋证""癃闭""精癃"等范畴。肾之不足是本病发生的先决条件，湿热、瘀血、痰浊是基本病理因素，劳力过度、情志刺激、外感六淫、饮食不节是常见发病条件。病机为膀胱的气化功能失司，病位主要在精室，与肾、膀胱关系密切，病性属虚实夹杂或本虚标实。治疗本病常从肾和膀胱入手，肾与膀胱相表里，膀胱为寒水之府，肾阳为膀胱气化之源，二者互相配合，膀胱气化才能正常。

基于前列腺增生肾虚、湿热、血瘀、痰浊的病机，治疗应在补肾的基础上遵循"六腑以通为用"的基本准则，从湿热、血瘀、痰浊进行论治，采取清热利湿、活血及化痰的治疗方法。益气补肾是治疗前列腺增生的基本原则，清热利湿通淋，活血化痰通窍治其标。若患者以排尿无力、尿频、尿不尽等虚证为主，治以益气温阳补肾，兼利尿通淋，以五苓散为基础方，常配伍黄芪、党参等药增强补气作用；黑顺片、烫狗脊、干姜、巴戟天等药以温补肾阳；黄柏、萹蓄、白茅根、小通草等药直入肾与膀胱，以清热利湿通淋。若患者病程甚久痰瘀互结，治以活血化痰、软坚散结为主，兼益气温通，以浙贝母、夏枯草、海藻、昆布等药化痰软坚；桂枝温阳通脉；白芍、当归入肝经以补血活血；佐以黄芪、白术、烫狗脊、黑顺片等药益气温阳；泽泻、萆薢等药通利小便以治标。

治疗前列腺增生宜中西医并用，标本同治，可更好地缓解症状，控制病情进展，但梗阻严重时须及时寻求外科手术治疗。此外，医生应对患者进行日常生活方式的指导，如戒烟禁酒，不吃辛辣刺激的食物，注意气候变化，预防感染。患者宜适当限制饮水以缓解尿频症状，但要保证每日饮水量不少于1500mL。医生还应指导患者排空膀胱的技巧，如重复排尿；医生还可以引导患者进行膀胱训练，鼓励患者适当憋尿，以增加膀胱的容量和延长排尿的间歇时间。适度的精神放松训练也有益处，可帮助患者把注意力从排尿的欲望中解脱出来。

病案

辛某，男，87岁，2018年6月7日初诊。

主诉：小便频数，淋漓不尽2月余。

现病史：患者2个月前无明显诱因出现小便频数，色黄，排尿时感疼痛，灼热，伴小腹胀满不适，于当地医院就诊，诊断为"泌尿系感染"，先后予清热利湿通淋等多方诊治，症状未缓解。现症：头晕，胸闷憋气，乏力，口干，无口苦，易汗出。纳可，寐安，大便干，1~2 次 / 日，尿频尿急，色黄，夜尿频，排尿时感疼痛、灼热。舌体胖大，舌淡红，苔薄白，脉沉弦。辅助检查：腹部 B 超：前列腺肥大伴钙化。

西医诊断：前列腺增生。

中医诊断：癃闭（湿热下注证）。

治法：清热利湿。

处方：党参 30g、桂枝 10g、白芍 20g、炙黄芪 15g、干姜 10g、知母 10g、关黄柏 10g、黑顺片 15g（先煎）、白茅根 30g、萹蓄 15g、小通草 10g、烫狗脊 30g、粉萆薢 20g、琥珀粉 0.5g（冲服）。14 剂，日 1 剂，水煎，早晚分服，每次 200mL。

二诊：2018 年 7 月 4 日。患者仍诉头晕，乏力、口干减轻，小腹胀，汗出较多，纳可，寐安，小便次数明显减少，灼痛感减轻，大便调。舌体胖大，舌质淡，苔白，脉沉细。处方：党参 30g、炙黄芪 15g、桂枝 10g、白芍 20g、干姜 10g、炒白术 15g、巴戟天 15g、黑顺片 15g（先煎）、萹蓄 15g、槲寄生 15g、酒萸肉 15g、烫狗脊 30g。14 剂，煎服法同前。

按语：本案患者患病日久，肾气亏耗，加之年事已高，阳虚逐渐显现，膀胱气化不利，出现口干，口渴，清阳不升则头晕。患者形体肥胖，舌体胖大，脉沉细，为肾阳虚之故。肾与膀胱互为表里，经脉互通，关系密切。若脏受损，腑将失利，若腑受邪，脏即受累，肾虚不能化气，脾虚不能制水，致水道不利，湿热蕴结膀胱，故见尿频、尿急、尿痛等症。对于泌尿系疾病患者，清热利湿通淋之法为常，而本案患者不应单纯采用清热利湿通淋之法，辨其病因，为肾阳亏虚，初诊时以温阳益气为主，方中黄芪、党参甘温益气，助脾以制水；桂枝、干姜辛温通阳，化气利水；附子启命门之火，蒸水化气，合烫狗脊温补肾阳；另酌加知母、黄柏、萹蓄、萆薢等清热利湿通淋，诸药合用，共奏益气温阳、清热利湿通淋之效。阳气生，助膀胱气化功能恢复正常，则湿热自除，尿频、口干缓解。二诊，患者仍感尿痛、头晕，遂谨守前方，去知母、黄柏、萹蓄、萆薢等，加巴戟天、槲寄生、酒萸肉以增温肾助阳之效。

第七节　心包积液

心包积液是由心包疾患或其他原因累及心包造成的心包渗出或心包腔内液体积聚的

病理现象。正常情况下，心包内含少量液体不会引起血流动力学的改变，但当积液量达到一定程度时，可造成心脏压塞，严重时可导致循环衰竭或休克，属于临床危重症。当心包慢性渗出持续数月以上时，便形成了慢性心包积液。心包积液的病因多样化，可分为感染性（结核、病毒、细菌等）和非感染性（肿瘤、心脏损伤、内分泌代谢疾病等），最常见的是肿瘤、特发性心包炎、肾功能衰竭。

心包积液与中医"心水""痰饮""胸痹"等相似，以胸闷心慌、胸胁疼痛、呼吸困难等为主要症状。"心水"与心包积液的病理本质相似，"心水"病名首见于《金匮要略·水气病脉证并治第十四》，曰："心水者，其身重而少气，不得卧。"心包积液多在X线或心脏彩超检查时被发现，可将其作为中医四诊的延伸，以"水饮病"进行辨证治疗。

心包积液病位在胸胁，水饮内停是形成的关键因素。三焦是水谷津液运行的通道，主持全身的气化，气化则水行，若三焦宣通失常，水饮必内停为患。五脏，尤其是肺、脾、肾功能失调，与水饮的生成密切相关。肺主气，位于上焦，有宣发肃降、通调水道的作用；若肺气宣降失常，津液布散受阻，则停聚为水饮。脾位于中州，有主运化水谷精微的功能；若脾气虚弱，水谷精微不归运化，则聚为痰湿。肾为水脏，位于下焦，主持水液的气化，肾气肾阳亏虚，失于蒸化，则水湿泛滥，可导致水饮内生，或真阴亏损，精不化气，亦可致水湿内停。血滞成瘀，或血溢于脉外，阻滞气机，导致水饮不化停于胸胁、心包，亦发为本病。

1. 急性期 本病急性期以正气不足、水饮内停为基本病机，治疗当以扶正祛邪为主。扶正法包括益气、温阳和滋阴；祛邪当以利水为主，寒温并用，汗、利、下三法同施。葶苈大枣泻肺汤、木防己汤为清热利水法治疗心包积液的常用方，且现代研究表明，葶苈大枣泻肺汤有强心利尿、促进静脉回流、清除心包积液的作用。临床中常以麻黄、苦杏仁、薏苡仁发汗治疗心包积液，大量积液多用己椒苈黄丸加减，利下并施，方中防己、椒目导饮于前，使清者从小便而出；大黄、葶苈子推饮于后，使浊者从大便而下，前后分消以速除积液。行气利水法与活血利水法也常用于气血运行不畅所致水饮停留，常用方剂如柴苓汤、逍遥散、血府逐瘀汤等。

2. 缓解期 "邪之所凑，其气必虚"，本病的发生多因先天不足、素体虚弱，或后天失养、脏腑亏损，或失治误治，致阳气虚损，从而导致水饮停留发为此病。气主推动运化，气虚则运化失职，脏腑功能失调，水液代谢失调，导致水液停聚，水饮蓄积；阳虚则无以温煦，水液不化，津液凝滞聚于胸胁、心包；或阳损及阴，水火失济，水气凌心而发。在水饮停留所致喘憋、呼吸困难、胸痛等症状缓解之后，根据患者情况予以温阳、益气之剂，培补正气。一方面，恢复由于利水所消耗的正气；另一方面，阴阳双补，温阳化气，令水湿不能复聚。临床中常用的方剂有黄芪桂枝五物汤、二仙汤等。

病案

胡某，男，61岁，2019年2月3日初诊。

主诉：心前区疼痛憋闷间作3年。

现病史：患者3年前车祸后查出心包积液（中等量），予螺内酯利尿治疗，未见明显缓解，1年前于当地医院复查心脏彩超示：心包积液（大量），行心包穿刺抽取心包积液及口服螺内酯治疗，2个月前复查心脏彩超示：心包积液（大量），再次行心包积液抽取及口服螺内酯、托拉塞米治疗。现症：偶感心前区隐痛憋闷，无心慌，无头晕头痛，口干不苦，不喜饮，偶气短，干咳，腰部酸痛。纳少，眠浅易惊，大便干，2~3日1行，小便频，量少。舌暗，苔白，脉滑。血压105/70mmHg，心率72次/分。既往史：高血压病史10年余，收缩压最高170mmHg，规律服用硝苯地平缓释片30mg，Qd，血压控制平稳。

西医诊断：心包积液，高血压病2级。

中医诊断：痰饮（气虚水停证）。

治法：益气利水。

处方：北柴胡6g、黄芩20g、茯苓20g、猪苓20g、肉桂6g、泽泻10g、炒白术20g、瓜蒌10g、刺五加5g、黄连10g、绵萆薢30g、炙黄芪30g、玉竹15g、赤芍15g、牡丹皮15g。7剂，日1剂，水煎，早晚分服，每次200mL。

二诊：2019年2月10日。患者服药后仍觉心前区偶有不适，食欲较前好转。纳少，寐安，小便频，排尿无力，大便2日1行。舌暗红，苔薄白，脉沉弦。处方：北柴胡6g、黄芩片20g、法半夏5g、党参片15g、茯苓20g、炒白术15g、肉桂6g、赤芍30g、酒苁蓉15g、葶苈子15g、刺五加6g、粉萆薢20g。14剂，煎服法同前。

三诊：2019年2月24日。患者服药后诸症平稳，偶有憋气，无心慌，心前区疼痛，腋下尤甚，无心慌，口干，夜晚尤甚。纳可，寐安，大便成形，2~3日1行，小便量少。舌暗红，苔薄白，脉沉弦。辅助检查：心脏彩超示：主动脉硬化，主动脉瓣轻度反流，左心室舒张功能减低，心包积液（少量）。处方：炙黄芪45g、桂枝3g、白芍30g、干姜6g、炒白术15g、茯苓20g、牡丹皮15g、丹参15g、酒女贞子15g、墨旱莲15g、仙茅15g、炙淫羊藿15g。14剂，煎服法同前。

按语： 患者为中老年男性，因外伤出现心包积液，且多次行心包穿刺引流治疗，致使心气不足，出现胸闷气喘，心前区隐痛；心气不足，累及肺气、脾气，患者出现纳少、食欲不佳等症状，导致水液输布和排泄障碍，水液停聚心胸而成为心包积液。水液停聚，三焦气化不利，初诊选用柴苓汤合小陷胸汤并辅以益气活血利水之品，在柴苓汤、小陷胸汤利水、通心阳的基础上，重用黄芪补益脾肺，泻中寓补，补泻同用，使病有转机。二诊，患者病情减轻，方证相对，故在初诊方基础上，进一步温阳益气以利水。三诊，患者病情进一步好转，症状明显减轻，因恐利水太过消耗正气，故减去利水之品，改用黄芪桂枝五物汤合二至丸、二仙汤阴阳双补，温阳化气，水气自除，胸闷得解。

常见慢病诊疗心法

第一章

思与悟

第一节　医乃仁术，大爱伴之，厚德载之

我国古有《大医精诚》树立医者道德规范，行仁术，修大德，今有"希波克拉底"誓言，立志当竭尽全力除人类病痛，助健康之完美。较其他学科而言，医学从诞生那天起就包含着慈悲、怜悯、善良，其中的信仰和宗教意义是绝对不可剥离的，让宗教意义上的尊重生命更清晰地表现在医疗过程中是我们义不容辞的责任。

医学求真，人文求善，医学不单纯是一门科学，更不是普通意义上的自然科学。如果把医学作为科学，那仅仅是阐述了医学的一部分，医学还有社会科学的属性，有人文、伦理乃至宗教信仰的内涵，是结合真、善、美的科学。医学之真，指的是医学具有科学性，也就是生物属性；医学之善，指的是医学具有人文特色，这就是人文求善，所以从事医疗技术、规范救治、抢救活动等都必须具有仁心仁术；医学之美，讲的是艺术层面的内涵，从事医疗救助活动的人，必须得有些许艺术细胞，感悟医疗术业之美。

医学伴随着科学理论的创新而发展，比如对细胞、分子等微观世界的不断认识。医学也伴随着科学技术的进步而逐渐取得突破，利用新的科学技术手段解决了原有的问题或对原有的疾病有了新的认识。但医生的使命不仅仅是操控医疗科技，而应该拥有驾驭知识、精通文化的能力，饱含尊重生命、敬畏生命之心。尊重生命，不是让生命苟且地活着，而是要有尊严地活着。真正做到敬畏生命，拥有博爱情怀是为医者至高的境界，是我们需要用毕生所学所感去践行方能达到的。所以作为一名医生，必须提升自我认知，增强人文修养，完成形而上的修行。同样，每一个生命都必须对医者报以尊敬之心，医者是生命健康之所系，尊重医者，也是尊重生命。

医学的根本任务在于运用自己的技术治病救人，而良好的医德必须以精湛的医术为

载体。明代裴一中在《言医·序》说："学不贯今古，识不通天人，才不近仙，心不近佛者，宁耕田织布取衣食耳，断不可作医以误世！"基于这个典故，"中国外科之父"裘法祖教授曾感叹说："德不近佛者不可为医，术不近仙者不可为医。"这是对医德和医术最为形象和贴切的总结，体现了医德和医术对于一个合格医生的重要性。

第二节　志于道，据于德，依于仁，游于艺

曾有友人向我展示他的书法习作"志于道，据于德，依于仁，游于艺"，我赞叹于其笔法技艺之精妙，亦被这句话深深触动。此言出自《论语·述而》，蕴含的哲理是人要立志追求人生理想，把握德行修养，不背离人生正途，要有适合自己的文化艺术用于修身。

"志于道"，是指要立志追求人生的理想或人格的完美。"志"要坚毅、高远，不能因遇到阻碍而放弃对理想的追求，所谓"身残志坚"讲的正是这个道理；也不能只专注于当前事物，诚如"志存高远"是也。"道"有高低之分，不同人的目标不尽相同，但是无论目标宏大还是平凡，都应坚守志向前行，迷失了志向只会踌躇不前。

"据于德"，"据"是把握的意思，"德"指个人的德行修养。把握住个人的德行修养，做到有所为，有所不为，教人遵循自身为人原则与底线。作为医生更应该如此，要修身养性，见贤思齐，面对纷繁复杂的人情世故，遵循自身德行修养尤为重要。"德"亦通"得"，把握自己得到的东西，切莫一味奢求未得到的，教人要懂得珍惜当下。

"依于仁"，"仁"指的是在个人身上显现的人生正途。"仁"与"道"不同，"道"是人类共同的、普遍的路，"仁"则侧重于个人，是指个人的路。无论商人抑或学者，都有你自己的路需要去走，择善固执，绝不背离，这叫作"依于仁"，教人为人处世存仁于心，才能取得长足发展。

"游于艺"，其中"艺"主要指的是六艺，即礼、乐、射、御、书、数。"游"代表悠游自在，涵泳其中。人的精神世界不能太紧张，人格、德行、仁义是对人品质的规范，容易使人神经紧绷，产生压力。人的精神需要调节，"游于艺"表达的是在平日里发掘个人的兴趣爱好，游习六艺，以陶冶性情，使视界更为开阔，如下棋、唱歌、打球等运动休闲活动都属于"艺"的范畴。提起孔子，人们很容易把孔子想象成古板的教书匠，好像他做的唯一的事就是教导别人。其实不然，孔子的生活很丰富，爱好广泛，情感细腻，这都跟"游于艺"有关。

第三节　医不执方，医必有方

"医不执方，医必有方"出自《古今名医方论》，是清代柯琴在诠释李杲的补中益气汤时所倡导的，成为中医药学界的一句名言。柯氏云："凡李杲治脾胃方，俱是益气。去当归、白术，加苍术、木香，便是调中；加麦冬、五味辈，便是清暑；此正是医不执方，亦正是医必有方。"

理法方药，医之所宗。不以规矩不能成方圆，固守成方何以切中病机、痊愈患者？盖人有老幼男妇之殊，病有新久虚实之异，地分南北，时有春夏，临证选方虽然适宜，尚需灵机活法，故柯氏曰"医不执方"，万变不离其宗，证虽各异，但总属该病，症状有别，但病机尤可相同，固守症状何以切中病机？盖方有加减，但法常守，主方仍在，虽去当归、白术，加苍术、木香，但依旧是治脾胃方，是故柯氏曰"亦正是医必有方"。

"效不更方，效必更方"具有异曲同工之妙，讲的也是这个道理。所谓"效不更方"是指在临床诊治过程中，对于某些效方或验方，初诊取得效果后，医生要谨守病机，静候疗效，不得随意更改治法和方药，宜继续守原方治疗，以求乘胜追击，歼灭余邪，或连连补虚，俟正气充盈。这一过程需要医生的自信，更需要患者的依从性。如果初始诊治获得效果，但再次诊治时病机已变，这时医生应灵活机动，随之调整治法，变化处方用药，这就是"效必更方"。

第四节　医疗活动中的救与治——扶正救命，祛邪治病

现代生活方式及生活环境的变化，对人的身心健康和疾病谱都有一定影响，在这个基础上，医学模式也在不断发生变化。现代医学所倡导的生物医学模式建立在解剖、生理、病理等学科的基础上，是以医学还原论为核心的求实医学体系，注重寻根求源，探索疾病病因，发掘致病机制，进而针对病机探求有效药物，以其有效成分对病原进行干预。

生物医学模式在传染病和寄生虫病流行的年代是非常有效的。在这种医学模式的指导下，20世纪人类对寄生虫病和绝大多数传染病的防治取得了划时代的进步，大部分传染病得到了有效控制。当然，由于经济水平和区域发展不平衡的问题，某些传染病还在蔓延，一些曾一度消失的传染病死灰复燃，也有一些新出现的传染病，令人类猝不及防。

进入互联网时代，人类的疾病谱发生明显变化。诸多由不良生活习惯导致的慢病，如高血压、糖尿病等，发病率逐年增高。针对这些慢病，医学模式也随之转变为生物－社会－心理医学模式。然而，从事医学救治的医务工作者的诊疗方式尚未融入其中，主要表现在三个方面。

（1）学生的人文教育不足。从小学到高中的教育，理科知识占据了主要地位，外语占据了人文教育的关键角色，国学仅是教学过程中的一小部分，应试教育带来的导向性，令国学修养边缘化，仅出现在爱好传统文化、文学作品的学生身上。当下基础性教育架构中缺乏人文教育，是导致年轻人人文知识缺乏的主要原因。

（2）医学生的人文知识匮乏。综合性大学的医学院系、医学类院校和传统中医院校是我国培养医生的主要渠道，在这些高等学府的课程设计中，仍然是以医学还原论为主导模式。这种模式下的课程教育取得了一定成就，培养了一批医学英才和治病救命的良医，他们的丰功伟绩使中华民族的健康得以维护，人均期望寿命的增速位居全球前列。但在现有课程设计中，仍缺乏医学人文关怀教育，缺乏对"大医精诚"理念的培养。

（3）医生对疾病的认识不足。医疗管理机制的模式和"发展就是硬道理"的主要方向感缺失，导致一些医疗机构为了生存，出现了片面追求"规模大""效益高"和"患者多"的医疗怪象。医院不以治病救人为目标，而以建规模、拼仪器和占经费为考核指标；不以治病疗效为目的，而以住院天数、床位周转、医保控费等核定科室绩效。这些乱象势必对医生造成严重影响，占据他们宝贵的精力，导致他们在疾病认知等专业能力方面难以获得长足发展。此外，绩效考核的导向功利化、职称评定晋升的科研化使得医生全心全意救治疾病、提高疗效的趋向受到了干扰。

生命是无价的，但生命不是无限的，医学治疗是有效的，但医学不是万能的。只有少数疾病可以被彻底治愈，大多数疾病，尤其是慢病，穷尽各种方法也只能影响其进展而无法根治。医生竭尽心力也仅能帮助患者尽量延缓疾病进程、减轻患者病痛、宽慰患者心灵，仅此而已。

第五节　内科慢病防治精髓——贵在调和，妙在纠偏

在中医治疗学中，我们讲求"阴平阳秘，精神乃治"。在"阴平阳秘"的调治过程中，我们讲究"法于阴阳，和于术数"。而在临床治疗过程中，尤其是对慢病的治疗过程中，我们讲求"贵在调和，妙在纠偏"。

"和"的核心是中医治疗八法的精髓所在。"汗、吐、下、和、温、清、补、消"中的和法是一种小"和","阴平阳秘，精神乃治"中所蕴含的阴阳调和是和法的延伸，也是中医治疗八法共同追求的一种状态，更是我们中医治疗慢病的关键所在。

对慢病的治疗，往往从危险因素、环境因素、心理因素及个体因素、区域因素等着手来进行调理。比如西北的高寒地区，寒气较盛，阳气蛰伏；广东、广西等岭南地区，大地纬度较低，湿气较盛，阳气容易受到遏制。所以，即便是同样的患者，在不同地区也会有阳气蛰伏和阳气受遏之不同。治疗方面，一种应通达阳气，另一种应宣阳透伏。具体用药也有明显不同，在西北可用柴胡桂枝汤、桂枝汤等通阳的方剂；而在南方，尤其是岭南地区，处方时往往以宣透脾土为主。不同的环境决定了治法的不同，但目的均是调和阳气，以达纠偏之效。

另一方面，在对慢病的治疗过程中，一定要心平气和，稳中求效，守方守法，久久为功，切忌速胜速效的念头。治慢病要坚定信念，缓缓求效，谨慎守效，往往可以取得理想的疗效。正是这个缓图守效的过程，极其考验医生的中医功底及职业素养。首剂急于泄下除热，转而二剂施以补虚养血，不见疗效又开始滋阴补肾，间夹他法，法则常变，处方常改，守不住自己的处方原则，更难守得住疗效。谨守病机进而守方，最终才能获效。疾病发生的原因是阴阳失调，而治疗疾病的核心是平调阴阳，达到阴平阳秘的至高境界。

第六节　构建慢病防治体系的思考——理论体系探索与应用

习近平总书记曾在出席全国卫生与健康大会时发表重要讲话指出："着力推动中医药振兴发展，坚持中西医并重，推动中医药和西医药相互补充、协调发展，努力实现中医药健康养生文化的创造性转化，创新性发展。"时任总理李克强也曾提出："要进一步探索推动中西医结合、中西医并重，以开放的心态进一步促进中医药发展。""西学中"就是要努力学习、探索中医学几千年的理论内涵与实践价值，中医和西医相互结合，深度挖掘医学宝库，培养模式应鼓励学生多临诊、跟名师，使中西医融合、齐头并进，提升临床人员诊疗水平。

当前医学诊疗工作主要基于循证医学和临床指南，这在一定程度上限制了医生诊治患者的自由裁量空间，处方使用受到限制。在科研方面，过度关心统计学意义，真正服务于临床的科研显得弥足珍贵。针对这些问题我们应当找办法、找思路。从近代的中西医汇通、中西医结合、中西医整合，到现在的中西医融合，并提出"西医诊断，中医辨证，中药为主，西药为辅"的十六字方针，被三级中医医院广泛采用。当下，中西医融合逐步完善，提出了"中西医并重，中药西药联合应用，优化诊疗方案，提高诊疗水平"的方针。

构建慢病防治体系是中西医融合的重点。基于中西医并重原则，我们规范慢病危险因素、发病因素、诱发因素、加重因素和终归结局的标准，在这一过程中寻找中西医共同语言，分清疾病的阶段，明确辨病、辨证，做到精准医疗，并提出了"病－证－时"辨治体系。"病"包括西医的病和中医的病，同一疾病，如合并病变，可能存在着"间者并行，甚者独行"，治疗时要分清主次。"证"是中医的证，证具有特异性，"但见一证便是，不必悉具"，指出证是可变的，这种变化是客观存在的、有规律的。证具有交叉性，基于慢病的复杂性，在"防、治、康、养"的不同阶段会出现不同的证型；证还具有非典型性，有些疾病处于亚健康阶段，不能明确诊断，无病可辨，但中医可以通过辨证予以适当的康复手段、养生方法等。"时"是慢病发生发展的时序性，包括危险因素、诱发因素及终归节点，所以在慢病的干预策略方面，总则是"未病先防，既病防变，瘥后防复""防、治、康、养"四阶段全周期干预疾病。在"防"的过程中，针对危险因素进行饮食、运动及药物的干预；在"治"的过程中，因人制宜，因时制宜，因地制宜，天人合一；在"康、养"的过程中，更多关注患者生理机能、气血津液的恢复情况。

在慢病的治疗过程中，有两种"和"。第一种"和"是调和，干预策略为"贵在调和，妙在纠偏"，"阴平阳秘，精神乃至"是"贵在调和，妙在纠偏"的核心思想。"和"是核心，是中医治疗八法的精髓，包括阴平阳秘、和解少阳、调和脾胃、心肾交合等。第二种"和"是医生做到心平气和，在诊疗过程中稳中求效、稳中守法、稳中守方，不急于求成。治慢病要缓，即缓缓求效，坚定信念，谨守病机。

以冠心病为例，随着现代医学对疾病认识的不断深入，中医学对冠心病的发生发展也存在着不同的见解。现代医学的解释从脂质浸润到炎症反应，从降低血脂到调节血脂，从炎症反应到抗炎，从冠脉狭窄到易损斑块、易损患者。相对应的，中医根据患者的不同证候、病机有不同的治法，如活血化瘀、芳香温通、通络止痛、益气活血、祛痰活血、益气养阴等。我们针对慢病的特征，对慢病诊疗体系进行了完善，关注"防、治、康、养"全周期的干预，就冠心病的中医理念提出了"脉中积"。脉中积导致病变后，我们依据中医证候及时序性特征建立辨证体系，并利用"血－脉－心－神"一体观理念防治心血管事件链，进行了一系列临床和基础研究。

在诊疗实践中，根据"病－证－时"特性并结合患者的特征，我们对冠心病患者进行分阶段辨治。早期的危险因素导致出现"易损血液"，即疾病早期，是正气不足、痰浊内生所致。随着"易损血液"逐步发展至"易损脉道"，血脉绌急，血管痉挛，血脉积聚，此为脉气不盈、痰浊依附而成瘀的过程。到后期，血脉不能充盈而影响心肌灌注，出现"易损心脏"，心脏组织缺血乃至梗死、坏死等，是痰浊阻滞、痰瘀互结、心体失养的过程。疾病初始到疾病后期，存在着明显的"病－证－时"病变时间轴的概念。

缺血性心脏病涉及血液成分紊乱、血脉管壁改变、心脏本体损伤及心神变化的多维度病理改变。在缺血性心脏病的发展过程中，我们从血、脉、心、神，把中医的气血津液学说、脏腑辨证理论、五神辨证思想进行融合统一，形成了以"血－脉－心－神"一体观为指导的防治体系。斑块形成期，病变主要在血、脉，治宜清热解毒、养血活血；斑块易损期，病变主要在脉，治宜行气化瘀、畅脉稳斑，以畅为主；斑块稳定期，病变主要在心，治宜温经通络、养肝荣心。

缺血性心脏病主要的演变模式仍然是从"血液－血管"病变开始，以量变或质变的形式加重心体失养和神不安位。疾病早中期，病证多表现为血失清宁、脉失畅达。这主要是因为现代人生活饮食习惯改变，肥甘厚味摄入增加，进而损伤脾胃；或年老体衰，脾胃功能不足，运化功能失调，从而产生血瘀、痰浊等病理产物壅塞脉道，脉中正气不足，不能抵御邪气侵袭，使有形之痰浊、瘀血积于脉道，日久出现血脉绌急。患者胸痛症状特别轻微，以倦怠乏力为主，或伴睡眠障碍，或伴肥胖，或伴血糖、血脂代谢紊乱、高尿酸血症等，此时尚不符合冠心病诊断标准。临床以自拟血脉宁加减治疗，改善血液状态，以四妙勇安汤为主方，加入赤芍、丹皮、降香以活血养血，同时配伍蝉蜕以散邪清透。在斑块易损期存在血管痉挛状态，患者出现因痰、瘀、热邪结胸导致的胸中窒闷、胸痛彻背等症，往往还和患者情绪状态有关。治疗以小柴胡汤合小陷胸汤加减，方中加昆布、夏枯草、海藻、浙贝母等软坚散结之品，同时配伍焦山楂进行调节，发挥调肝软坚为主的疗效。疾病中后期，心体因长期慢性失养及局部瘀、毒微环境的戕害，发生不可逆改变。痰、毒、瘀等危险因素经过治疗转为伏邪，长久存在于体内耗损正气，心中络脉瘀滞不通、气血不行。此时患者症状多见劳力性胸闷气短，治疗以温通心阳为主，处以桂枝参草汤加减。本方由桂枝汤、丹蒌方、清透通络方三方相合，清透通络方包括忍冬藤、鸡血藤、穿山龙，可调节患者免疫炎症水平，减轻微血管损伤；另配伍西洋参，通过补气温通心阳，同时加入瓜蒌、降香以宽胸理气、活血通络。

在"血－脉－心－神"一体观的指导下，我们对三期分证辨治缺血性心脏病的方案进行了一系列临床观察。纳入缺血性心绞痛斑块形成期患者 151 例，斑块易损期患者120 例，斑块稳定期患者 407 例。斑块形成期患者，以软坚散结的四味软坚方为主方；斑块易损期患者，以畅脉稳斑汤为主方，配伍清透通络方、四妙勇安汤进行治疗；斑块稳定期患者，将汤剂改作丸剂，进行了 3~4 年的远期临床疗效观察。在此过程中，我们同时对方剂的安全性进行了评价，分别于第 72 周、96 周对患者的肝功能、肾功能进行检查，证明了治疗方案的安全性，并拟定了汤剂转换成丸剂的标准。为便于提高患者的依从性，我们于夏季将部分汤剂改为丸剂，可选用水丸、蜜丸或散剂，作为中药的粗剂水煎提高水溶度。在治疗过程中，我们加强了对慢病患者的管理，改善其生活质量，提高了患者依从性，同时减轻了医疗负担。

为了明确"血－脉－心－神"一体观治疗方案的起效机制，我们也进行了一系列基础研究。在研究早期，我们选择四妙勇安汤作为干预药物，发现四妙勇安汤可以滋养血管新生，促进血管成熟化，达到稳定斑块的作用。另外，我们对具有益气养血作用的补肾抗衰片进行了研究，发现它具有调节心肌细胞自噬、抗炎、抗心肌纤维化、减轻心肌细胞凋亡等作用，从而保护心肌。

疾病早期，主要针对血管病变进行干预，抑制血管炎症，促进血管新生，保护血管内皮，抑制动脉粥样硬化。疾病发生后转为"既病防变"，关注心肌能量代谢、心室重塑，并控制并发症。综观疾病全程，从早期预防、疾病治疗到后期康复养生，我们均给予了系统干预。除对"有形之质"进行干预之外，我们还考虑到神机失序的病机特点，从隐匿到显病，对"无形之用"进行调神守心、形神合一的干预，最后达成"血－脉－心－神"一体观干预心血管慢病的全时间链防、治、康、养方案。

无论中西医是汇通、结合、整合，还是融合，都是对现代中医、西医诊疗手段的平行使用、有机融合。这可以大大提高临床疗效，惠及人民群众，为健康中国做充分的贡献！

第七节　何首乌——如何权衡药性与毒性

近年来，中药引起肝肾损害的事件时有报道，已成为业界关注的热点。何首乌是补益精血的中药，临床应用广泛，但肝损害事件亦时有发生。首乌藤与何首乌药出同源，也是中医临床常用药，它是否也会导致肝损害？如何权衡中药的药性与毒性是临证用药过程中存在的现实问题。

何首乌亦名赤敛、交藤根等，为蓼科植物何首乌的干燥块根，是中国"四大仙草"之一。何首乌名字的由来在《本草纲目》中就有记载，其云"此药本名交藤，因何首乌服而得名也"。相传北宋开宝年间，一农夫名唤何田儿，服交藤后身体健壮，头发乌黑，即将此药当作传家宝代代相传，其孙名唤首乌，将此药告诉村民，后此事广为流传，人们为纪念这种藤根便将其命名为"何首乌"。《开宝本草》记载何首乌的主治病症，云："主瘰疬，消痈肿，疗头面风疮，治五痔，止心痛，益血气，黑髭鬓，悦颜色，亦治妇人产后及带下诸疾。"此外，根据炮制的不同，有生用和制用的区别，生者味苦甘而性平，制者味涩甘而性微温；功效上，生者善清善消，可解毒、截疟、润肠通便，制者善补，可乌发壮骨、化浊降脂。同时，首乌藤亦可入药，其味甘而性平，能够祛风通络，又因其具有"雌雄相交，夜合昼疏"的特性，常用于治疗失眠，故亦得名夜交藤。

随着临床的广泛应用，何首乌导致的肝损害等不良反应屡有报道，多数情况是由于患者服用过量或药物未经合理炮制。何首乌经炮制后蒽醌类、二苯乙烯苷类等有毒成分含量可明显下降。《中国药典》（2015 版）规定生何首乌用量为 3~6g，制何首乌用量为 6~12g，连续用药超过 20 天时，应注意监测肝功能。另外，《关于加强含何首乌保健食品监管有关规定的通知》中规定了保健食品中何首乌的用量，要求制何首乌不得超过 3.0g/ 日，生何首乌不得超过 1.5g/ 日。除在剂量上规避肝损害外，临床还应关注极少数易感人群用药的不良反应，关注何首乌服用方法及毒性的叠加作用。值得关注的是，在何首乌致肝损伤的病例中，大部分是因为服药超出药典规定剂量，另有半数患者是因为存在长期饮用制何首乌茶饮的习惯。生、制何首乌、首乌藤同用及长期服用会出现肝毒性的叠加作用，临床应予以避免。

首乌藤广泛应用于不寐（睡眠障碍）、风湿病及一些皮肤病的治疗，临床诊疗中是治疗不寐最为常用的中药之一，所致的不良反应临床报道较少。但首乌藤也不是绝对"安全"的，其所含药物成分与何首乌基本相似，也含有蒽醌类化合物，但含量较低，长期服用也可导致肝损害。《中国药典》（2015 版）规定首乌藤用量为 9~15g。

何首乌和首乌藤的毒性作用是明确的，但人体对药物的敏感性存在个体差异，因此，在权衡药物药性与毒性的时候，应当综合考量机体免疫状态、既往病史及家族病史，同时还要对症用药、合理配伍，在药典规定剂量内用药，服用较长时间者还应定期监测肝、肾功能。在合理配伍方面，何首乌勿与铁器、乌头、附子、仙茅、姜桂、猪羊血、萝卜、葱、蒜等合用，与茯苓、甘草配伍可减弱毒性。中医药是中华民族的瑰宝，只有合理利用，才能为人民健康作出更大的贡献。

第八节　药以陈为用有规可循吗

"二陈汤"有燥湿化痰、理气和中之功，是中医治疗痰湿证常用的方剂，源于宋代《太平惠民和剂局方》，由半夏、橘红、白茯苓、甘草组成。其中，半夏和橘红皆取陈者为佳，故取名"二陈"。

金元医家李杲在《珍珠囊补遗药性赋·六陈歌》中提及"枳壳陈皮半夏齐，麻黄野狼毒及茱萸。六般之药宜陈久，入药方知奏效奇"。此"六陈"须存放陈旧以后使用，是临床实践中慢慢摸索出来的经验。"六陈药"均具有很强烈的刺激性，服用时容易引起胃肠道不适或其他副作用。例如，枳壳含有的挥发油燥性较强，麸炒炮制是为了减少挥发油含量，降低燥性。为了避免或减轻药物不良反应，药工们多建议将此六种药搁置一段时间来改变性味、功效，使之更适合临床使用。

"陈化"是中药的一种特殊加工方法，指通过存放一定时间来改变药性。这种方法最早由陶弘景提出，他建议陈皮、半夏宜存放至陈旧后使用。《唐本草》中又补充了狼毒、吴茱萸、枳壳和麻黄四味药，亦宜陈化后使用。

以陈皮为例，《神农本草经》记载"橘柚味辛温。主胸中瘕热逆气，利水谷。久服，去臭下气通神，一名橘皮"。中医认为陈皮具有化痰止咳、行气健胃等作用。现代药理研究表明，陈皮主要含有挥发油、类黄酮物质（橙皮苷、柚皮苷）、肌醇等成分，其所含的挥发油对胃肠道有温和的刺激作用，可促进消化液的分泌，排除肠管内积气，其刺激性又有被动祛痰作用，可使痰液易咯出。橙皮苷具有降低血管脆性、保护毛细血管、降血压、抗炎等作用。越新鲜的陈皮，橙皮苷的含量越高，但随着加工及储存时间的延长，含量会越来越少。《中国药典》（2015 版）以橙皮苷含量作为其质量的重要衡量指标之一，规定橙皮苷含量在陈皮原药材中不得低于 3.5%，在饮片中不得低于 2.5%。由此可见，陈皮储存时间过长，会使挥发油等成分损失，影响质量和疗效。"入药以陈者为佳"也并非越久越好，应佐以现代药理学研究方法，找出最适合药用的存放时间。

鉴于中药种类在不断增加，生存环境和炮制方法也有很大改变，宜陈用的中药同样也在扩大，早已超出了"六陈"。所以，对于古人提出的中药陈用理论，我们既不能轻易否定，亦不能盲目轻信，万万不可拘泥于"古说""谚云"，而应以良好的科学素养为基础，更好地传承与创新中药的应用。具体来讲，我们应该结合中药的现代药理研究，按照《中国药典》的标准，规范储存中药原材料，科学合理炮制中药饮片并加以应用，这是我们现代中医药人的使命。

第九节　梅毒知多少

近日，笔者接诊了一位由其年迈的父亲陪同就诊的男性患者。这位患者 30 余岁，神志恍惚，形体消瘦，步入诊室时，步态不稳，言谈词不达意，言语错乱，其父不时插话助答。查阅其既往病历，笔者注意到患者"梅毒检测阳性"，在诊治过程中，其父亦直言患者的病情，在一旁候诊的其他患者和学生们听到这位父亲对病情的陈述，便开始担心诊室的环境。笔者一边为这位患者诊脉，一边语气和缓而沉稳地安慰众人道："梅毒不会通过脉枕、把脉等途径传播，大家可以放心就诊。"

梅毒是由梅毒螺旋体引起的慢性、系统性的性传播疾病。性接触是其主要的传播途径，占 95% 以上，其他传播途径还包括血液传播、垂直传播及间接感染。梅毒血清学试验可以对梅毒进行诊断，快速血浆反应素环状卡片试验（RPR）和梅毒螺旋体颗粒凝集试验（TPPA）都显示阳性即可确诊。梅毒是一个慢性发病过程，早期发现、早期治疗一般无后遗症，用青霉素族，主要是苄星青霉素，治疗 3 周即可治愈。治疗后每 3 个月定期复查，一般跟踪复查 2~3 年。跟踪过程中，RPR 或甲苯胺红不加热血清学试验（TRUST）出现 2 倍以上的下降，治疗才是有效的，直到 RPR 和 TPPA 转呈阴性，才算彻底治愈。

梅毒晚期的治疗目标是临床症状消失，功能障碍得到恢复，并非要求血清转阴。梅毒晚期出现的结节性梅毒疹、心血管梅毒甚至神经梅毒等问题，大大增加了治疗难度。神经梅毒作为梅毒的一种，可发生在梅毒的任何阶段，通常在梅毒晚期多见。其临床表现复杂多样，可分为无症状神经梅毒、脑膜血管梅毒、脑实质梅毒、脑脊膜神经梅毒、树胶肿性神经梅毒等。神经梅毒对中枢神经系统造成的损害是不可逆的，且在梅毒感染早期就已发生。若感染梅毒的成人患者出现癫痫、卒中、精神错乱或痴呆，应考虑神经梅毒，并进行相应检查，如血清学检查、脑脊液检查及放射检查等明确诊断。本患者就属于梅毒晚期的中枢神经受损，表现为叙述病情不清、词不达意、步态不稳等症状。神经梅毒的治疗要选用青霉素、普鲁卡因青霉素等能够杀灭脑脊液中梅毒螺旋体的药物，对青霉素过敏的患者可用盐酸四环素、头孢曲松等药品。神经梅毒患者应于治疗后第 3 个月做 1 次临床血清及脑脊液检查，此后每 6 个月复查 1 次，直至脑脊液检查恢复正常。待脑脊液检查正常后还应坚持每年复查 1 次，至少观察 3 年。

梅毒的间接感染是存在的。间接感染的途径包括共用浴巾、毛巾、牙刷、剃须刀、餐具等私人物品，尤其是共用贴身物品，存在一定的感染风险。目前尚无接触梅毒患者触摸过的门把手、脉枕等物品而发生感染的证据，但在接触此类患者后，仍应及时洗手、清理脉枕或更换一次性脉枕巾。

第二章

辨与治

第一节　临诊实践中的辨证思路——如何固化中医思维

疾病的认识论是中医在诊疗疾病过程中形成的一大特点。在认识疾病的过程中，中医善于借助周边既有事物取类比象，运用天人合一的整体观、阴阳五行学说等理论阐释疾病发生发展过程，进而形成具体的辨证论治、因人制宜、因时制宜等个体化特色诊疗理念。

脏腑辨证、六经辨证、卫气营血辨证、三焦辨证等常见辨证方法，经过历代医家的临证运用与不断总结，在潜移默化中形成共识，即内科慢性疾病多以脏腑辨证为主，六经辨证、卫气营血辨证、三焦辨证则多运用于外科感染等疾病。辨证方法的不同决定了论治过程的差异性，目前比较流行的是病证结合派。

病证结合是一种"病–证–方药"相结合的诊病思维体系，即在疾病诊断明确的前提下，依据辨证方法将疾病分为若干证型，并处以对应的方药。病证结合思维体系的优点是，由上及下每一诊疗过程都清晰明了，便于中医初学者入门，但正是这种流水线式的诊疗方法，容易固化初学者的中医思维，拘囿了中医治疗疾病的方法及药物，易使初学者形成"见眩晕就诊为原发性高血压病"，而"肝阳上亢型眩晕只能选用天麻钩藤饮来治疗"的僵化思维。虽然病证结合思维体系便于使初学者入门，但长远来看，它会限制中医学者对中医的进一步认识和感悟，丧失中医思维临证应变的灵活性，阻碍中医治疗内科疾病疗效的提高及中医学的创新与进步。

学院派病证结合理念提出之前，还有《伤寒论》的"方证对应"理念，指的是将诊断与治疗融为一体，以方药及其加减运用为中心，并围绕之形成固定的适用证候。这一理念与病证结合理念的关键区别在于，前者所形成的是以方药为中心的发散式思维模式，而非病证结合理念由上及下的定式思维。"方证对应"理念是清代柯韵伯先生倡导的，他提出了以柴胡汤证、桂枝汤证为代表的方证对应固定模式，认为《伤寒论》112方就是112个方证，这一观点把每个方证都视为一个独立存在又彼此关联的证候，强调"有是证用是方，不必拘泥于何经何病"。以小柴胡汤为例，小柴胡汤证以口苦、咽干、目眩、往来寒热、胸胁胀满为主症，其衍生出来的类方有：柴胡龙骨牡蛎汤、大柴胡汤等，充分体现了方证对应和类方的概念，这在经典古籍学习中比较多见，但统编教材中已不再提倡这种治疗理念。方证对应理念在日本被称为"方证相对"或"方证相对主义"，广泛应用于日本汉方医学的临床诊疗之中，但在我国却较少被应用。

除以上两种理念之外，临床验方、效方也应用广泛。这些验方、效方或出自名老中医，或来自中医文献回顾过程中的总结，或来自医院的院内制剂，其中便蕴含着辨证论治、病证结合、方证相对的思想，中医学者在临床运用中可以把这些中医思维固定下来、嵌入脑海中，形成一套固有的理论框架，以提升对中医的认识，从而提高临床诊疗水平。在具体运用方面，我们可以将验方、效方固定下来，形成适用于自身临证使用的一个固定处方，固定的形式可以是院内制剂，也可以是中成药，这样便于在临床治疗过程中采用固定方加减来治疗一些疾病，比如用银翘解毒散、桑菊感冒颗粒等治疗风热袭表的上呼吸道感染，这类方剂的特点显著，只要辨证准确，便可用于治疗，统一使用。

另外，统编中医药教材中多采用诊断明确的病名，或在中医古籍中有所记载的病名，比如《伤寒论》中出现的众多病名，被作为经典的方证对应而保留下来。当然，有一些古代医家也在自己的著作中对一些疾病进行了命名，但由于没有体现出病证结合、方证对应的思想，对疾病的命名缺乏准确性，所以最终未被采用。比如，不同的疾病在辨证中可以表现为相同证候，甚至在治疗时也可以用同一个方剂治疗，但究其本质，它们仍是不同的疾病，这表明不经过病证结合、方证对应等理念产生的疾病命名，其内涵较为广泛，不具有疾病属性的针对性和独特性。

第二节　病证结合理念下的核心病机与专方专药

病证结合理念是当今广大临床医务工作者在诊疗活动中，基于现代医学明确诊断的前提下，应用中医药辨证联合现代医学治疗手段的诊治理念，是一种在临床上被广泛遵循的疾病诊疗模式。病证结合理念的核心是以西医诊断疾病，以中医辨证分型，中药、西药协同干预，把一个诊断明确的疾病辨析为多个中医证型来治疗的模式。这样的模式符合中医的个体化原则，推动了中医学的发展，但同时也存在把中医的证和西医的病相对等的认知弊端。

聚焦某种疾病全程，"病"是其共同性的表现，而"证"是其中阶段性的特殊性的表现；纵览全部疾病，"病"反映单个疾病的特殊性，而"证"反映多种疾病在某一阶段的共同性。病证结合是对疾病个性与共性、对疾病进程纵横把握的认识与应用。中医临床诊疗思路以《黄帝内经》为起点，发展几千年，逐渐形成了辨病论治、辨证论治、对症治疗、专病专方、治未病等重要辨治模式，以下将分述之。

一、中医辨治模式——证是核心，专方验方是临诊萃取的精华

中医辨治模式确立的标志，是《黄帝内经》提出的辨病论治原则。至东汉，《伤寒论》创立六经辨证论治体系。晋唐时期，《诸病源候论》《肘后备急方》等则基于审因论治，记载了许多行之有效的专病专方，其中，以青蒿截疟最著，余有羊甲状腺消瘿、黄连治疗消渴等。这是单方、验方层出不穷的时代。

宋金元时期，以"寒凉派"刘完素、"攻下派"张从正、"易水派"李杲、"滋阴派"朱震亨为代表的金元医家的学术观点与临床实践，构建了中医发展的新布局，辨证论治的核心地位不断得到巩固，而辨病论治逐渐式微。

明清时期，叶桂、吴塘分别创立"卫气营血辨证"与"三焦辨证"，促使温病学独立于伤寒学，进而确立了温病的辨证论治体系。近代西学东渐，在此思潮下，中西医汇通学派由此形成，其"师古而不泥古，参西而不背中"，对基于病证结合的辨证论治体系起到了承前启后的作用。

现代中西结合大背景下，任应秋先生及诸多医学大家尤为重视"辨证论治"，提议将其视为中医临床诊治的基本原则。现代医学科技的发展，推动了病理、生理、解剖等多学科的进步，从而促进了对疾病的多面化认识，并在此基础上形成了"病证结合"模式。

二、专病专药与核心病机相结合

专病专药是在中药药理学和经验方的基础上，在某些疾病机理清晰的前提下相对应开发出的中草药或天然药物，如：黄连小檗碱治疗高血糖、黄芪多糖调节血糖等。此外，还出现了一批专病专方，通过专方包含的特效药物而起作用，形成了"有是病用是方"的治疗模式，这就是专病专方。如：针对肝阳上亢眩晕的天麻钩藤饮、针对痰热哮喘的麻杏石甘汤、针对风热感冒的银翘散、针对肾虚腰痛的独活寄生汤等。专病专方的

特点与中成药的使用有很高的相似性，前者抓住了某一个病的核心病机，在此基础上研发出针对性较强的中成药，但是对个体化的诊疗或特异性的诊疗效果相对较差。

三、核心病机——各家认识及应用

在津沽学派中，吴复苍先生格外重视对核心病机的研究，认为核心病机因其整体性、关联性和可变性，而成为疾病全程中的关键点。先生亦主张辨证论治和辨病论治相结合，而核心病机正是二者结合的关键点。紧抓核心病机，从多角度、多层次选择适宜的主药，为专病专方的确立奠定基础；同时，以中医为体、西医为用，参考现代药理研究，在病证结合下遣方用药。比如，在治疗反流性胃炎时，若呈碱性反流，常配吴茱萸、黄连、半夏；若呈酸性反流，常配浙贝母、海螵蛸、大黄炭；若伴幽门螺杆菌感染，常配黄连、蒲公英；而若要消除胃肠滞留液，则常配小半夏加茯苓汤等。总之，抓住核心病机，以辨证选方为基础，以辨病用药为辅助，对于增强临床疗效分外有益。

著名肾病专家曹式丽教授亦倡导抓住核心病机，以治法统筹药物，临证以辛通畅络法治疗慢性肾脏病，临床疗效确切。在辛通畅络法中，对于辛法通络，又有辛香、辛温和辛润通络之分。其中，辛香通络多使用芳香之品，如麝香、降香、檀香、乳香等；辛温通络多选用辛温之品，如细辛、桂枝、麻黄、薤白等；辛润通络多用润养之品，如旋覆花、当归、泽兰、茜草、赤芍等。在抓住邪痹肾络这一关键病机后，曹教授还提出祛瘀通络、搜风通络、养脏和络等治法。祛瘀通络常用虫类药，如水蛭、土鳖虫、蜈蚣等；搜风通络以全蝎、蜂房、乌梢蛇等为主；养脏和络，则是根据气血阴阳的偏衡进行调补。

四、药对——核心病机、专病专方的主要体现

药对是抓住核心病机、专病专方应用的主要体现，而善用药对是津沽学派的一大特点。中医内科学专家于志强先生治疗肝病善用"柴胡－夏枯草"，治疗乙肝、脂肪肝等善用"鸡骨草－虎杖"，治疗咽部疾病善用"蝉蜕－胖大海"，并创制了海蝉1号、海蝉2号等经验方，其核心药对都是"蝉蜕－胖大海"。另外，于志强先生治疗咽痹，即所谓喉源性咳嗽时，常选用胖大海、蝉蜕、牛蒡子、川贝、地龙、玉蝴蝶、前胡、桔梗，若伴咽痒有黄痰，则酌加黄芩、橘红。国医大师郭子光先生在治疗糖尿病的过程中，发现黄精、玉竹、生地黄、麦冬均有明显的调节血糖作用，在辨证的基础上加入这4味药，临床收效甚佳。这些均是医家抓住疾病的核心病机，并结合临证所得，以专药攻治核心病机的实践运用。

五、专病专方临诊所得

在专病专方运用上，以高血压为例，常选两张处方，其一是补养天癸方（镇肝熄风汤加减），用治肝肾阴虚、肝阳上亢；其二是平眩定魂方（半夏白术天麻汤加减），用治痰湿中阻、蒙蔽清阳。在组方过程中，在辨证的基础上将夏枯草、菊花、黄芩、钩藤这4味具有明确调节血压作用的药物加入处方，往往获得良好的疗效。对于糖尿病伴下肢静脉瘀阻、血糖异常波动、体倦乏力等表现的患者，遣方思路为黄芪桂枝五物汤加减，方药如下：炙黄芪30g、桂枝10g、白芍30g、干姜6g、玄参30g、当归15g、延胡索15g、金银花15g、桑枝30g、鸡血藤30g。而对于糖尿病血糖不稳定，伴有口干眼干者，则以黄连解毒汤加减，方药如下：黄连片10g、牡丹皮20g、玄参30g、金银花15g、当归15g、炙黄芪15g、荷叶6g、桑叶6g、鸡血藤15g、炒栀子15g。

总之，明确何种疾病以辨病论治，谨守核心病机以辨证论治。辨病与辨证二者结合的诊疗思路，对于开拓中医临床思维，增强中医临床疗效具有重要意义，值得中医临床工作者和医学学者进一步挖掘和探讨。

第三节　症–舌–脉在辨证中的权重与取舍——提高辨证的精准度

中医诊疗疾病是通过望、闻、问、切来获得患者的第一手资料，提取证候要素，并合理运用辨证方法判定证候，给予患者最合适的治疗。这一过程中存在着多个变量，即症候群、舌象和脉象，四诊合参的过程中对每个变量赋予多大的权重及特殊情况下如何取舍，是提高辨证精准度的关键。

中医在诊疗活动中尤其重视舌诊和脉诊，《素问》曰"微妙在脉，不可不察"，"能合色脉，可以万全"，这不仅见于中医经典古籍，现代临床上往往也可通过舌诊和脉诊断生死、起沉疴。舌诊与脉诊，不仅能客观反映气血运行情况，而且对于疾病的寒热虚实定性、受累脏腑经络的定位、病邪的深浅、疾病的病势轻重、顺逆吉凶都可以做出初步判断。

在慢性内科疾病尤其是心血管领域，舌诊和脉诊可以较好地反映心系疾病的变化。心开窍于舌，在体为脉，除中医经络上心与舌的实质联系以外，心与五脏六腑、四肢百骸通过气血经络密切联系，舌脉的变化可以反映整体情况，特殊的症状对证的辨别具有明确的指向作用。比如，在心血管病的诊治过程中，气血辨证较为常用，其中，气虚证、血瘀证为常见证型。依据冠心病中医诊断标准，气虚证的舌诊要点为舌质淡胖嫩或有齿痕，脉沉细；血瘀证的舌诊要点为舌质紫黯或有瘀点瘀斑。这些都表明舌诊对于心血管病的辨证有重大意义。不过，心血管病常伴有高血压、高血糖等危险因素，而部分降血压药和降血糖药都有染苔的可能，这也是心血管疾病诊疗过程中舌苔权重存在困惑的一个原因。

在辨证过程中，症、舌、脉相符是常态；症、舌、脉不符导致辨证精准度下降，疗效不彰的情况也时有发生。症、舌、脉不符见于常见病时，往往有回旋、纠错的余地；若见于疑难重症，如不抽丝剥茧，合理取舍，往往会贻误病机，戕害生命。故而，又有"舍舌从症""舍舌从脉""舍症从脉"等诸多说法。下面就症、舌、脉在辨证中的权重与取舍进行简述。

一、无证可辨

这部分患者通常是体检时才发现存在化验指标异常，比如尿常规中出现血尿、蛋白尿，大便常规中出现大便潜血，或生化检查中出现血脂异常、肝功能异常等，但没有表现出明显的临床症状，属于亚健康人群。我们常将其归类为无证可辨之人，但这类人在舌脉上可能存在异常，因而或许可从舌脉上窥知一二。对这类患者在症候群、舌象、脉象三者权重的判别上，需要医者精细认真，追求准确，进而给予合理的康养指导及关怀。

二、舍脉从症

诊脉虽有三部九候之说，但现在临床上常选寸、关、尺部候脉。缺血性心脏病患者在冠脉造影检查过程中，往往出现一侧或两侧的桡动脉受损，指下几乎无脉可触及，很难循得寸、关、尺脉的变化。面对这类情况，我们要认真审视患者的症候群和舌象的变化，加大这些因素相应的权重。比如，判断缺血性心脏病是属于变异型还是劳力型，属于稳定型还是不稳定型，我们通过详细询问可以得到患者尽可能全面的病情，此时，脉象只能做一个参考，而患者的症候群和舌象，才是我们在辨证分型时的关键权重点。

三、舍舌从脉

临床常可遇到有些患者因饮食或服药后出现染苔、假苔，还有一些患者恰好相反，他们有每天刮舌苔的习惯，这些情况下舌象均缺乏临床诊断价值。例如，患者进食杨梅或饮用咖啡后会出现舌苔发黑，高血压患者服用利尿剂或 ACEI 类药物期间，舌质会偏干变红，这些情况均要结合实际，注意鉴别。此外，在一些特殊情况下，我们也无法获得患者的舌象信息。例如，在新型冠状病毒肺炎疫情肆虐阶段，鉴于舌诊在一定程度上会增加传播风险，在防护措施不完备的情况下，舌诊缺失的情况难以避免。

为了减小舌诊缺失对辨证造成的影响，我们会在辨证过程中赋予症候群和脉象更大的权重，主要包括两个方面。一方面，提高问诊的可靠性。问诊不仅为诊病提供思路，也是辨证的主要内容。除患者主症的具体情况外，中医"十问歌"能较全面地涵盖问诊的主要内容，有助于我们辨别寒热、虚实等。全面的问诊帮助我们对患者进行全方位的了解，减少因信息不全导致的辨证错误。另一方面，加强望诊。望诊不仅仅是望舌，还有望神、望色等。神有得神、少神、失神、假神之分，有虚实之别，能反映疾病预后；色有常色、病色之分，可据此辨虚实、辨气血。望诊在操作上具有一定难度，尤其是当前人们对化妆品的普遍使用，会影响医生观察患者的真实面色，这就需要医生结合患者神态综合判断。

四、舍症从舌脉

儿童或一些高龄失智的老人，他们的语言表达能力或思维能力存在欠缺，描述症状时可能会出现传达的信息不准确，症候群虚构。这时，要加重舌诊、脉诊的权重，从而提高诊断的准确度。

舌象、脉象主要由医生判断，而问诊则主要根据患者描述判定。然而患者的描述常具有较强的主观性，尤其在当前网络、媒体空前发达的社会环境中，各类中医药保健养生科普内容被广泛传播下，部分患者对自身的体质、症状有一定主观认知，从而在描述时产生偏差，干扰医生的诊断，此时舌、脉等由医生辨别的客观体征在辨证中就体现了其重要性。

舌脉结合症状在临床诊疗过程中是十分必要的，为千百年来中医诊疗立身之根本，如何进行取舍和运用需要医者长年的积累和灵活的判断。临诊舌、脉、症亦有假象，在危重症时多见，精准辨识表观假象对辨证用药尤其重要。曾读一医案，患者症见胃脘隐隐作痛，喜温喜按，苔微黄，脉沉细，从舌脉辨证当属脾胃虚寒，治以理中汤加减，但疗效不著；复诊，患者症见胃脘痛伴返酸明显，口干口苦，恶心，痰多，结合舌苔虽黄但舌质润，此苔乃为假热之苔，实属中焦虚寒，格虚热于上的假苔，应当舍苔，从症状、脉象辨证治疗，予左金丸合温胆汤加减治疗而收效。综上所述，通过整合舌脉和症状信息，正确辨证，是选择治疗之法、遣方用药的重要依据，具有重要的临床价值。

第四节　心系疾病常见的几种罕见脉象解析——"七怪脉"

在中医诊断学中，脉象的诊断极为重要，是望、闻、问、切四诊中"切诊"的一个主要部分。在平脉辨证的理念下，常见脉象有 28 种，即浮、沉、迟、数、滑、涩、虚、实、长、短、洪、微、紧、缓、弦、芤、革、牢、濡、弱、散、细、伏、动、促、结、代、大，这也是统编教材《中医诊断学》中涉及的 28 种脉象。在一些中医古籍中，还有所谓能"断生死"的脉象，这些脉象多被描述为"败脉""绝脉""死脉""怪脉"，这类脉象多具有"三无"特征，即无神、无胃、无根，此为病邪深重、胃气已败、元气衰竭之征，大多见于疾病的危重症时，故有能断生死一说。

据文献记载，常见的能断生死脉象有"七怪脉"或者"十怪脉"。七怪脉即雀啄脉、屋漏脉、弹石脉、解索脉、鱼翔脉、虾游脉、釜沸脉；十怪脉则是在七怪脉的基础上，增加了偃刀脉、转豆脉、麻促脉，共计 10 种。以现代医学知识认识这类脉象，大多属于器质性心脏病引起的改变，多表现为心电传导系统的病变，即心律失常。如快速性心房颤动、房室传导阻滞、阵发性室上性心动过速或者心室颤动等。进一步分析，雀啄脉与室上性心动过速有共同点，屋漏脉与房室传导阻滞类似，解索脉与快速性心房颤动相近；那么有些脉象也与心源性休克、心力衰竭时心搏量减少、脉搏鼓动无力有关。

临诊遇到的"怪脉"，类似于现代医学快速性房颤、阵发性室上性心动过速等心律失常疾患，属于现代医学所划的慢病范畴，尽管存在一定的危险性，但并非古医籍描述的"死症"。见到这些脉象，提醒我们在治疗过程中要精心治疗；而其他的一些脉象，比如釜沸脉、鱼翔脉、弹石脉、虾游脉等可能出现在心血管病疾病的危重期和一些危重病的晚期，由于心脏泵血功能衰竭导致脉搏无力，心搏量减少导致脉弱游丝，心脏节律不齐导致虾游脉、鱼翔脉，当认真对待。

在治疗过程中，我们当应用中西医两种手段，通过心电分析以明确性质，在明确诊断的前提下，精准把握治疗方案与治疗时机，不可仅一味应用中医药回阳救逆，温通心阳。当充分利用现代医学手段，恰当运用心脏起搏器、射频消融等电生理治疗技术，提高治疗水平，挽救生命。

附：常见的"七怪脉"

1. 屋漏脉：脉在筋肉间，如残霤之下，良久一滴，溅起无力，状如水滴溅地貌。胃气荣卫俱绝。与病窦综合征、房室传导阻滞等吻合。

2. 解索脉：乍疏乍密，散乱无序，如解乱绳之状。脉律不整，脉率（至数）时快时慢，脉力强弱不等，与快速房颤相合。

3. 雀啄脉：连连急数，三五不调，止而复作，如雀啄食之状。主脾气已绝。与阵发性室上性心动过速相合。

4. 釜沸脉：脉象浮数之极，有出无入，如锅中水沸，绝无根脚。

5. 虾游脉：脉在皮肤，如虾游水，时而一跃而逝，须臾复来，其急促躁动如前。为孤阳无依，躁动不安之候。

6. 鱼翔脉：脉在皮肤，似有似无，如鱼在水中游。主三阴寒极，阳亡于外。

7. 弹石脉：脉象沉实，有如用指弹石的感觉。

第五节　浅探《孙子兵法》与中医立法之道

《孙子兵法》（后文简称为《兵法》）是我国著名的军事文化杰作之一，其中蕴含的军事谋略哲学思维与中医哲学思维多处融会贯通，尤与治则治法理论相谋合。中医临证遣方用药以治则治法为基本准则，《褚氏遗书》言"用药如用兵，用医如用将"，施今墨先生更是提出"临证如临阵"的理念。《兵法》全篇共十三个章节，大量论述了战事谋略思想，认为"兵者，诡道也"，作战应以"慎战""贵速""任势""知变"等为原则，对敌军采用围、守、分、避等战术。用药之法亦如兵法，病机病性不一，立法有别，亦有扶正补虚、治标治本、正治反治等不同法则。数则即出各异，以兵法之鉴细寻中医，觉乎立法之"常、要、变"为重，是故用药力专效宏之系。

一、以"五事"为常

《孙子兵法·始计篇》论战之胜负取决于"五事"，即道、天、地、将、法五者，君合民义道同，顺天时，占地利，将领多谋，法令有制，是谓取胜之道。《灵枢·逆顺肥瘦》亦言"圣人之为道者，上合于天，下合于地，中合于人事"，强调遵循事物客观规律，行合于自然与人事，动立于法则之内。

疾病取效亦关乎"五事"。其一，医患道同需齐心协力。扁鹊曾言"病有六不治"，更是告诫患者应明事理，信任、配合医生，不可轻身重财，应顺从四时变化，遵从医嘱。其二，天人相应，因时制宜。四季更替，阴阳消长变化，养生防病治病宜"春夏养阳，秋冬养阴"；人体气血盛衰与月相盈亏相关，循《素问·八正神明论》"月生无泻，月满无补，月郭空无治"之理。其三，四方五位，因地制宜。西北严寒，皮肤腠理多闭合，辛温发散药宜重；东南炎热，皮肤多弛缓，腠理松弛，辛温发散药宜轻。其四，大医精诚，用医如将。将以智、信、仁、勇、严为良，医有上、中、下工之别。择医如将，以上工为良，可治未病；中工为次，能医欲病；下工为末，疗已病。其五，证候繁多，立法有道。临床证候错综复杂，邪实者，汗、吐、下、清以祛邪；正虚者，滋阴、温阳、补益以扶正；亦有大实羸状者，反治以纠其偏，治则治法虽异，仍以平为期。

二、以"治未病"为要

《孙子兵法·军形篇》曾提及"昔之善战者，先为不可胜"，创造自己不能被战胜的条件，敌人便无可乘之机。亦有"无恃其不来，恃吾有以待也"之理，强调不可抱有敌人不攻击侵袭的侥幸，要严阵以待，做好坚不可摧的自身防御，这与中医"治未病"思想不谋而合，即"未病先防，既病防变，瘥后防复"，诠释了"防病"的重要意义。

医家倡导未病先防，以顾护人体正气为要，防患于未然，邪气侵犯是致病的条件，而正气内虚亦为疾病的发生理下祸端，即"邪之所凑，其气必虚"。因此，摄生宜顺应四时，起居有常，精神内守，饮食有节，从而顾护正气，以御外敌。既病则应防变，提倡及时治疗，防止疾病传变恶化。正如《金匮要略》云"夫治未病者，见肝之病，知肝传脾，当先实脾"，临症治疗肝疾亦勿忘顾脾，于补肝疏肝之中蕴健脾运脾之意，以防肝木克脾土。此外，瘥后要注意防变，积极进行康复锻炼，提高机体免疫，使余邪清透，正气复原。《素问·热论》中曾言"食肉则复，多食则遗"，提示疾病初愈，尚处于恢复期，脏腑气血未充，脾胃功能尚弱，饮食不当易导致旧病复发。因此，疾病初愈时应注意调护，避风寒，调情志，节饮食，以防复发。

三、以"奇正虚实"为变

《兵法》云"凡战者，以正合，以奇胜"，即以兵之常者交争敌前，兵之殊者出奇制胜。《素问·至真要大论》中"逆者正治，从者反治"与兵法"奇正"思想相谋合。在疾病治疗中，当临床表现和疾病本质相一致时所采取的逆其症候之疗法为"正治"，如补虚泻实、阳病治阴、阴病治阳等；而当病证的表象与疾病本质不符时，采取"反治"之法，即治以顺应疾病外现之假象，如热因热用、塞因塞用等。

《伤寒论》中阳明腑实证的"大便不通，口渴心烦，蒸蒸发热，或腹中胀满，或为谵语，舌苔正黄，脉滑数"等症，因热结于内，阳气不得外达，以致身寒肢冷，脉象沉迟等假象，即"大实有羸状"；亦可见由于正气的不足，邪气亢盛太过而导致的真虚假实证候，即"至虚有盛候"，故不察其变，妄投轻剂，乃犯虚虚实实之误，病不减反甚。因此，临床治疗中外在表象与疾病本质不相一致时多采取奇兵制胜之反治法。

从兵法窥探中医立法之道，以"常、要、变"三个角度论述《孙子兵法》与中医立法的关联性，揣摩立法取效制胜之道，突出"治未病"理念及治疗"奇正虚实"之术，以期更好地指导临床实践。

第六节　浅谈《孙子兵法》与中医用药之道

在《兵法》中，孙武的"设谋""选将""奇正""虚实""动敌""任势"等观点，与以朴素的唯物辩证法为哲学基础的中医药学有异曲同工之妙，更与现代科学发展中的控制论、信息论、系统论等有相似之处。故不揣愚陋，试对《兵法》与中医用药之道进行进一步浅探。

一、择药如选将，贵在慎之

《兵法》云："不战而屈人之兵，善之善者也。"作为战争的原则，与敌军作战不损害我方是上策，损害我方是下策。结合医疗，选方用药不损害机体是上策，产生多种副作用是下策，故临证选药，必须审慎，既要应用中药的一些特殊作用，又要把中药的四气五味、归经功用与中药的药理研究相结合，舍弊取利，发挥中药的优势。因此，临证选药，必须针对病本，不仅要达病所，而且要足以与病邪相匹敌。就副作用而言，必须审慎，若不慎有失，小则耗精，大则伤命，即便如甘草、人参，若误用亦可致害。所以选药如选将，适之则留，不适则弃。

二、施药犹遣兵，要在明法

临证择药犹如选将，将不在勇而在谋；制胜之道，不在力宏；施药之理，要在明法，法明则理顺，理顺则取胜。撷其原则如下。

（一）正奇相合，奇兵取胜

《兵法》云："凡战者，以正合，以奇胜。故善出奇者，无穷如天地，不竭如江河……战势不过奇正，奇正之变，不可胜穷也。奇正相生，如循环之无端，孰能穷之哉。"孙武很重视奇正，尤其重视对"奇"的应用，且进而阐明——出奇之道，贵在"攻其无备，出其不意"。结合医疗，如心经热盛，除以清心经之热为正外，再从脏腑互配理论出发，出奇"兵"分敌于小肠，如此不仅有出奇制胜之功，且有分敌专我，各个击破之妙。钱乙的导赤散正是此法淋漓尽致之体现。

外感六淫之邪，内伤七情之害，均是凑至"其气必虚"之所而为病。演至兵理，临证除设"正兵"以穷追不舍、围杀堵截外，所出"奇兵"必须以逸待劳、以治待乱、以饱待饥，使之致邪而不至于邪。故《金匮要略》有邪入络、经、腑、脏的不同表现，示人先出"奇兵"制之。

有"见肝之病，知肝传脾"，而发"兵"于仓廪，以盈中州的见微知著之举。不同之病，所出"奇兵"不同，同是"十证"，随机体老幼年龄之异，天候地气有别，嗜好职业有殊，所施之奇亦是不同，故有"证同未必治亦同"之异议。如肾功能衰退的患者用药，解毒利尿是为正，但有用之效佳者，有施之罔效者，可以升清降浊之奇，暗合提壶揭盖之妙，奇兵于肺，冀复肺主治节之功，以澄水之源头，则下输膀胱之流必清澈无疑。至于长期蛋白尿不愈者，虽依法升清降浊之奇，但所遣之药自当有别。前者常用蝉蜕、紫苏叶、野菊花等一派开宣肺气、轻清上浮之品，后者常用五味子、山萸肉、诃子等涩敛之味，异径求同而效摄清以降浊。其他如肝炎以百合固金汤从肺治愈，膀胱咳从肝治验等，都是出奇制胜的具体应用。

（二）歼敌灭资，打援防传

《兵法》云"知彼知己，百战不殆"，又云"上兵伐谋，其次伐交"，说明临阵不仅要"知己"，而且要对敌之兵力部署、外交往来、所趋之向都了然于胸中，并作出相应对策。在医疗上，主要体现为"打援"和"阻其所传"两个方面。五脏之病，病五脏，如肝木独旺，所寄之相火必蠢蠢欲动，俟机而乘脾侮肺，肾脏所宿之火亦随之而焚，故此时用药，须肝肾同养、虚实并治，方能歼敌覆灭，而不复燃再生，肺脾兼顾，可断敌之退路，达到合歼无遗。总之，断敌之传，要在先至；歼敌灭援，贵在合歼。近代姜春华先生参自己临证之悟，暗合《兵法》遣兵之理，破卫气营血相传的尾随用药法，提出了行之有效的"截断扭转"论，使温病在用药上取得了重大突破，也体现了《兵法》在中医学中的指导作用。

（三）杂于厉害，见利思害

《兵法》云："是故智者之虑，必杂于利害，杂于利而务可信也，杂于害而患可解也。"孙武告诫将帅，必须做到兼顾利害全面地看问题。医学上，邪气致病，所犯部位高低不同，深浅有别，从而导致各脏腑的阴阳气血变化有异，故用药自然不同。而所施之药，专于此经则轻彼经，但求此效则轻彼效，既可为利亦可为害，因而临证必须详审病情，谨慎用药，见利思害，趋利避害。如仲景在《伤寒论》中，虽用五苓散利水之"利"，亦有饮"白饮"以防其伤津耗液之"害"；有十枣汤攻逐悬饮之"利"，亦有"糜粥自养"以防其戕害脾胃之"害"；有大青龙峻猛发挥寒邪之"利"，亦有为防其害的"温粉扑之"，从而见微知著、见利思害，用其功而避其害。这种杂于利害的用药思想体现在组方上更是如此。如桂枝汤中，桂枝、芍药，一散一敛，一酸一甘，互制利害，辅以甘草，既有桂草辛甘化阳，又有芍草酸甘化阴；有生姜之温，助桂枝发挥邪气，又有大枣之甘合芍药以益养营阴，相辅相成，相制相约，用其功而防其害，更嘱以"啜热稀粥一升余"，既助药力以作汗，又补中焦以培汗源，利害兼顾，真可谓用心良苦！由此亦见仲景施药审慎之一斑。

三、处药似布阵，妙在配伍

将有文武，兵有勇赢，而取胜之妙又在兵阵。医学上，《黄帝内经》就有君臣佐使之训，张景岳有"古方八阵""新方八阵"之辞，结合选药参伍，既要兼顾整体配方，又要展众药之长，更要除各药之弊，故下面就处方用药做一概要论述。

（一）调将遣兵与处方用药

孙武认为，在敌强我弱，敌众我寡的情况下，用兵取胜之道，贵在专我分敌，各个击破。在处置方药上，这种思想主要体现为分流疗法。如《伤寒论》中发汗以止利、发汗以止呕。再如笔者随师临诊以通便法治疗肺实证，以祛瘀法治疗多囊肾等，均是《兵法》中使敌（病邪）"备前则后寡，备后则前寡，备左则右寡，备右则左寡，无所不备，则无所不寡"的体现。说明处置方药，既要主兼证同治，又要区别待之。君臣药的配伍不能捉襟见肘，更不可南辕北辙，必须法《兵法》"上下同欲者胜"之理，以求之于临床。

（二）陈兵部伍与制方著微

《兵法》云："越人之兵虽多，亦奚益于胜败哉？故曰：胜可为，敌虽众，可使无斗。"孙武在此论述了取胜与兵力多少的关系不是绝对的。结合用药，遣量犹遣兵，病轻而量重者，则耗药害已，病重而量轻者，则力微不敌，故宜对证施药遣量。溯源至

《五十二病方》，在 280 余首医方中，每方不过几味药，遣量亦是常剂；仲景《伤寒论》中制方用药少则一味，多则十余味，多是力专效宏，短小精悍；李杲的补中益气汤全方不过二钱九分。故张介宾曾告诫施药者："既得其要，但用一味二味，便可拔之，即或深固，五六味、七八味，亦已多矣。"但后世业医经药者，凡遇一证，茫无定见，处方下量，用广络原野之术，动辄几近廿余，含量达至今许，脾胃自健者犹可，若脾胃自弱者，则不仅不治，反而伤中。病者服后，即使偶效，亦不知补药之功，还是攻药之力？或往往是此症微减，而药源性彼症随即旋踵蜂起。故《兵法》云"识众寡之用者胜"，为医者在处方遣量之际，不可不思！

∽⊚ 第三章 ⊚∽

法与药

第一节　中药：治未病要早用，治慢病要久用
——试答国医大师阮士怡教授之问

国医大师阮士怡教授是著名中西医结合医学专家，也是著名中医养生专家。阮教授在世时曾多次对笔者谈起："养生就是治未病，要对一些刚出现苗头的疾病做好预防，那么中药就要早用"，"进入康复期的慢病，中药治疗不能突然停止，要坚持用一段时间"。这就是阮士怡教授著名的"早用"和"久用"论。

所谓"早用"，就是在疾病前期，或者说疾病的无证可辨即无症状期，尽早使用中药来扶助正气，起到未病先防的作用；"久用"大多是指在疾病的康复阶段，医患密切配合，提高患者的依从性，使患者服用足够时长的中药以巩固疗效，可以使患者在社会－生物－心理医学模式下达到全身心康愈，也可坚定医者的自信心。

"早用"和"久用"是两个问题，一个是提前干预，另一个是坚持用药，也就是时间点和时间段的问题：提前干预的时间点在什么时候与坚持用药要持续多久。我们曾组织了医学专业的硕士、博士进行了文献复习、动物实验和临床试验研究，但始终没有得到一个明确的、满意的答案。

基于以上工作，在"早用"方面，大家有了一定的共识。从个人层面来看，首先，基于体检、中医治未病等大数据，我们发现了大量尚无症状的患者，并对这些患者进行提前干预，做到未病先防，这就是"早用"中药的一个最好理由；其次，"早"指在疾病初期，病邪停留在表，及早用药，防止疾病入里或传变；此外，一些亚健康患者在尚未出现生物医学模式下的疾病态时，也可以使用中医药进行早期干预。亚健康患者往往表现出社会适应能力、心理应激支撑能力等异常，导致生活质量下降，出现诸如失眠、

焦虑、烦躁、生活适应能力低下等表现，中药早期干预可以起到很好的纠偏作用。从集体层面来看，早用药有利于防治传染性疾病，用中药早期干预也可以起到阻断病情发展、传播的作用。对于某一体质的群体，可以使用小剂量的代茶饮进行保健，如肝郁体质——疏肝，脾虚体质——健脾等，但需要确定安全剂量，防止过度用药，这是否有实施的土壤仍需商榷。在整理阮教授手稿集的过程中，我们发现他曾有这样的想法：在胎儿时期，从孕妇入手为其补脾益肾，从而提高出生后婴儿的体质，以达到强身健体、益寿延年的目的，长远来看，这种早期干预也可大幅提高国民身体素质。然而，这只是猜想，还未得到可行性验证。

"久用"，往往涉及医疗经济学、医生对该疾病的认识和患者依从性等问题。"久用"就意味着医疗费用的增高，由于医生的知识结构差异，疾病到了康复阶段还需服用多久中药也存在不同的看法。此外，还涉及患者依从性不同的问题，年轻与年老患者知识层次不一、患者所患疾病的类型不一，所以患者的依从性也不一样。患者依从性的高低取决于我们如何去引导患者，从而提高患者的康养理念，这是影响患者依从性的主要原因。

随着社会经济的发展和人民群众对健康需求的提高，医学经济学的内涵正在发生质的改变，民众不仅要"不得病"，而且要活得有质量；治疗中我们不仅要把疾病的势头控制住，而且要让疾病彻底治愈，恢复到不只是生物医学模式下的机体健康，更要恢复到社会－生物－心理医学模式下的全身心健康。这是在疾病康复阶段"久用"中药治疗的理论基础。

在"十一五"期间，我们致力于中医药治疗病毒性心肌炎的工作，对纳入研究的103例患者进行了长期的跟踪研究。研究期间，服药时间长达8年的患者，基本上没有遗留或复发心悸、气短等症状，而仅服药3~6个月的部分患者，在中断药物治疗以后，大多出现了心电传导阻滞、心脏扩大等病理改变及心悸、汗出、反复感冒等不适症状。这是我们对"久用"中药理论的初步实践。

笔者曾拜读广东名医何言森先生之著作。何先生倡导治疗慢性疾病必须行"王道"，勿求近功，他曾在著作中引用清代费伯雄《医醇賸义》之"天下无神奇之法，只有平淡之法，平淡之极，乃为神奇"，并解释道，所谓平淡，就是《黄帝内经》中所言"谨察阴阳之所在而调之，以平为期"。何言森先生在治疗各种慢性疾病时，从不用峻烈有毒之品，他认为以毒攻毒，常有邪毒未消，而机体已经中毒。国医大师阮士怡教授在治疗慢病时，所用药物亦多为药性平和之品，药味少，用量轻巧，强调治病必求其本，多从脏腑辨证入手，强调先天后天的统一，注重阴阳平和、气血和顺，以健脾胃、补肾气之法治疗疾病。阮教授很少用峻烈、毒性大的药物，这类药物往往尚未使机体气血调和，便已伤及正气，比如导致肝肾功能的异常、脾胃不适等。作用峻烈的药物，可以在救治一些急、重症的过程中适量使用；毒性大的药物，在必须用的时候也要合理监测、细心观察、谨慎使用，从最小量逐步增加到治疗量。此外，阮教授在选药用药时，还重视对中药药理的研究和中药化学的应用。

第二节　中药处方用量

临床在应用经典名方小柴胡汤、柴苓汤、柴胡龙骨牡蛎汤、镇肝熄风汤与自拟方静心宁、清心宁、糖心脉宁等方药时，疗效时有差异，这体现在同一方证不同患者、同患同病不同时期等方面，方药临床疗效的不确定性，给临床诊疗带来了困惑，也妨碍中医药标准化的建立与评价。

从医三十余载，笔者以为能把临床上常用的处方固定下来是一段心路历程的终点，但是由于患者性别、体重、基础病、体质等差异，在治疗过程中，笔者越发感受到剂量在处方中所发挥的关键作用。常言道"中医不传之秘在于量"，这一点务必重视，从经典名方到自拟方药，不变的是辨证论治的思维，变的是药味与剂量，同一方证不同患者，同一患者同一方药，剂量的变化时有奇效，令人欣喜。

处方的剂量怎么调整？要从多方面来考虑，首先取决于治疗的目的。《金匮玉函经》云"凡仲景方，多一味，减一药，与分两之更轻重，则异其名，异其治"，同一方药，其药味相同但药量各异，主治病症则不相同。《伤寒论》与《金匮要略》中小承气汤与厚朴三物汤，堪称剂量变化的典范。两方均由大黄、枳实、厚朴三味药组成，小承气汤以大黄为君，功在"通腑泄热"；厚朴三物汤以厚朴为君，功在"行气除满"。从现代药理研究来说，小承气汤内蒽醌类药物总含量高于厚朴三物汤，这是小承气汤"通腑"之功更优的原因。作为 21 世纪的新中医，我们不仅仅要懂得四气五味，更要明白药理药化，处方遣药之时，以传统中医思维为本，现代医学知识为辅，发挥某一味药物的新作用或者某些药的特定疗效时，要勇于尝试打破固有剂量，敢于打破常规才可能达到目的，但是在"打破常规"时，一定要牢记这种中药饮片的药理、药化，熟悉其毒性，这种毒性往往指的是现代药理的毒性，而不是我们讲的中药药性里面的有毒、无毒、大毒等概念。

　　打破常规剂量不是盲目的，药味之间的配伍很重要。处方是讲究配伍的，比如交泰丸，黄连与肉桂的配伍常用 10:1 的比例，但也要根据心肾不交的病证特点，抓住心、肾孰强孰弱来调整黄连与肉桂的剂量比例，心火亢盛则黄连量大，肉桂量小；肾阳不足则肉桂量大，黄连量小。《伤寒论》中所载桂枝汤，其化裁方有桂枝加桂汤、桂枝加芍药汤等，药量更改而所治各异，是辨证配伍的精髓所在。配伍存在量效、比例关系，但等比不一定等效。

　　明白量效关系，认识到中药"多靶点、弱效应"的特点是我们每一个中医人应该重视与思考的问题。中医治病的核心带有一定的哲学色彩，"扶正祛邪""调和阴阳"，是以药之偏纠人之偏。愈病的特点在于，患者症状改善明显但理化指标变化甚少甚至没有变化。比如临床治疗高血压病时，大剂量木贼、野菊花、天麻等药物的使用虽然在一定程度上改善了患者头晕等症状，但是对血压的控制效果是比较有限的；在治疗 2 型糖尿病患者血糖异常波动时，配合使用中医中药，稳定血糖的疗效是肯定的，但是在直接降血糖方面，哪怕使用大剂量的黄芪或黄连等，效果仍一般。

　　在慢性非传染性疾病的诊疗中，应遵循守正创新、合理借鉴的基本原则，辨证用药、辅以专病专药，不一味追求单方、验方、偏方等；也不可夸夸其谈，妄称纯中医和正宗中医来博取关注。在阅读部分治疗慢病的病案时，诸如高血压病血压不稳、2 型糖尿病血糖异常波动、糖尿病肾病或高血压肾病等所致的蛋白尿等问题时，我们常常能看到一些华丽的辞藻，效如桴鼓，一剂有效、二剂病瘥等，这些描述对于中医的疗效评价存在着一定的危害性，夸大了个案的效果，而忽视了整体中医药对这类疾病的作用。一些个案、验案的夸张性报道与诊断的正确与否也存在一定的关系，比如高血压病和一过性血压异常波动、糖尿病和一过性血糖异常波动的诊断正确与否，严重影响了对中医疗效评价的准确性。

　　在改善糖尿病肾病、高血压肾病及慢性肾炎后期肾功能不全导致的蛋白尿等方面，仁者见仁，智者见智。有些偏方验方，大量使用水蛭、地龙、僵蚕、全蝎等虫类药，或大剂量黄芪及一些炭类药等，在学习、验证、求索过程中，笔者认为这些对蛋白尿的理化指标改善效果一般，但是对患者症状改善疗效确切。这种疗效的取得在于精确地辨证、准确地用药、合理地确定剂量而改善患者的"病－症"状态，在中西医联合干预的基础上，稳定患者的病情，提高生活质量。

第三节　中药冲服考量

医生给患者开中药处方，有时会叮嘱患者某些中药须冲服。冲服法是中药入汤剂的方法之一，不需煎煮，只需将药物粉末同药液或热开水溶化成混合状后送服即可。在临床应用的过程中，何种类型、功效的中药适合冲服，值得临床医生思考。

中药冲服与否，应从多方面考量。首先，一些中药的主要有效成分难溶于水。以琥珀为例，琥珀是松柏科、云实科等植物的树脂化石，是由树脂滴落，埋藏于地下，经久凝结成树脂化石样物质，其主要成分为树脂挥发油，水溶性极低，不入煎服，采用冲服法能使其药效在体内充分发挥。临床中，治疗脑损伤后遗症、癫症等精神神经疾病，琥珀粉冲服用量为 3g；治疗产后癃闭时，琥珀粉冲服用量约为 1.5~4g；治疗妇科急性痛症，琥珀粉冲服用量多为 5g；治疗失眠，琥珀粉冲服用量可达 6g。

其次，一些中药在高温下可能会析出有毒成分。以朱砂为例，朱砂一般指辰砂，是硫化汞的天然矿石，用水煎煮朱砂时，高温可导致朱砂被氧化而析出有毒的汞离子，汞离子进一步被氧化可生成毒性更强的氧化汞。在动物实验中，小鼠一次性灌胃对朱砂的最大耐受量达到 24g/kg，相当于人日用剂量的 3000 倍。以 0.1g/kg/d（相当于药典中规定剂量的 2 倍）灌胃给药 1 个月时，大鼠器官组织未见明显异常，而给药至 2 个月以上时，大鼠可发生明显肝肾毒性损害。目前尚未见到引起人体肝肾损害的最大剂量报道，但每天服用朱砂 0.5g 以上，用药时间超过 14 天发生肝肾损害的概率升高，所以在临床使用朱砂时应密切监测肝肾功能，避免长期服用造成肝肾损害。

再次，一些中药冲服可保留其有效成分，提高疗效。以三七为例，三七的化学成分主要有皂苷、黄酮、挥发油等多种有效成分，以散剂冲服可以充分利用有效成分，在避免中药浪费的同时提高临床疗效。在临证中，治疗胃溃疡、肝硬化等引起的上消化道出血时，三七粉冲服用量为 6~10g；治疗远端型溃疡性结肠炎、十二指肠球部溃疡、肾综合征出血热、崩漏等下部出血时，三七粉冲服用量为 3~5g；在治疗脑栓塞、冠心病、下肢动脉硬化性闭塞症等因血管闭塞引起的病症时，三七粉以 3g 以下小剂量长期冲服。

另外，一些中药有效成分不稳定，煎煮会导致有效成分失活，多见于动物类药材。以蕲蛇为例，蕲蛇为蝰科动物尖吻蝮蛇的干燥体，其有效成分包括蛋白质、核苷类、氨基酸等。临床治疗类风湿关节炎，可取蕲蛇粉 10g 每日冲服。古代医家多以蕲蛇用作散剂，而现代一些医家提倡将其煎煮后服用，而在煎煮过程中蕲蛇的有效成分蛋白质、具有活性的核苷类成分会发生变性，导致治疗有可能难以达到特定疗效。

　　总之，中药药物成分相当复杂，在用法上应有所区分。为了确保药物的有效成分或为了达到药物的某种特殊疗效时，不宜惯用煎煮，冲服、后下、另泡兑服等法可以减少挥发性成分的损失和有效成分的分解破坏，提高中药处方的临床疗效。

第四节　药引子——中医组方的不传之秘

　　问：老师好。您在开药的时候，往往嘱咐患者以中药汤剂，送服补肾抗衰片、心舒宁片、脑心通、牛黄清心丸等中成药，其中蕴含什么道理吗？

　　答：以中药汤剂送服某些中成药的片剂、丸剂或者散剂，有两层含义：一是舒缓患者喝中药时的情绪，激荡患者的真气，提升患者机体对药物的应答能力；另一层便是我们俗称的"药引子"。

　　药引子，又叫"引经药"，一是指药物引经报使，二是指中药煎煮时的添加物乃至特殊的煎煮方法。药引子可谓是中医组方的不传之密，它与化学中的"催化剂"作用类似，但不局限于催化作用，还具有增效、解毒、矫味、护胃等其他辅助功能，在方剂中起着重要作用。应用中药治病时，适当配伍药引子，常常可以收到事半功倍的效果。药引子如同导游，引导诸药药力到达病变部位或指定的经脉，这与现代医学提倡的靶向治疗理念不谋而合。在处方中，是否加入药引子，应由医生结合病情决定。下面从两个方面分析药引子。

一、引经报使药

　　君臣佐使是中医组方的基本原则，最早见于《素问·至真要大论》："主病之谓君，佐君之谓臣，应臣之谓使。""君一臣二，制之小也。君二臣三佐五，制之中也。君一臣三佐九，制之大也"，按照药物在组方中所起的作用分为君药、臣药、佐药、使药。《神农本草经》依循《黄帝内经》提出了"君臣佐使"的组方原则，将药物配伍依照朝中的君臣地位为例，来表明其主次关系和配伍的法则。《本经》对药物性味也进行了详尽的描述，指出"药有酸咸甘苦辛五味，又有寒热温凉四气"。用药时可参考五行之间的生克关系，并根据疾病所表现出的寒、热、湿、燥性质，针对性地选择用药，如"疗寒以热药，疗热以寒药""寒者热之，热者寒之"，这是基本的用药规律。察其性而知其用，了解掌握药物性质，才能科学地配伍用药，行之有道。自此，我们可知"性味"和"归经"是中药本身的特性和标配。"性味"即中药的"四气五味"，是药物本身独有的特色；"归经"是中药在机体中的归属，是临床医家在诊疗活动中所总结的药物与脏腑、经络之间的特殊契合关系。

金元时期张元素在药物气味薄厚、升降浮沉药性的基础上，结合《伤寒论》六经辨证、分经论治理论，首次提出中药"引经报使"这一概念。一般来说，一张处方中，作为"引经报使"的中药大多有一两味，三味以上极为罕见。"引经报使"是对中药归经理论的发挥，也是对中药升降浮沉理论的具体应用。诸多临床医家对"引经报使"展开了更为具体的应用，如《医学启源》云："黄连泻心火，黄芩泻肺火，白芍泻肝火，知母泻肾火，木通泻小肠火，石膏泻胃火。"由此引申，按照药性归经，将黄连作为心经的引经药，黄芩作为肺经的引经药，知母则作为肾经的引经药，以此类推，形成了一类引经药。又如《医学启源》："头痛须用川芎，如不愈，各加引经药。太阳蔓荆，阳明白芷，少阳柴胡，太阴苍术，少阴细辛，厥阴吴茱萸……看何经，分以引经药导之。"经后世医家补充，引申出与六经相契合的药引子大致如下，太阳经：羌活、藁本、防风；阳明经：升麻、葛根、白芷、石膏；少阳经：柴胡、黄芩；太阴经：苍术；少阴经：黄连、独活；厥阴经：细辛、川芎、吴茱萸、青皮。

除"以经分引"外，具体的头部引经药又有进一步细分，如细辛、藁本等可引药至巅顶；羌活、防风、蔓荆子可引药至头枕部；白芷可引药上达前额、眉棱骨；川芎可引药行于头部两侧；菊花清肝，引药入目；苍耳子、辛夷花通窍，引药入鼻。后世医家在此基础上进一步发挥，将脏腑作为病所，根据所处位置的不同选择相应的药引子，引药直达某一病所，如桔梗入肺经，咽喉、肺系疾病常以桔梗为引；治疗上肢病多用桑枝、桂枝为引；下肢病用牛膝、杜仲、续断为引等，此为常法，并非绝对。桔梗药性特殊，性善上升，具有"诸根多降，桔梗独升"之说。当病位处于上焦，需载药上行时，常将桔梗作为"引经药"使用，以助药力；牛膝药性趋下，走下焦入肝肾，尤善治疗妇科病，病在胞宫，当病在下焦胞中，需要引药下行时，常选牛膝作为"引经药"，引诸药下行至胞中。另外，一些"药引子"因与疾病的性质及发病时的趋势相左也备受关注。旋覆花具有"诸花皆升，旋覆独降"之说，根据其特性，临床医家多将其用于肺气上逆的疾病中，以发挥其降逆之性。除了这些性味特殊的药引子之外，我们往往容易忽略"诸花皆升"这一核心，比如上焦、头面五官有瘀血则宜用红花而不用桃仁；下焦、肢体下部有瘀血、胞宫中有结块时应首选桃仁而不用红花，都体现了"药引子"的特性。

临床中一些经典方剂的"药引子"，其配伍应用亦堪称"经典"。补中益气汤作为补气升阳的代表方剂，其组方包括人参、黄芪等补气、温阳药物，而柴胡与升麻二者相辅相成将阳气向上升提，以促进中焦的清气上升，达到补中益气、升阳举陷的作用；金匮肾气丸是《金匮要略》中补肾气、壮肾阳的经典方剂，是在六味地黄丸的基础上，添加了补火助阳之肉桂、附子二味，方中发挥"药引子"作用的是肉桂。肉桂可引离散的命门之火归于肾中，与诸药配伍，共奏补肾助阳之效；导赤散治疗因心火下移小肠而出现的小便赤涩热痛，方中有大量清心火、利尿通淋之品，发挥"药引子"作用的是木通，其作为利尿通淋之品具有引心经火热之邪从水道而出的功效。玉女煎是治疗胃热消渴的代表方剂，除了可以清脏腑热、清胃热，还具有滋肾阴、清虚热的功效，方中牛膝作为"药引子"引药下行，以清肾中虚火。

　　许多药物都展现了一定的"药引子"作用。柴胡是和解少阳的经典药物，其身影出现在多个方剂中，常作为少阳经的引经药使用；柴胡本身属于解表药的范畴，其味辛性散，与其他解表药配伍使用可达到疏散外邪、引邪外越的效果；柴胡归经于肝，可引药入肝。葛根作为阳明经的引经药可以引药力到达阳明经循行所过的颈部。还有众多药引子，作用明确，比如，若引药直达背部，可用姜黄、防风；若引药达腰背部，可用杜仲、续断；若引药达督脉，可用木瓜、狗脊、鸡血藤、防己、牛膝；若引药达胸腹部，可用木香、砂仁；若引药达少腹部，可用小茴香、艾叶；若引药入胃，可用半夏；若引药入肺，可用桑白皮；若引药入骨，可用威灵仙、油松节；若引药入肌肤，可用蝉蜕。

二、溶媒与增效

（一）溶媒药引子

　　煎煮中药时，患者通常选用自来水或纯净水。用水的不同是影响中药饮片在煎煮过程中有效成分析出高低的关键。《本草纲目·水部》中将煎药用水作为具有功用的药品单独记述，其中提到的选择可以是雨水、露水、节气水、冬霜、腊雪、夏冰、热汤、浆水、井泉水、醴泉及各种流水等，不同的水适用于不同的情况。

　　不同的煎药溶媒可以起到"药引子"的效果，也往往被作为药引子来理解。如用白酒、黄酒、果酒等做溶媒，典型配伍见于瓜蒌薤白白酒汤。溶媒的变换往往是将一些难以溶于水的药物，通过加用酒水煎煮以充分萃取其有效成分；除酒外，亦有用米汁等作为辅助剂，如五苓散中将诸药捣为末，以白饮和服即此。

（二）增效药引子

　　临床服用中药、中成药时，多用白开水、酒、淡盐水、姜汤、米汤、蜂蜜水和红糖水等作为药引子送服，这也是药引子的另一个作用——增效。临床上运用药引子增效的例子很多，如：以温热的黄酒 10~15mL 送服活络丸、通经丸、七厘胶囊、云南白药等活血化瘀通络类药物，能更好地缓解颈肩腰腿痛、血寒经闭、跌打损伤等病症；用 10~15g 酸枣仁水煎送服灵芝胶囊、乌灵胶囊等药，以增强治疗心肝血虚所致心悸失眠、体虚多汗等病症的效果；野菊花具有疏散风热、清热解毒、清肝明目的作用，单用 10~15g 野菊花水煎送服治疗风热感冒、痈肿疔疮及目赤翳障等病症的药物，事半功倍。

（三）特殊煎服法

除了溶媒与增效外，中药煎服法中一些特殊的服用方法，也可以作为"药引子"来理解。如《伤寒论·辨太阳病脉证并治上第五》太阳中风桂枝汤证中提到"服已，须臾，啜热稀粥一升余，以助药力，温覆令一时许，遍身絷絷微似有汗者益佳"，其中热粥就是一种"药引子"，可以鼓舞机体正气，助药力驱邪外出；服用五苓散后，需饮热水以助全方行水、利水之效；十枣汤证中亦特别提出，需以枣十枚煎汤送服甘遂、芫花和大戟等药末，以此缓和诸药峻猛之性，避免正气受损，十枚大枣亦是一种"药引子"。

此外，还有一些"打破常规"的药引子妙用。如《医方考·卷五·腹痛门第五十六》载冰煎理中丸方证，宋徽宗食冰太过患脾疾，予大理中丸乏效，医家反用冰水煎煮大理中丸，徽宗服之腹泻痊愈。在这个案例中，寒湿内盛之腹泻当以温药和之，医家以冰水作为药引子治疗可谓反其道而行之，反而取得了良好的效果。叶桂在一则治疗妇人难产的医案中，将竹叶改为梧桐叶三片，取其秋落之意，以治难下之机，也是一种"药引子"妙用的体现。

悠悠千载，"药引子"可谓是中医药发展过程中一颗夺目的硕果，不仅代表了传统中医的治疗特色，更凝聚了中医诸家学派的经典思想。挖掘经典"药引子"的深层含义，能够帮助我们更好地理解历代大家的处方思路，开阔视野，精进医术，正可谓"欲穷千里目，更上一层楼"。

第五节　升麻"升举"考证

升麻，具有升举阳气、透发邪气的功效，被广泛应用于中医临床。通过观察升麻的临床运用，对其性味、功效溯源，并结合现代中药药理研究成果，我们对升麻升举阳气、透发邪气的功效进行了总结并反思。

一、升麻性味、功效之变迁

（一）金元以前，升麻位列上品，解百毒，避瘟疾

升麻，最早见于《神农本草经》，为上品药材，味甘、辛，主解百毒，辟温疾、瘴邪。《伤寒论》中以升麻入药共有三方：①《伤寒论》第 357 条载："伤寒六七日，大下后，寸脉沉而迟，手足厥逆，下部脉不至，喉咽不利，唾脓血，泄利不止者，为难治，麻黄升麻汤主之。"②《金匮要略·百合狐惑阴阳毒病脉证治第三》载升麻鳖甲汤可以治疗阳毒"面赤斑斑如锦纹，咽喉痛，唾脓血"之疾；③以升麻鳖甲汤去雄黄、蜀椒疗阴毒"面目青，身痛如被杖，咽喉痛"之疾。仲景所言"厥阴病之上热下寒证"与"阴阳毒"均为感受疫疠毒邪而发，而方中升麻立意与《神农本草经》"解百毒"相契合。汉末《名医别录》亦称升麻"味苦，微寒，无毒，主解毒入口皆吐出，中恶腹痛，时气毒疠，头痛寒热，风肿诸毒喉痛口疮"，表明在秦汉时期，升麻被视作一味可"解百毒、辟瘟疾、瘴邪"的中药。

魏晋至唐宋时期，在《新修本草》《证类本草》等诸多本草著作中，升麻所主与《神农本草经》《名医别录》中论述无异。在方剂组方的应用中，诸如《肘后备急方》将升麻用于卒中毒起；孙思邈《千金方》中用以治疗热痱瘙痒、胃热齿痛；《外台秘要》中以升麻解药毒；《太平惠民和剂局方》中多用其治疗时气瘟疫。至此，升麻功用仍然聚焦在"解百毒、辟瘟疾、瘴邪"。

（二）始于金元，升麻为性温之品，升举阳气，透发邪气

金元时期，易水学派兴起，代表人物张元素主张"用药升降浮沉补泻"。他在《珍珠囊》中首次指出升麻"性温，味辛，微苦"，有别于金元以前对升麻"味苦，微寒"的记载。升麻由微寒之品变为性温之品由此开始，并逐渐增加了升阳、清举之功效。

张元素的弟子李杲进一步继承、发扬了关于升麻"升举阳气"的立论。在《内外伤辨惑论》中，李杲拟定了不少治疗内伤脾胃杂病和外感风邪的处方，创立了"补中益气汤""通气防风汤""升阳补气汤""升阳顺气汤""清暑益气汤""神圣复气汤""升阳散火汤"和"升阳益胃汤"等著名处方。这些组方均使用了升麻，或以其升举阳气，或疏风散邪以胜湿。

在神圣复气汤中，李杲指出"以升阳之药，是为宜耳。羌活、独活、升麻各一钱，防风半钱，炙甘草半钱"，取其"寒湿之胜，助风以平之，又曰下者举之"之意。而在

补中益气汤的立方之中，李杲更是明确指出："胃中清气在下，必加升麻、柴胡以引之，引黄芪、甘草甘温之气味上升，能补卫气之散结，而实其表也，又缓带脉之缩急。"

统观李杲使用升麻的经验，基本以升举阳气来治疗内伤、外感导致的脾胃疾患。

（三）金元之后，升麻升提之用益固

明代张景岳在《本草正》中记载："升麻，凡痈疽痘疹，阳虚不能起发及泻痢崩淋，梦遗脱肛，阳虚下陷之类，用佐补剂，皆所宜也。"李时珍在《本草纲目》中对升麻的升发阳气作用进行了更为深入的描述，他直言升麻"其叶似麻，其性上升，故名"，并用升麻葛根汤合四君子汤加柴胡、苍术、黄芪治疗因饥饱劳役、内伤元气致使清阳陷遏之疾，文中指出："升麻引阳明清气上行……脾胃引经最要药也。"

清代吴鞠通在《温病条辨·上焦篇》第 16 条中载"太阴温病，不可发汗。发汗而汗不出者，必发斑疹；禁升麻、柴胡。"《温病条辨·中焦篇》第 23 条言"斑疹，用升提则衄，或厥，或呛咳，或昏痉"，并在注释中指出"若用柴胡、升麻辛温之品，直升少阳，使热血上循清道则衄"，以反证思维提醒、警示后世医者：升麻确属辛温升散之品，误用可导致温热病加剧或恶变，进一步证实了升麻升提、性温的特点。

至近现代，张锡纯在《医学衷中参西录》中创制了升陷汤以治疗胸中大气下陷，并注解："升麻为阳明之药，能引大气之陷者自右上升……至若少腹下坠或更作疼，其人之大气直陷至九渊，必须升麻之大力者以升提之，故又加升麻五分或倍作二钱也。"

综上，医药书籍中认为升麻具有升提阳气之功用，并作为阳明经的引经药肇始于金元，成形于《本草纲目》，发展于《温病条辨》，成熟于《医学衷中参西录》，在近代中医药院校统编教材《方剂学》方解及《中医内科学》的病案诠释中，有关药物的性味归经、方剂的注解、内科疾病的用药注解，已将升麻作为升提阳气和阳明经的引经药固化下来。

二、升麻，一个学术流派的兴起与鼎盛

以张元素、李杲为代表的易水学派在传统药物补泻理论的基础上，重视药物的升降浮沉理论，认为应基于气机升降出入障碍，根据病势和病位的不同来采取相应的治疗方法，这为中药升降浮沉理论的产生和发展奠定了基础。

（一）升麻与"风药"

"风药"的提出首见于《脾胃论》，李杲在书中曾多次提及"风药"一词，并以柴胡、升麻、防风、独活、葛根、羌活、藁本等药为代表，指出其在脾胃病治疗中升发阳气、行风胜湿、发散郁热、疏达木郁、行经活血、引药补脾等多种功效。清代徐大椿在《神农本草经百种录》中记载："凡药之质轻而气盛者，皆属风药。"风药的性能可以概括为"升、散、透"等方面。

李杲重视脾胃功能，强调升举阳气，针对脾胃虚弱、清阳不升病机，在补中的同时，注重升发少阳春生之令，对"风药"广泛使用。李杲云："凡治风之药皆辛温，上通天气，以发散为本。"风药正是基于脾胃内伤学说的一类具有升发、疏散特性的药物，而升麻因其具有透表解毒之功也被归于此类。

（二）风药，可助补益脾胃之效彰

理解易水学派理论体系的医家进一步阐明了其理论重点在于补益之中加以升散。周慎斋在《读医随笔》中记载："东垣谓参术补脾，非以防风、白芷行之，则补药之力不能到。"《竹林寺女科秘传》中记载的升阳举经汤中用柴胡、羌活、独活、防风等风药与补益气血之药同用，可治疗饮食劳倦、劳伤崩漏、暴崩不止，是可谓知东垣者。李东垣的用药体系正如柯琴所说"补中之剂，得发表之品而中自安；益气之剂，赖清气之品而气益倍"，风药与补益药相伍则效更佳。

气为血之帅，气摄则血止，风药与补益药相伍治疗虚损性疾患，可以达到补而不滞、气机调畅、气血互生的疗效。《世医得效方》中所载的玉屏风散、《景岳全书》中的举元煎、《医学衷中参西录》中的升陷汤亦是此理。

（三）疏风与升举阳气，独升麻乎

李杲在升阳诸方中普遍使用了防风、升麻、柴胡、羌活、独活等风药以生发肝胆春升之令，提举清阳，而非单独运用升麻升举阳气。另外，在方药配伍注释中，他提及应重视升举阳气，但其方中并未只用到升麻。如《内外伤辨惑论》中记载的升阳益胃汤便是用了独活、防风、羌活以升阳。此外，《脾胃论》记载一医案："戊申有一贫士，七月中病脾胃虚弱，气促憔悴，因与人参芍药汤。……既愈，继而冬居旷室，卧热炕而吐血数次。予谓此人久虚弱，附脐有形，而有大热在内，上气不足，阳气外虚，当补表之阳气，泻里之虚热，冬居旷室，衣服复单薄，是重虚其阳。表有大寒，壅遏里热，火邪不得舒伸，故血出于口，因思仲景太阳伤寒，当以麻黄汤发汗，而不与之，遂成衄血，却与之立愈，与此甚同，因与麻黄人参芍药汤。"此医案的关键点是患者为"贫士"，脾胃虚弱，气促憔悴，组方用药从内伤着手，使用了"益三焦元气不足而实其表"的人参，

"益皮毛而闭腠理"的黄芪，"补其脾"的炙甘草及"和血养血"的当归身。本案处方思路与补中益气汤不谋而合，即本方实为补中益气汤加减，以麻黄、桂枝替代升麻、柴胡以升提阳气，说明李杲的临床用药体系中并未将升麻作为升提阳气的专药。在王好古《汤液本草》卷之一"东垣先生药类法象"篇风升生类药中，首载防风，次为升麻，再次柴胡，共载二十余种药物，说明其未单独将升麻视为举气升陷之品。

因此，李杲认为在升提阳气时并不一定使用升麻，应灵活用药，举凡属于"风升生"类具有透表发散作用的药物，均可升提阳气。然而在后世的流传过程中，李杲等人对升麻升提功效的认知被夸大，以致现代对升麻的功效认知仍以升提阳气为主。

三、升麻的现代药理研究

升麻在我国资源丰富，分布广泛，环菠萝蜜烷型三萜类是其特征性成分，三萜及其苷类、酚酸、多糖等是其活性成分。

（一）单味升麻的药理研究

现代药理研究表明，升麻具有抗炎、抗病毒、抗抑郁、抗骨质疏松、抑制核苷转运、神经保护等多种作用；基础研究发现，升麻苷 H-1 可以透过血脑屏障，调节脑缺血兴奋性氨基酸神经递质的功能，对缺血脑组织神经元有一定的保护作用；另外，升麻水提物及其氯仿萃取部分还可以降低腹泻小鼠模型的总排便数、稀便数、稀便率和腹泻指数。

临床上对升麻单药的研究证实了其清热解毒透表的作用；此外，升麻单药制剂在治疗围绝经期综合征方面疗效显著。在升麻联合阿德福韦治疗慢性乙肝的临床试验中，研究人员发现乙肝病毒共价闭环 DNA 和乙肝表面抗原水平显著降低，血清 γ 干扰素（IFN-γ）显著升高，这表明升麻能有效抑制乙肝病毒的转录和复制。

（二）配伍升麻入方的药理研究——以补中益气汤为例

实验研究表明，补中益气汤中加入升麻、柴胡可以显著改善小鼠的胃肠功能，但是单用升麻、柴胡疗效并不显著；进一步的研究亦表明单用升麻与柴胡配伍不能改善脾虚发热大鼠的胃肠功能。此研究证明，升麻、柴胡与补益药配伍能起到明显的协同增效作用，从而改善脾胃功能，而升麻、柴胡单药对改善脾胃功能的作用并不明显。然而，目前对升麻单药及补中益气汤药物配伍的现有研究多集中在改善脾虚所导致的胃肠功能障碍方面，这并不能说明升麻这一药物本身具有明确的升提作用。

临床上升麻的广泛应用多得益于补中益气汤，但其使用亦受制于补中益气汤。自古以来各医家认为升麻在升提的同时还具有清热解毒功效，因此应充分认识其功效，不应因名中带"升"而仅仅重视其升提作用。在李东垣升降浮沉的用药理论中，升麻只是其中的一味药物，他认为属于"风药"的升麻在药物配伍中可起到升发阳气的作用，但其并没有凡升提俱用升麻，而是以证遣药。此外，国医大师裘沛然在《壶天散墨》中对升麻升提阳气的功效提出了质疑，持相同怀疑的医家还有潘华信、李今垣等。

对升麻进行深入考究的精髓归根结底在于如何传承中医学精华，这既是时代疾病谱的实践，亦留有中医学传承的色彩。单味升麻并无升提之用，组方配伍才是协同增效之魂。因此，对中药功效的研究应进行多维度分析讨论，具体辨识药物指征，以增加中医药的有效性与科学性。

第六节　补益类参药辨析

在诊疗过程中，对于气虚的患者，我们常考虑其症状、体质、季节等因素来选择及调整使用补益类参药，有时疗效显著，有时疗效却不佳。患者的反馈让我们意识到补益类参药种类繁多，如何辨别、准确使用是我们在临床中需要注意的问题。

人参因其根如人形而得名，作为"百草之王"，人参的功效价值毋庸置疑。《神农本草经》言其"主补五脏，安精神，定魂魄，止惊悸，除邪气，明目开心益智，久服轻身延年"。据考证，当时的人参主产于山西上党地区，药效极佳，被誉为"人参之王"，亦是最早使用的人参。但因质优价高，被过度采挖以致逐渐绝迹；于是清代有人用桔梗科植物党参来冒充"上党人参"。随着上党人参的减少，长白山便成为人参的重要产地。明清时期，东北人参因其质优丰产的优势取代了历史悠久的上党人参。但鲜参易腐烂变质，人们便将其蒸制使其能够长期储存，此为"红参"。在康熙年间，由于产量减少和限采令的颁布，导致人参供应紧张，桔梗科党参逐渐被大量使用，并与人参详细区分开来。与此同时，朝鲜的高丽参、日本的东洋参、北美的西洋参相继流入我国。至于太子参，最初记载于《本草从新》，指的是人参之小者，功与人参相同，而现在则普遍指的是石竹科植物异叶假繁缕孩儿参的块根，其滋补功用较人参弱。因此，除了五加科人参外，其余的参类药物，严格来说并不是"参"。

一、五加科属

人参，为五加科植物人参的干燥根和根茎，性微温，味甘，微苦，归心、脾、肺、肾经，为补气第一要药。以大补元气、复脉固脱之功治疗体虚欲脱、肢冷脉微等症，以补脾益肺来治疗脾虚食少、肺虚喘咳等症，除此之外人参还有生津止渴、安神益智等功效，临床可用来治疗津伤口渴、内热消渴、久病虚羸、惊悸失眠、阳痿宫冷等症状。一般称产于我国东北地区的为人参，产于韩国者为高丽参，又称大力参、别直参。

红参为五加科植物人参的栽培品（习称圆参）蒸制后的干燥根和根茎，包括国产红参和高丽红参。本品性温，味甘，微苦，归脾、肺、心、肾经，有大补元气、复脉固脱、益气摄血之功，临床多用于体虚欲脱、肢冷脉微、气不摄血、崩漏下血等病症的诊治。

西洋参为五加科多年生草本植物西洋参的干燥根，于18世纪初发现于加拿大南部，也被称作美洲人参、花旗参，主产于美国和加拿大。西洋参味甘、苦，性凉，归心、肺、肾经，具有补气养阴、清热生津功效，为甘寒清补之品，常用来治疗气阴两脱、内热消渴、口燥咽干等症状。

上述三者均有大补元气的作用，人参补气作用最强，尤长于益气固脱，适用于急症、重症，高丽参补气之力次之，红参补气之力最小。红参虽补气之力不及人参，但温补之性胜过人参，故可用于气弱阳虚者，且更宜长期服用。人参性温味苦，温能补阳散寒，苦能燥湿，而湿能伤阳，因此燥湿也有助阳作用，但有热者忌用；西洋参性偏凉，凉能清热，甘凉相合，既能够清热养阴，又能生津止渴，几乎无禁忌证。故张锡纯云："西洋参性凉而补，凡欲用人参而不受人参之温补者，皆可以此代之。"

五加科属参类药用化学成分多含有人参皂苷、多糖、挥发油等成分，具有调节中枢系统、提高记忆力、抗心力衰竭、改善心肌缺血、抗疲劳、抗衰老、抗肿瘤、调节免疫、降低血糖、血脂等作用，但亦有区别。在总皂苷含量方面，人参＞高丽参＞红参，这可能是其补气之功存在差别的原因。人参在蒸制成红参的过程中，其有效化学成分发生了改变，在抗肿瘤、抗疲劳、抗衰老及改善血流动力学等方面疗效显著。此外，鲜人参和生晒参在加工成红参后，不仅皂苷的含量降低，田七素的含量也随之降低，因此人参的毒性也得以减轻，这也是红参更适于长期服用的原因之一。在药理作用方面，人参与西洋参对神经系统作用相反，人参有兴奋作用，西洋参则有抑制作用。此外，在抗疲劳、调节免疫、降糖方面人参优于西洋参，在抗缺氧、降血脂等方面西洋参强于人参。

二、非五加科属

党参为桔梗科植物党参和素花党参等的干燥根，具有补中益气、止渴、健脾益肺、养血生津等功效。临床主要用于脾肺气虚、食少倦怠、咳嗽虚喘、气血不足、面色萎黄、心悸气短、津伤口渴、内热消渴等症。其主要的化学成分包括生物碱类、黄酮类和多糖，具有保护神经、提高记忆力、抗肿瘤、抗氧化、抗炎、抗应激等作用。与人参相比，党参性甘味平，作用缓和，药力薄弱，价格低廉，用量偏大，常用于轻症和慢性疾病患者。危重症、急症首选人参为宜，凡元气虚脱、危急重症应以人参急救虚脱，不能以党参代替。除此以外，人参还具有益气助阳、安神益智等作用，党参在此方面效果不明显。但党参有补血的作用，对气血两虚的患者具有显著优势。

太子参为石竹科植物孩儿参的干燥块根，习称儿参、童参，其有效化学成分主要为环肽类、苷类、糖类、氨基酸类等。太子参性平，味甘、微苦，归脾、肺经，有益气健脾、生津润肺之功，临床上主要用于治疗脾虚体倦、气阴不足、自汗口渴、肺燥干咳等症。太子参与西洋参同属气阴双补之品，具有补脾肺之气阴、生津止渴之功效，太子参在补气养阴、清热生津等方面不及西洋参，更适合气阴不足之轻症、老人、儿童及体质虚弱者服用。

补益类参药虽名称相似，但在临证运用过程中各有特点。人参补气力强，在临床与附子配伍可用于治疗休克、心力衰竭等急症、重症。若用于慢性气虚证，应从小剂量（1.5g）开始服用，并根据患者的症状逐渐加量，同时配伍少量清凉之品，以免引起"上火"的症状。党参，因其药力平和，价格低廉，可代人参，是最为常用的补气类参药，常配伍黄芪、白术、当归以增效。但党参富含多种亲水性多糖，存储过程中极易发生霉变和虫蛀，夏季湿热更易变质，故夏季常把党参替换成药性偏苦寒的西洋参，补气兼清热养阴。

另外，人参的用药安全亦不可被忽视。根据大量临床研究发现，人参的常用剂量为 1.5~9g，补气救脱时使用剂量为 15~30g，中毒剂量为 60~90g。实证、热证且正气不足者忌服。若误用、过量或长期应用，可引起焦虑、心慌、失眠、血压升高、鼻衄等毒副作用，临床称为"人参滥用综合征"，减量或停药后症状即可缓解。另外，"十八反""十九畏"中"诸参辛芍叛藜芦"与"人参最怕五灵脂"里提到的"参"，在补气类参药中主要指五加科人参，党参与太子参不在此列，在遣方用药时亦应顾及。

第七节　同中存异的乌头类药物及安全用药

川乌、草乌和附子等乌头类药物在临床中应用广泛，由于其治疗剂量和中毒剂量非常接近，为了确保临床应用安全，现多使用其炮制品，即制川乌、制草乌和黑顺片（制附子）。从药理上讲，三味乌头类药物的主要化学成分均为乌头碱、新乌头碱及次乌头碱，但其各自所含的生物碱又存在着量的差异。因此，三者虽均为乌头类药物，但其临床功效却大有差异，临证中需辨证使用。

附子被称为"扶阳第一药"，具有补火助阳的功效，上助心阳通脉，中温脾阳健运，下补肾阳益火。心系疾病患者多有心阳不足者，症见心悸、胸闷、气短、畏寒肢冷等，常用黑顺片与干姜、桂枝配伍，加减化裁附子干姜汤，以温通心阳；脾系疾病患者多有脾阳不足者，症见大便稀溏、完谷不化、脘腹喜温喜按等，常用黑顺片配伍白术、茯苓等，加减化裁实脾散，以温阳健脾、行气利水。此外，中老年体弱者、久病体虚者、生活习惯不良者，此类患者大多病损及肾，出现腰膝酸软疼痛、小便清长、夜尿频多等症，此时，附子作为"扶阳第一药"为不二之选，常与肉桂、杜仲、肉苁蓉、枸杞子、淫羊藿、牛膝等配伍。同时在遣方用药中，勿忘佐以适量黄连等寒凉药物，以防方药性质过热伤阴之弊。

附子亦可散寒止痛，临床常加减化裁附子细辛汤，附子与细辛合用是临床常用的散寒止痛药对，附子偏散里寒、细辛偏散表寒，二者合用，表里内外兼顾，临床疗效极佳。此外，附子还有回阳救逆之功，临床常用参附注射液治疗休克、心力衰竭等危急、重病。

制川乌与制草乌均具有祛风除湿、温经止痛的功效。临床中常效法小活络丹使用，二者皆为大辛大热之品，相须配伍，增强祛风除湿、温经止痛之力。同时加减化裁乌头汤（麻黄、黄芪、白芍、炙甘草等），再配以当归、羌活、独活等，尤宜于寒湿痹痛。现代临床多应用于风湿性关节炎、肩周炎、坐骨神经痛等，以及关节囊肿、跌打损伤瘀阻经络而疼痛者。临床上也有制川乌、制草乌与黑顺片三者合用者，使散寒祛湿之功倍，除痹止痛之效灵。

乌头碱是乌头类药物的主要有效成分，具有强心、镇静的作用，可改善心律失常，提高心肌功能，改善心功能不全；其抗炎、镇痛活性及增强免疫力的作用，是其抗肿瘤作用发挥的基础；此外，乌头碱还具有杀虫、抗抑郁、提高耐缺氧能力及局部麻醉的作用。

乌头类药物均为有毒之品，为保障临床安全用药，需要注意以下三点：①遣方用药时，严格遵守药典中的规定剂量，以防药物中毒。制川乌、制草乌：1.5~3.0g；黑顺片：3~15g。②自行煎药的患者，切记乌头类药物需先煎30~60分钟；③对于需要久服中药的患者，可采用间断服药的方法，连续服药3~5天后，停服1周，再继续服用，避免因乌头碱在体内蓄积而中毒；④在遣方用药时亦应顾及"十八反""十九畏"中"半蒌贝蔹及攻乌"与"川乌草乌不顺犀"；⑤在临床中还应注意乌头类药物的禁忌证，如阴虚阳盛者及孕妇忌服，儿童、年老体弱及心功能减退者慎用。

第八节　辨"桂"之异同

我们临床常用的桂枝、肉桂均来源于樟科常绿乔木桂树，但所取部位不同，功效亦有差异，在临床使用中应明辨二者异同，合理用药。

肉桂为桂树的干燥树皮，因形状呈桶状，故又称"桂通"，而去掉其外层粗皮后的"桂通"又名"桂心"，亦为肉桂的一种。干燥桂树枝条横切后为桂枝，又名"柳桂"，嫩枝称"桂尖"。春夏桂枝鲜嫩，宜采收，秋季肉桂质优，宜剥取。广西为桂枝、肉桂的道地产区。

在唐以前，受地域条件限制普遍存在异物同名的现象。北宋时期，桂类药物统称桂枝，后随着法象药理学的兴起，桂枝、肉桂逐渐区分开来，前者药用部位逐渐向枝梢上移，后者则向干枝下移。明清时期，桂枝已经多以细小嫩枝为主流，但直到民国时期，仍然存在桂枝、肉桂混用的现象。现代研究证实，桂枝越靠近枝端，其有效成分含量越高，这也向我们揭示了法象药理思想具有合理性。

肉桂性沉而走下，具有补火助阳、引火归元、温经散寒止痛之功效，常用治肾阳不足、命门火衰之阳痿宫冷，亦治虚喘心悸、脘腹冷痛及寒湿痹痛等。桂枝则性轻而走上，具有发汗解肌、助阳化气、平冲降逆、温通经脉之功效，适用于外感、关节痹痛、痰饮、蓄水证之水肿、小便不利等。肉桂与桂枝的主要活性成分均为挥发油，如肉桂醛、肉桂酸、肉桂醇、香豆素等，所含化学成分的种类相似，但两味药物各自的含量却大有不同。一是肉桂挥发油的总含量约为桂枝的两倍；二是桂枝药用的主要有效成分是肉桂酸、肉桂醇、肉桂醛，而肉桂药用的主要有效成分则是肉桂醛、香豆素、桂皮油。

周凤梧先生曾言："两药虽同出一体，但其作用同中有异。"二者虽都辛开温通，有温营血、散寒凝之功，但在性味上有异。"气薄则发泄，厚则发热"，肉桂味厚，主下行而补肾火，偏于温补，长于散中下焦沉寒及内脏虚寒；而桂枝气薄，主上行而发散，且能助心阳以化水气，偏于温通，长于走上焦及皮肤血脉孔窍，温通四肢末节。故肉桂重在取其内守峻补之功，而桂枝重在取其辛散温通之效。

临床中如见心阳不足、寒凝经络等证，多用桂枝以助阳化气、温通经络。门诊常用自拟方"桂枝参草汤"即以桂枝汤为底方，取桂枝助心阳、通心络，加党参、丹参、玄参以益气活血解毒，加伸筋草、透骨草、鹿衔草、穿山龙以舒筋活络、胜湿止痛，共奏振奋心阳、活血养血、通络止痛之效，常用于慢性冠状动脉综合征微小血管病变导致的血管闭塞或者狭窄引起的心前区不适或心率过缓。临床所见老年患者多为元阳不足、阴寒内盛之证，酌加肉桂补火助阳、温里散寒。对于心肾不交之头晕耳鸣、失眠健忘等症，配伍黄连上清心火、肉桂下温肾阳，二者合用，交通心肾，方奏良效。桂枝、肉桂虽无明显毒副作用，但因其性温热，阴虚火旺、血热妄行、月经过多者均应慎用。

第九节　金银花与忍冬藤同源异途探讨

在日常的学习和临床中我们会发现中药中有许多同源而异名的药材。同一植物可因入药部位不同而被制作成不同药材，并存在功效差异，金银花与忍冬藤就是典型代表。两者均来源于忍冬科植物忍冬，金银花为忍冬的干燥花蕾或初开的花，因忍冬花开后由白转黄，因而得名。其味甘，性寒，入肺、心、胃经，有清热解毒、疏散风热之功，临床常用治急性热病和外科感染性疾病，如上呼吸道感染、咽炎、急性扁桃体炎、疖疮、乳腺炎等。忍冬藤为忍冬的干燥藤茎，性味与金银花相同，入肺、胃经，可清热解毒、疏风通络，常用于治疗温病发热、热毒血痢等。二者功效的差异在于金银花质轻，偏于疏散风热，而忍冬藤走窜性较强，更侧重于疏通经络。

植物忍冬供药用最早见于汉代末年《名医别录》，其"味甘，温，无毒"，此时未有金银花和忍冬藤之分，且应用范围局限于治疗寒热身肿、热毒血痢。南宋时期，《履巉岩本草》："鹭鸶藤……治筋骨疼痛，名金银花。"同时期的《类编朱氏集验医方》也记载了"忍冬藤"。由此我们推测，自宋朝后金银花和忍冬藤虽各自命名却并无区别，仍为忍冬之藤叶与花混用，此时人们开始用其治疗痈疽发背、无名肿毒等。直到明清时期，人们对两者功效之间的差异逐渐重视，并开始在临床上将它们区别应用。至清代，因金银花能辛凉透表、清宣透邪、散热解毒，温病学家用其治疗温热病疗效颇佳。于是，在这些温病大家的影响下，时下用药出现了贵花贱藤的现象，人们对金银花的使用日益增多，而对于忍冬藤的应用逐渐减少，用途也较局限。

现代药理学研究已证实，金银花与忍冬藤化学成分在种类和含量上均有差异。忍冬藤除了含绿原酸外，还含黄酮类、皂苷类、挥发油类及包括马钱苷和当药苷在内的环烯醚萜类成分等。而金银花的主要化学成分为有机酸类、黄酮类、挥发油类及三萜皂苷等。二者药理作用相近，均可抗菌、抗炎、抗病毒、抗肿瘤等。此外，金银花还被报道有解热、抗氧化、保肝利胆、降糖降脂、抗早孕、抑制内毒素等作用，而现有研究尚未报道忍冬藤有类似的作用。

我们在临床中常应用四妙勇安汤治疗冠心病、原发性高血压病、脑梗死、心律失常、病毒性心肌炎等心脑血管疾病。方中重用金银花、玄参为君药，金银花清热解毒，玄参清热凉血、泻火解毒、养阴散结，两药合用，既可清气分邪热，又可解血分热毒。臣以温润之当归，养血活血、化瘀散结，甘草调和诸药。此方药简力专，具有清养结合、毒瘀并祛之功效。我们对忍冬藤的应用较少，多借其疏风通络之功效，治疗肢体麻木、活动不利、关节肌肉疼痛，用于类风湿性关节炎、骨关节病等。

第十节　辨板蓝根与大青叶之异同

板蓝根和大青叶均来自十字花科植物菘蓝，其干燥根为板蓝根，其干燥叶为大青叶。二者同出一源，功效虽有相似之处，但亦各自侧重之点。又因二者功效极其相似，很多医者在临床应用中出现混淆现象，影响了二者的疗效。

板蓝根，别名靛青根、蓝靛根、靛根，其性味苦寒，入心、胃经，有清热解毒、凉血利咽之效。因咽为胃系之所属，故板蓝根尤其善于凉血利咽，常用于咽喉肿痛、口舌生疮、喉痹、时气头痛、火热等病症。其中，大青叶又名大青、菘蓝叶。本品性味苦咸寒，苦寒清热，咸以入血，能清解血分热毒实火，尤其善于凉血消斑，常用于疮痈肿毒、热毒发斑、丹毒、乙脑等病症。《本草便读》言"但叶主散，根主降，此又同中之异耳"，临证之时，应取其所长，辨证施药，有所侧重，方可达到药到病除、事半功倍的效果。

现代药理研究表明，板蓝根的化学成分主要有生物碱、木脂素类、苯乙醇苷类、甾醇、萜类，其不仅具有抗菌抗病毒抑制细菌、病毒感染及增殖的作用，而且具有增强机体免疫功能。大青叶含有多种生物活性物质，比如生物碱、有机酸、苷类化合物等。其主要药理作用为抗炎、解热、加强免疫能力、抑菌、抗病毒等。板蓝根抗甲型流感病毒活性和抗内毒素活性比大青叶强，大青叶在治疗咽炎和呼吸道感染、抗氧化方面比板蓝根有更好的效果。两味药常相须为用，以增强清热解毒、凉血止痛的功效。

随着现代药学的发展，很多含有板蓝根和大青叶成分的中成药被研发问世，如板蓝根冲剂等。2003 年严重急性呼吸综合征（即"非典"）的暴发更是将板蓝根推向预防流感的神药之坛，之后陆续出现的甲型 H1N1 流感、H7N9 型禽流感、新型冠状病毒性肺炎等，更是将板蓝根变成了家喻户晓的抗流感"神药"。直到今日，人们经常在流感高发时节服用板蓝根制剂以预防感冒，然而药店里五花八门的板蓝根制剂又令人难以抉择。比如，最常见的板蓝根颗粒和复方板蓝根颗粒，两种药物虽然名字相似，但组成不同，功效亦有所不同。板蓝根颗粒主要成份为板蓝根，复方板蓝根颗粒主要成份为板蓝根、大青叶，二者最主要的差别在于是否含有大青叶。故在治疗感冒、咽喉肿痛时宜取板蓝根颗粒，若有发热、咯痰黄稠、皮肤有瘀斑时则宜选用复方板蓝根颗粒。

板蓝根虽应用广泛，但因其性苦寒，故服用时亦当注意其禁忌，如本品用于体实火旺者，而体虚无实火热毒者当忌服，以免损伤脾胃之阳气。此外，板蓝根和大青叶若长期过量服用，均可能损伤脾胃，导致脾胃虚寒，出现食欲不振、便溏、泄泻等症，故使用时当固护脾胃。

第十一节　以五灵脂为例的动物粪便类药物认识——五灵脂、失笑散与猫屎咖啡

人们关注自己的健康，更关注自己的用药安全。随着科技的发展，全民都可以通过互联网来查看自己所服用药物的主治作用和副作用。然而，互联网信息良莠不齐，难以为普通民众提供科学而全面的认知，有时甚至会造成误导。在这种环境下，医生在诊疗过程中应该站在一位患者的角度来重新审视一下自己所开出的方药和所使用的医疗技术。

近日，一位患者突然告诉我，她的药里面有"老鼠屎，太恶心了，喝不下去，想一想都恶心"，她要求我不要再给她开"老鼠屎"这味药。患者所说的"老鼠屎"其实是中药五灵脂，面对这种情况，我意识到有必要向患者做一些科普，使她对五灵脂及动物粪便类药物建立正确的认识。

首先，我便明确告诉患者，她所谓的"老鼠屎"，这种"老鼠"并非我们日常生活所见到的家鼠、田鼠，而是鼯鼠科动物复齿鼯鼠，我们取其干燥粪便加以炮制从而得到在方药中所使用的中药五灵脂。

复齿鼯鼠栖息于山林、陡壁或山洞中，蜗居于内铺细枝、草叶的巢内。复齿鼯鼠主要以松柏叶为食，喜食松柏籽，常于夜间和晨昏活动。复齿鼯鼠体长20~30cm；头圆吻短，眼大而圆，趾长、爪尖；头部和颊部毛灰色，耳基部有细长的黑色簇毛，耳外缘橘黄色；体背、耳背与足背灰黄褐色，毛基深灰色，腹部灰黄色，飞膜边缘毛棕红色；尾形扁平，尾略短于体长，毛长而蓬松，土灰黄色，端毛黑褐色。简单地说，复齿鼯鼠并非大家日常所见的老鼠。

由复齿鼯鼠粪便炮制而得的五灵脂，主要成分为树脂、维生素 A、焦性儿茶酚、苯甲酸、尿素、尿酸等。现代药理研究表明，五灵脂具有改善血液流变学、抗凝、抗血小板聚集、抗动脉粥样硬化炎症、清除 DPPH 自由基、抑菌抗炎等作用，常用于心脑血管疾病、疼痛类病症。

临床很少单独使用五灵脂，主要用之与蒲黄配伍，即以失笑散的汤头入方，针对血瘀之象加减使用。失笑散来源于《苏沈良方》卷八，奏活血祛瘀、散结止痛之功。方中五灵脂、蒲黄等分为散，用醋或黄酒冲服，既可以祛除五灵脂的腥气，又可以增强活血化瘀之效。该药对的药性平和，患者每于不觉之中而胸疼、背沉重等症消失，遂欣然失笑，故得"失笑散"之名。

中药使用过程中，还有"十九畏"一说。"人参最怕五灵脂"，在临床上，鉴于人参是自费药，使用较少，但亦有患者服用人参（西洋参口含片、胶囊）其他剂型的保健品，目前尚未发现患者反映同时服用人参、五灵脂而出现不适的问题。我们在使用五灵脂的时候，也常常以党参、太子参等一起配伍入方，这些参类药虽与人参有相似的补益作用，但不属于同类药，大抵不属于"十九畏"的范畴。

此外，还有一些由动物粪便入药的中药。比如蚕沙，为蚕蛾科昆虫家蚕幼虫的干燥粪便，有和胃化湿、祛风活血的作用；草灵脂，为鼠兔科动物西藏鼠兔的粪便，有活血通经、祛瘀止痛的功效；望月砂，东北兔、华南兔等野兔的干燥粪便，有解毒杀虫、明目退翳的作用；夜明砂，为蝙蝠、大管鼻蝠、普通伏翼等蝙蝠科动物的粪便，有清肝明目、散瘀消积的功效；白丁香，雀形目文鸟科树麻雀的粪便，有消痕化积、明目消翳的作用。

临床常用的蚕沙及夜明砂、望月砂等中药，因受"印象"思维的影响，而使患者顾虑重重。鉴于此，现代中医药人应肩负起科普中医中药的大任，让民众能通过正确的途径了解安全用药知识，亦使中医中药得以为更多人的健康保驾护航。比如使用这些粪便类药物如夜明砂、望月砂、白丁香，以及我们在温病治疗中倡导过的"金汁"（来源于人的粪便，具有清热解毒、凉血消斑的作用）等药物时，考虑到这类药物的来源确实容易令患者产生误解，我们便应提前为患者做适当的解释与宣教使他们大致了解到药物有哪些确切有效成分，具有怎样的药理、药化作用，这样才有助于在临床使用过程中提高患者的依从性和疗效。否则，"你开给我的汤药里面有老鼠屎？"这样的诘问不会是最后一次。

同样，曾经一个热门话题——猫屎咖啡，同样引发过不少争议。猫屎咖啡确实与猫的粪便有关，但并非直接使用猫的粪便来冲调咖啡。咖啡果被麝香猫食用后，在猫的体内经过消化、发酵后又被排泄出来，形成一种特殊的咖啡豆。猫屎咖啡便是由这种咖啡豆加工制作而成，因咖啡风味独特，而受到市场追捧。

由此可见，面对无奇不有的大千世界，惟抱持追本穷源的态度，方能去伪存真。传承精华，不是一句简单的话语，落到细微实处，实则任重而道远。

第十二节　漏芦在动脉粥样硬化治疗中的认识

漏芦，以祁州漏芦之根部入药，宜春秋采之，因初春与深秋之时，津润于本草之根。"漏芦"这一名称让人难以与植物联系起来，李时珍认为："屋之西北黑处谓之漏，凡物黑色谓之芦。"漏芦于秋后枯黑，有别于他药，故得此名。

据《神农本草经》中记载："皮肤热毒，恶疮疽痔，湿痹，下乳汁。久服轻身益气，耳目聪明，不老延年。"后世认为漏芦有小毒，主要用于乳腺疾病及疔疮肿毒的治疗，作用以通络活血、解毒消痈、生肌下乳为主。

我对漏芦的记忆始于大学时学习《中药学》，对漏芦印象最深刻的便是其能"通经下乳"；在攻读硕士学位期间，我被导师阮士怡先生派往北京中医学院（今北京中医药大学）中心实验室卢咏才研究员处学习体外血管平滑肌细胞培养与检测技术时，了解到她主要研究方向之一就是使用漏芦的提取物对动脉硬化症进行干预。卢咏才研究员在实验中发现，漏芦的干燥根茎中能提取多种活性化合物，其主要活性成分可抑制平滑肌细胞增生，发挥血管内皮保护作用。对漏芦更进一步的印象，是源自我的博士生导师王永炎先生在治疗缺血性疾病过程中善用漏芦。

我们在临床中常把漏芦作为稳定斑块、治疗皮肤痤疮的一味药使用。对于稳定型心绞痛支架术后或未行支架斑块不稳定的患者，使用漏芦 6~10g，在中药汤剂中加入或者在做丸剂的时候最大剂量用到 6g，在使用过程中体会到漏芦在清热解毒、稳定斑块方面有良好的效果。

第十三节　山慈菇在心绞痛治疗中的认识——谈谈山慈菇与秋水仙碱

山慈菇是我国特有植物，属马兜铃科，主要分布在长江流域以南及陕北海拔960~1200 米的地区。山慈菇始载于唐代《本草拾遗》，具有散坚、消结、化痰、解毒等功效，醋磨涂敷可治疗痈肿疮疡、瘰疬、结核等。现代临床则将其入于汤剂，用于乳腺癌、肺癌、胃癌等恶性肿瘤及痛风的治疗。

山慈菇的主要有效成分是秋水仙碱，这一研究成果对笔者临床用药的启发是很大的。据《中华人民共和国药典》所载，山慈菇常用量为3~9g，亦有其他资料记载有医者视病情用至15g。在药理研究方面，山慈菇主要含有秋水仙碱，可稳定斑块。动脉粥样硬化斑块可分为阴斑、阳斑，阳斑患者常表现为热证，临床兼见口干、大便干，常用山慈菇清热解毒、稳定斑块。

提到秋水仙碱，多数人首先会想到用它来治疗痛风。近年来，随着对秋水仙碱的深入研究，学者们发现秋水仙碱亦具有抗炎作用，可用于心血管疾病的治疗。COLCOT研究结果表明，秋水仙碱可改善心肌梗死预后，降低心绞痛和血运重建等软终点事件的风险；《新英格兰医学杂志》LoDoCo2研究进一步发现，秋水仙碱可降低慢性冠状动脉疾病患者心血管事件风险；动脉粥样硬化斑块患者连续使用秋水仙碱0.5mg/d，可以起到稳定斑块、缓解心绞痛的作用，同时也给冠状动脉病变抗感染治疗提供了新证据。

第十四节　决明子与便秘治疗点滴

决明子为豆科植物决明或小决明的干燥成熟种子。秋季采收成熟果实，晒干，打下种子，除去杂质。决明子入药最早记载于我国的《神农本草经》，被列入120种上药（为君主养命以应天）之一，其性味甘、苦、咸、微寒，无毒，归肝、肾、大肠经，具有养肝明目、润肠通便、清热利尿、平喘止咳等功效。明代李时珍释其名曰"此马蹄决明也，以明目之功而名"，五代吴越时的《日华子本草》认为此物"作枕治头风明目，胜于黑豆"。

决明子具有食用和药用双重价值，其主要有效活性成分包括蒽醌类、萘并吡喃酮类、苷类等。其中，蒽醌类物质通过减少脂质吸收、增加脂质排泄而发挥降脂、润肠通便作用，比如大黄素、大黄酚等；决明子总蒽醌可以降低炎症反应，起到保护肝脏的作用；决明子多糖可对视网膜的结构起到恢复作用，这可能是对决明子可清肝明目的现代药理学解释。另外，决明子还具有祛风湿、益肾等功效，可使血压稳定，临床研究表明，决明子代茶饮可以稳定血压、血脂，治疗老年人大便燥结。

随着决明子作为药食同源类药物的广泛使用，其不良反应也同时显现，主要发生在消化系统。患者长期将决明子作为保健药代茶饮来降血脂、血压，常常会伴随腹胀、腹泻和恶心等不良反应，这可能与其所含大黄酚、大黄素等蒽醌类成分引起肠道病变及难治性便秘有关。

第十五节　久泻不止当升提中气，可用风药胜之

"久泻不止"是指泄泻病程较久，常在三个月以上，古代称之为"溏泄""肠风"，其病情缠绵难愈，与现代医学中的肠易激综合征、炎症性肠病等引起的慢性泄泻密切相关，属于较为难治的疾病。久泻的病位主要在脾胃，湿邪为其主要病理因素，多为脾虚健运无权则生湿；或因肝失条达，横逆乘脾；或因肾阳虚衰，不能助脾运化。久泻常由暴泄转归而成，因实致虚是其主要方面，但也存在虚实夹杂、寒热错杂的现象，病机复杂。

临床中"固本、涩流、培中"是常用之法。临诊可结合患者体质因人制宜，结合四季与寒温气候变化因时、因地制宜。在辨证论治的前提下，常善用"升提"之法。所谓"升提"，即升举脾胃中气，提升元气，使气盈中焦，升降平衡，清阳在上，浊阴自下，水津四布，久泻得止。"升提"的理念，落实在治则上，含义有三。一是升提中气，常以升举大气方（升陷汤、四君子汤和当归补血汤加减）图之。二是善用风药，风药具有解表升阳、燥湿祛风的作用，其味薄，气轻辛散，升浮温燥。常用风药有羌活、独活、秦艽、防风、葛根、威灵仙、藁本、豨莶草等味薄之品。所以，金元医家李杲指出："味之薄者，诸风药是也。"清代名医王旭高云："风药升清，故兼能治泄泻。"三是疏肝运脾，肝脾共居中州，肝主疏泄，脾司运化，肝脾调达，则升降顺畅。《素问·六元正纪大论》云"木郁达之……土郁夺之"，即五运之气被胜制后，凡气太过者，就要折服其气。木壅土郁均属五郁，五郁原为五运六气的内容，是指五行之化，气运如有乖和，则生五郁之病，即所胜被克制抑郁所致。临诊验之，当以疏肝与运脾并举，夺其所盛，达其所壅，湿邪郁阻得除，宜用苦温化湿法。

在慢性泄泻及结肠炎等治疗过程中，辨证的基础上酌加风药常使疗效显著。因久泻患者常具有病机复杂、病情多变的特点，与风邪致病特点相似，在精准辨证治疗的基础上，关注升提中气，调理肝脾，合理加入风药，可以起到增效止泻的作用。病情较重时，应当衷中参西综合治疗，尤其在小儿腹泻的治疗中，更应当注重中西医联合、中西医药并用。

第四章

临诊新得

第一节　慢病的治疗观

最近，笔者拜读了《国医大师经方临证实验录》（中国医药科技出版社，2014年出版）和《国医大师传承研究精粹》（中国中医药出版社，2010年出版）。笔者还曾相继拜读过一些大家之作，这些"大家"包括了由政府授衔的三批国医大师，既有健在的也有已故的，除此以外，还有部分其他知名专家。笔者根据个人临床所求，对他们的学术著作进行了精读、背诵，甚至誊抄。各位大家，实至名归，学有所长，术有所专，都是德艺双馨的苍生大医。研读过程中，个人亦有些片面的理解与看法：在疾病的诊断上，大师们的徒弟或者门人在医案的整理过程中，描述的疾病诊断多是中医的病名，偶尔也有西医诊断和中医诊断并存，作为后学的我们或多或少也就陷入了一种疾病诊断上的困境；在中医药干预后疗效的判定方面，存在着"治愈、显效、有效、无效"的等级划分，从而又陷入疾病痊愈或临床治愈的标准到底是什么的难题；在病案疗效判定上，由于个案较多，文字性的描述比较多，而小样本或者中等样本数量的统计结论很少，常常出现"效如桴鼓"、"一剂缓解，二剂痊愈，随访未再复发"等，对于疾病本身的干预效果描述的较少，而对于某些症状的缓解方面笔墨过多。作为后学者，都是基于现代医学的疗效判定标准，所以陷入了困境。

阅读大师的大著，揣摩大师的心路，践行大师的方药，对慢病的中医治疗观，有如下粗浅的看法。在慢病的治疗过程中，大概分为以下三种情况：一种治愈，一种缓解，一种是带病共存，和患者共同抗击疾病，疏解患者的心理，解答患者的困惑。"To cure sometimes. To relieve often. To comfort always"，这是特鲁多医生的墓志铭，中文翻译简洁而富有哲理：有时治愈，常常帮助，总是安慰。这段话用作慢病的治疗理念再恰当不过。老师王永炎先生常说："病人是我的老师。"医学不仅是一门科学，更是一门"人学"，它离不开高精尖的机器，也有赖于医者精湛的专业技术、扎实的知识功底，更需要人性的光芒与对生命的敬畏，如此才真正称得上仁心、仁术。

慢病体系庞大，病因非常复杂，常见的生活习惯病、癌症等，都可以归于慢病的范畴。在慢病的治疗方面，有些针对病因治疗而使疾病得以痊愈；有些针对危险因素加以干预而使疾病得以缓解；还有一些慢病，我们对它们的认识尚不充分，所以只能对症处理，尽可能通过提高患者的抗病能力来使其有所缓解，同时，不断对疾病深入研究，以寻求更有效的治疗方法。

能够彻底治愈的疾病是非常少的，对于一些病因不明和诊断不清的疾病，医生也常感无能为力，但在患者面前，医生需秉持坚定的信念，理解并疏导患者的焦虑情绪。此刻，医生在某种程度上充当了心理治疗师的角色，对患者的温馨关爱格外重要。临床开具的中药汤剂、中成药和针灸理疗等，往往只是帮助患者缓解病情的手段之一，而非痊愈疾病的灵丹妙药。所以，我们对针刺、艾灸、中药等一切干预手段，要充分认识到它们各自在治疗方面的局限性与疾病的复杂性，同时要保持对生命的敬畏，尽力而为。

在疾病面前，医生和患者的立场是一致的，他们需要共同应对的是疾病。然而，每个患者又各有不同，这个"不同"，既包含其患病情况，也涉及患者的教育水平、知识结构、家庭关系及经济能力等。同一个疾病，在不同患者身上，大家的认识不一样。在一个家庭里，面对疾病，患者的配偶和子女对治疗的期望值也不一样。所以，对疾病治疗的结局，存在着子女、配偶及亲朋好友认识的行为差异。

在慢病治疗过程中，医生一定要把握好自身的态度和心理。我们要充分利用专业知识，去帮助患者解决疾病本身的问题，也要关注到他们可能出现的心理问题，充分运用同理心，给予患者人文关怀。

世间疾病万千，无非分了三种情况。一种是可以治愈的，比如一些普通感冒、腹泻等；一种是一些稍复杂的疾病，尤其是一些涉及生活习惯的疾病，在中医药干预之下，遵循"明天不比今天坏"的原则尽力控制疾病的发展势头，帮助患者建立抵抗疾病的能力，提高战胜疾病的信心；还有一种是以人类现有的知识水平尚无法认清那些疾病，而疾病一旦发生，患者痛不欲生，家属亦饱受煎熬，此刻，医生所能做的最好的，便是理解与安慰，使患者及家属能极大地感受到精神上的慰藉与支持。

第二节　脾胃治，五脏安——"上工治未病"和"重视预防"

"治未病"是中医药在预防疾病方面的一个重要理念。但是如何将这一理念更好地应用于临床实践之中，将理念与实践结合，是现实中应用之窘境。各地医院都成立了治未病科，但是往往把"治未病"与"体检"混为一谈，治未病是一种理念，在疾病的各个阶段，包括在疾病的发生早期、疾病的发展过程中以及急性疾病慢性化的阶段中，均存在未病之脏腑和已病之脏腑，二者在发展转变过程中的前期状态（潜证）往往就是所提倡的未病状态的理念，在这里面体现了一、二级预防的理念。应当将治未病的理念着眼于整个疾病的发展过程，把握疾病的传变状态，做好疾病的全时程防护，而不是仅仅体现在疾病早期危险因素的一级预防。

如果仅仅把治未病作为一级预防去理解，那样就只存在对疾病危险因素、不良生活习惯、不良生活节奏的干预，但对发生疾病以后在疾病传变过程中出现的，比如"见肝之病，知肝传脾，当先实脾"，既病防变的理念也应该纳入治未病理念中，这就是常提及的二级预防乃至多级预防的重要性。通过治未病的理念——扶正气——来提高已病机体的抵抗能力。所谓"祛邪治病，扶正救命"，扶正的理念和治未病理念其实在某个阶段是不谋而合的。正气存内，邪不可干，邪之所凑，其气必虚，提高机体的抗病能力，阻遏疾病的进程，进而可增强患者的康复能力。

国医大师阮士怡先生一直提倡重视预防——"治未病"，但是如何把"治未病"落实在中医临床实践中，这是一个困惑良久的问题。五行学说是中医理论的基础，但是仍存在一些不完善的地方，这种不完善往往让人们感到无所适从和一种机械唯物论的尴尬，但是随着中医学对疾病认识的发展，把五行学说与中医藏象学说相结合，这样就可以把五行学说落在中医学的实处，便于临床应用。

从五行来看五脏，五脏之间也存在生克制化的关系，但脾居中州，以灌溉四旁，脾者土也，治中央，常以四时长四藏。五脏相关，可通调脾胃来治疗多种内科疾病，这些疾病无论是否有脾胃兼证，都可以通过调理脾胃而取得疗效，甚至提高先前的治疗效果，可把这一观点作为我们上工治未病或者重视预防的一个理念纳入"中医治疗学"。五脏相关存在着一定的联系模式，有促进、拮抗和协同三种作用模式，五脏联系的渠道是精、气、血、津、液，它们之间联系的特点由"我克""克我""母子"等关系来表达，所以我们在治疗过程中应当重视脾胃的治疗。

在脾胃病方面有叶桂、李杲等，他们有的重视脾，有的重视胃，有的二者兼顾。对脾胃的重视源于其在五脏调节中的作用，同时脾胃也是后天之本，气血生化之源。除重视脾胃外，国医大师阮士怡先生亦十分重视脾、肾，提出"脾肾同治"，以健脾养后天之本而达到培养先天，益肾健脾法则是先生倡导的一个观点，也是我们在学习过程中，放到中医治疗学里去治未病或重视预防的一个抓手，健脾益肾、先天后天同时治疗是一个着眼点。

第三节　湿邪，一个悠久又时髦的话题

2007 年，中华中医药学会发布的《亚健康中医临床指南》指出，亚健康是人体处于健康和疾病之间的一种状态，主要原因有饮食不合理、缺乏运动、作息不规律、精神紧张等。临床多见倦怠乏力、浅睡眠、注意力不集中、工作效率低下等。

从中医学理念来看，"亚健康"群体的症状多归为湿邪致病，湿邪伤人多隐而莫见，缓而不觉。六淫中"湿邪"致病广泛，临床十分常见。朱震亨有"六气之中，湿热为病，十居八九"之论，清代叶桂亦有"吾吴湿邪害人最广"之叹，国医大师路志正先生创造性地提出了"北方亦多湿"的观点。

一、湿邪的特点

湿是风、寒、湿、暑、燥、火六种病邪之一，具有质重黏腻、易伤阳气、阻遏气机、性趋下、易袭阴位等性质，临床特点主要是痰多、口中黏腻、倦怠乏力、大便黏滞不爽、肥胖等。湿邪有外湿、内湿之分，湿邪伤人，无论内外，最易困遏脾阳，失其运化失常。湿邪为患，"如油入面"，难解难分，患者多面色晦暗，带下腥臭，大便黏滞不爽，小便短黄浑浊，舌苔白腻，或可见舌苔垢。

二、"湿邪"与自然界之"湿"的类比

古人在"天人合一"思想的指导下，在人体试验的基础上根据人与自然界相似性的联想，将自然界中"湿"这一具体概念通过隐喻的认知手段跨域运用到病因领域而形成"湿邪"的抽象概念，后在中医理论体系中不断发展、总结、推理，终趋于完善。

春秋之交，"大雨时行，湿气乃用"（《素问·五常政大论篇》），在一年四季中，此时大气中的湿气最盛，因而把湿气作为"长夏"季节的主气。水是人类生命所必需的，

但是空气中湿度过大就会造成不利影响，轻则腐蚀物体，重则泛滥成灾。"积阴之寒气为水"，水性寒冷，积水之处如湖泊、沼泽、湿地等处，气温会相对偏低（"湿为阴邪，损伤阳气"）。水多从高处流向低处，呈现向下的趋势，居于低处，若无外力则居而不动（"湿性趋下，易袭阴位"）。南方地区多见"梅雨季"，每逢此时，家中之物多易发霉腐烂，而人则多有秽浊、黏腻之感；雨后道路多泥泞，湿土粘在鞋上难以去除；水与油或面粉混合融为一体，难以分开（"湿邪"多兼它邪而致病，胶着难解"）。

三、湿邪的治疗药对

治湿邪常用上宣、中化（芳化、温化与清化）和下渗三法。湿病的治疗，理气为先，当调理肺脾二脏；化湿又有温化、清化之别，并酌加化浊醒脾的石菖蒲、远志、郁金、藿香、佩兰、白蔻仁等。药量不宜过大，药味不宜过多过杂。临诊在辨证论治的前提下，常加用以下药对。

石菖蒲 – 远志　石菖蒲是临床常用的化湿、开窍、祛风药，它具有化痰开窍、醒神益智、化湿和胃等作用。临床常用于脑血管疾病导致的脑神损伤及神志疾病等。《本草备要》云："补肝益心，去湿逐风，除痰消积，开胃宽中。"药理研究表明，石菖蒲具有镇静解痉、抗癫痫作用，同时具有改善记忆、保护心肌细胞、平喘、调脂和舒张血管的作用。

石菖蒲配伍远志，出自《圣济总录》中治久心痛之远志汤，具有交通心肾、补益脑神、开窍养心的作用。加入龟板、龙骨，即为《备急千金要方》的孔圣枕中丹；加入人参、茯苓、茯神，即为《医学心悟》的安神定志丸；加入茯苓和人参，即为《备急千金要方》的开心散，具有宁心安神、补气益智的作用，现在临床上多用于中气不足的双心综合征、中风后心境低落及老年痴呆等疾病。

西洋参 – 石菖蒲　二药一寒一温，具有补气开窍、益气生津的作用，在临床上多用于老年人记忆力减退、夜尿频多、舌苔白腻、口中乏味、倦怠乏力等症。西洋参甘、寒，生津、补气养阴，常用于气虚阴亏、内热、咳喘痰血、虚热烦倦、消渴、口燥咽干等病症的治疗。西洋参的主要活性成分是人参皂苷和多糖，具有提高机体免疫力和改善心脏功能的作用，还具有抗缺氧缺血、抑制癌细胞增殖、增强机体免疫等作用，适用于老年体弱及免疫力低下等多种病症。

黄连 – 石菖蒲　石菖蒲芳香化浊醒脾，黄连苦寒燥湿，二者相须，治疗暑湿季节湿盛倦怠效果较好。暑湿季节，脾虚胃火炽盛者，若单用黄连苦寒燥湿，对于大便稀溏、睡眠障碍、心火炽盛者，即可收到较好的疗效；若伴有舌苔厚腻、倦怠乏力、纳食不香等湿困脾土之症，黄连配伍石菖蒲可起到化湿醒脾、燥湿清心的作用。

郁金－石菖蒲 郁金具有行气解郁、凉血破瘀之效，可用于治疗胸腹胁肋诸痛、失心癫狂、热病神昏及吐血、衄血、尿血、血淋等症。郁金配石菖蒲比较有名的是《温病全书》中的菖蒲郁金汤，主药是石菖蒲和郁金，还包括炒栀子 3 钱、鲜竹叶 3 钱、牡丹皮 3 钱、连翘 2 钱、灯心草 2 钱、木通 1 钱半、淡竹沥 5 钱（冲服）、紫金片 5 分（冲服）。郁金与石菖蒲配伍，一寒一温，一清一开，主要用于湿热郁蒸、神志欠清、头昏脑涨等症，比如，暑湿季节见舌苔厚腻、头脑昏蒙不清、睡眠障碍、身重、倦怠、乏力等症者，可予此药对使用。

萆薢－石菖蒲 因《杨氏家藏方·卷九》"萆薢分清饮"（益智仁、川萆薢、石菖蒲、乌药各等分）而为医家所喜用。萆薢具有祛风利湿的作用，石菖蒲配伍萆薢利湿祛浊、通窍，其利湿化浊可用于治疗湿浊不化之尿浊、尿频等症。萆薢配伍石菖蒲，按照《杨氏家藏方》1:1 的比例配伍时，其抗前列腺间质炎性细胞的活性最强，说明中药的配伍有一定科学性。药对在配伍过程中，比例关系很重要，但是剂量更重要，因为药物发生作用后存在着量效关系，所谓"等比不一定等效"，就是这个概念。

第四节　男子冲任失调浅谈

冲任二脉，起始于胞宫，此乃《黄帝内经》之言，似成定论，于是冲任失调就专为女子罹疾之证名。而男子有无冲任二脉，冲任失调在男性泌尿生殖系统疾病中的作用如何，对此问津者寥寥无几。

一、男子冲任二脉的起源及循行

《灵枢·五音五味第六十五》云："冲脉任脉，皆起于胞中。"胞中者，胞宫也，指冲任二脉起始于胞宫。在女子，胞宫的形体即子宫也；在男子，胞宫是否存在，或有无与其同功异名的脏器，是解答男子有无冲任之脉的前提。

《素问·骨空论篇第六十》中论及"任脉者，起于中极之下""督脉者，起于少腹""冲脉者，起于气街（古代穴名，即今气冲穴）"，而"中极之下""少腹""气街"等处男女均有，三脉"一源而三歧"，由此亦可反证：冲任二脉起始于少腹的中极之下，在女子为胞宫，而在男子则为一同功异名之脏器。继而究之，"任脉者，起于中极之下，以上毛际"，由此可知，同源的冲任必起于毛际（曲骨穴）之下的会阴部。

从生殖功能言，冲任二脉隶属于肝肾，肾主生殖，藏精，肝主疏泄，藏血，男子以精为用，女子以血为本，冲任二脉与精血密切相关。在男子，与女子胞宫同功且又在会阴部的，毋庸置疑当推肾子，即睾丸，又名精室，具有化生储藏精液的功能。男子二八，肾气充盛，天癸行至，任脉畅通，太冲脉盛，由肾子所藏制之精，则化生溢泻而为用。所以，冲任二脉同样存在于男子，起始于会阴部的睾丸。

从经脉循行言，冲脉与足阳明经并行向上，挟脐两旁上行，至胸中分散，而任脉上行至阴毛际，沿腹内正中线上至关元穴，经胸腹至咽喉部，再抵两颐，沿面部进入目下，由于冲任二脉的循行范围较广，但又局限于胸腹会阴，所以临证虽较为复杂，但并非无规可循。

二、冲任为病的临床见证

《素问·骨空论篇第六十》云："冲脉为病，逆气里急。"从经脉循行看，冲脉与任脉相并，同督脉相通，上行至头，下行至足，贯穿全身，为总领诸经气血的要冲，其脉气在头部灌注诸阳，在下肢渗入三阴，容纳十二经脉、五脏六腑之气血。故《灵枢·逆顺肥瘦第三十八》云："夫冲脉者，五脏六腑之海也，五脏六腑皆禀焉。"从脏腑关系看，冲脉与足阳明经会于气冲穴，又与足少阴经相并而行，和胃、肾二脏相联系。故《经络学》指出："本经循腹至胸中而散，故有气急，胸腹痛，气上冲心等症。"《难经正义》从病机角度指出诸症的原因为"肾气不足而邪能干之也"。临证类归，男子常见气从会阴少腹起，向心胸上冲，抽掣阴部，或见睾丸偏坠胀痛，小便后寒战抖慄，甚则昏厥；或见血精，早泄阳痿，茎中痒痛；或见不射精，阳事易举，淋浊精清或精液黏稠不化；或见疝气等。《针灸大全》所载八脉交会穴，公孙通冲脉，主治心胸疾患及肠胃诸疾。

任脉循行腹部正中，对全身阴经脉气有总揽总任的作用，它所通过的石门穴，别名丹田，其功用对男性尤为重要。《素问·骨空论篇第六十》云："任脉为病，男子内结七疝，女子带下瘕聚。"从临床症状看，常见睾丸偏坠疼痛，或卧则上缩入腹，立则出腹入阴囊，甚则发硬水肿；或阴缩阳痿，阴囊湿痒，痛苦不堪；或见小便挟精，淋浊强中，茎中奇痒，阴毛际胀痛发痒，搔压则安；或见颏下硬结，肿痛如杏；或见人中沟色素点增多等。《针灸大全》所载八脉交会穴，列缺通任脉，主治头面胸腹诸疾。

三、男子冲任失调的分型

邪客冲任，里急阴寒　证见小腹冷痛，龟头寒冷，自觉有气从少腹上冲心胸，前阴内缩，小便寒慄，甚则昏晕；或尿后自觉有气沿腹内正中从会阴部上掣，弯腰抚腹则减，疝气。舌体多淡胖润，或有齿痕。法以散寒缓急、调理冲任为旨，常用桂枝加龙骨牡蛎汤、当归四逆加吴茱萸生姜汤加减。

湿热下注，冲任失调　证见阴囊搔痒，甚则作痛，淋浊白淫，小便黄赤，或阳痿，血精色鲜，茎中作痒或烧灼；或小便挟精，排尿不爽，尿后尿道口常有米泔样物，颏下起核，肿大如杏核，伴腰痠口苦，舌红，苔黄腻，脉弦数等。法以疏理冲任、清利湿热为旨，常用紫柴苓汤、三妙汤加减。

冲任亏损，精血不足　证见少腹阴部隐隐作痛，放射至腰骶部，稍劳则腰痛如折，精液清冷如冰，血精淡红，或阳痿早泄，梦遗滑精，尿频。常有精子畸形、活动度差、数量稀少等，伴面色萎黄，疲乏无力，失眠，舌质淡白，有齿痕，苔白，脉沉细弱而无力。法以填精补血、培益冲任为旨，常用阿胶、龟板、鹿角胶、鹿茸、狗肾、黄芪、当归、菟丝子、血余炭、锁阳、淫羊藿、龙骨等药；血精者可用固冲汤加减；腰痛精清尿频者，可用大补元煎加减。

冲任不和，精淤不畅　证见前阴部胀满疼痛，毛际部时有针刺样阵痛，同房时无精射出，会阴部饱胀作痛，血脉怒张，阳强易举，梦遗滑精，伴颜色青紫，色素沉着，人中沟或承浆穴周围起褐斑，小疖，舌质青紫，脉沉涩。法以通经活络为旨，常用少腹逐瘀汤加减，另酌情配伍疏经通络类药物，如穿山甲、王不留行、蛇床子、韭菜子、菟丝子、枸杞子、地龙、水蛭、虻虫、蜈蚣、乌梢蛇、当归、丹参、牛膝、路路通、木通等药。

四、对冲任失调与肝肾为病的看法

男科疾病，从发病看，冲任失调是从经脉角度论述的，涉及脏腑很少；而肝肾为病则主要从脏腑立论，二者角度不同，论证阐发病情的层次亦不同。从症状看，肝肾为病多以脏腑功能失调为主，很少涉及经脉循行及所及部位的病变。而冲任失调主要表现为经脉所过及所及部位的病变，范围较广，症状复杂，但均以生殖泌尿系统及胸腹疾患为主。从用药看，调理肝肾很少有特定类属药物，而调理冲任，就其为病的虚实不同，以虫类药为首选之品，如地龙、蜈蚣、穿山甲之类；以疏经通络药为主体，如路路通、姜黄、木通、王不留行等，加减配入的中草药亦多是通窍、性喜走窜好动之品。虚者调补冲任，多用血肉有情之品，蕴阳激阳之物，如阿胶、鹿角胶、鹿鞭、狗肾等药物；若用偏平和之品，则选用如菟丝子、淫羊藿、肉苁蓉、枸杞子、车前子、五味子等。

第五节　慢性咽炎的体悟与心悟

慢性咽炎的治疗通常颇为棘手。慢性咽炎可通过望诊或者耳鼻喉科的初步检查，看到咽部充血，可以通过扁桃体肿大程度等来判断咽炎急性期或慢性期。

慢性咽炎的治疗思路和方法往往是清热解毒、活血凉血和滋阴利咽等，常用的方药有木蝴蝶、麦冬、金果榄、胖大海、桔梗、射干、牛蒡子、山豆根等，但是临床疗效一般。慢性咽炎在季节交替之时容易反复，在治疗过程中通过西药雾化、中药口服、漱口、含咽及其他各种治疗方法，存在一定疗效但根治困难。症状主要是咽部干痒、疼痛，伴随周身倦怠乏力等不适。笔者临诊时发现，使用木蝴蝶、玄参、金果榄、胖大海、麦冬、桔梗等泡水含漱时，虽有一定疗效，但常常引起腹泻、腹胀、纳差等不良反应，且伴随双下肢发冷、身体倦怠，便常思考是否治疗中忽视了肾阳的作用，从而出现了肾阳不足的症状。

咽乃肾之门户，足少阴肾经循喉咙、挟舌本，咽部不适多为心肾阳气不达所致。肾为阴阳之宅，如果肾阳虚于下，阴寒结于上，则寒凝滞于咽喉，可见咽部暗红，伴手脚寒凉，常用滋阴养阴药、活血凉血药，但疗效一般。笔者总结临床经验发现，在温阳的基础上酌加透达之品，常常收到肯定的效果，比如使用桂附地黄汤和半夏散加减。半夏散由半夏、桂枝、炙甘草三味药组成，有散寒化痰、开结通痹的作用。方中半夏开喉咙之痹，桂枝散风寒之结，炙甘草和中缓急，用于寒痰结于咽喉所致的咽喉疼痛，或有异物感、声音嘶哑、咽后壁红肿不明显、痰涎较多、恶寒怕冷、咳嗽气逆等症状；亦常用于慢性咽炎、扁桃体炎、咽喉炎、声带息肉、会厌囊肿等疾病的治疗。

笔者在治疗慢性咽炎的过程中，对"甚者从之，从者反之"的内涵有了更深的认识。根据患者咽部黏膜淡红、畏寒、倦怠乏力、舌胖苔白、脉沉细等临床表现，使用桂枝和附子时，如果仅用玄参等反佐，效果往往一般。而且，患者服用这些辛温之品，常出现牙龈肿胀、咽干等火热上炎之象，此时若使用生大黄反佐，使郁结的邪热和药物的燥性从大便分泄，给邪以出路，得效颇佳。

第六节 感冒辨治中的"寒"与"温"

感冒一年四季均可发生，尤以冬、春季为多，不仅发病广泛，而且个体反复发病率高。感冒常以鼻塞流涕、咳嗽喷嚏、恶寒发热、头痛身痛为临床表现。病因方面，风、寒、暑、湿、燥、火等六种致病邪气，即"六淫"，常被归为感冒最主要病因。其中，风邪为六淫之首，且极易兼夹其他病邪发病，如冬多夹寒，春多夹温，夏及长夏多兼暑湿，秋多夹燥等，临床亦根据具体证候将感冒分为外感风寒、风热、暑湿等论治。需要与感冒相鉴别的是时行感冒，即流行性感冒，简称为流感。其多为感受四时不正之气，西医认为流感是由高致病性、高传染性的流感病毒引起，呈现明显的流行性、传染性，常表现为寒战高热、全身酸痛、酸软无力，且化热传变趋势明显。人们较熟悉的甲型流感、重症急性呼吸综合征（SARS）和新型冠状病毒肺炎（简称为新冠肺炎），都属于流感的典型代表。

一、寒与温的对立

自《伤寒论》问世以来，感冒的施治常围绕桂枝汤、麻黄汤、小柴胡汤等代表方剂展开。后世吴有性、吴塘基于温病理而分别创制达原饮、银翘散等，于是便形成了看似对立的以清热为主的辛凉解表和以发汗为主的辛温解表两派，并对应发展出辛凉解表剂和辛温解表剂。此外，针对咳嗽、头痛等外感病的治疗也出现了"寒温对立"现象，如风温咳嗽、风寒咳嗽、风热头痛、风寒头痛等。这种分类方式的提出很容易令人将两类病证对立起来看待，从而出现治疗方式上的严重对立。

从历史发展的脉络来看，温病学派和伤寒学派当是互为继承、互为发展的，是学术发展过程中的承前启后和学术的完善与创新，而并非学术的割裂和对立。但是，现实中常把感冒以寒、温区分，割裂为风寒与风热。表面上看，这样虽然便于应用与掌握，但是这种方法割裂了学术，使感冒的治疗趋于程序化，没有很好地体现出中医因地制宜、因人制宜、因时制宜的辨证特色。

二、寒与温的统一

一方面，寒、温两派应合流以提高疗效为主，而非墨守成规、刻舟求剑，更不应仅以方证来应对一切感冒，丢失了中医"辨证治疗"的灵魂，而墨守僵化的流派和谬误。另一方面，许多学者、医家在研究流行性感冒过程中，切实体会到寒与温的统一在临床疗效方面确实值得肯定。基于此，笔者对寒与温的统一试从以下几方面做一番论述。

（一）甲型 H1N1 流感治疗中的寒温统一

2009 年甲型 H1N1 流感在国内流行，国家中医药管理局调查清楚这种流行性感冒的证候特征后，及时审批金花清感颗粒作为推荐治疗药物，并获得了良好的临床疗效。金花清感颗粒由金银花、石膏、蜜麻黄（炙）、苦杏仁、黄芩、连翘、浙贝母、知母、牛蒡子、青蒿、薄荷、甘草等组成，有疏风宣肺、清热解毒之效，由治疗"汗出而喘，无大热"的经典方麻杏石甘汤和"但热不恶寒而渴"的经典方银翘散组成。方中既含金银花、牛蒡子、薄荷等辛凉药，又含麻黄、苦杏仁等辛温药，是典型的寒温并用、疏风宣透之方。此外，金花清感颗粒采用颗粒剂型，以温水融化，便于服用，利于吸收，避免了煎煮汤剂容易丢失挥发性成分的弊端，保留了诸多辛温、辛凉中药的挥发性成分，这是金花清感颗粒获得良好临床疗效的又一关键原因。

（二）新冠肺炎治疗中的寒温统一

2019 年末，新冠肺炎肆虐中华大地。研究发现，新冠肺炎病位在肺，以毒为主，其次是寒、湿。于是，抓住毒和湿的病机对寒化或者热化进行积极的中医救治，对于轻症及由轻症向重症转化的过程都具有重要的阻断作用；在重症和危重症的治疗过程中，积极抓住病情的转折点，合理应用中药，也能及时截断与扭转疾病的发展。因此，根据新冠肺炎病因病机制定相应的治疗方剂，是战胜它的关键。中国中医科学院特聘研究员葛又文同志将麻杏石甘汤、射干麻黄汤、小柴胡汤、五苓散四个方剂 21 味药有机组合在一起，化裁为一个新的方剂——清肺排毒汤，其组成为麻黄、炙甘草、杏仁、生石膏、桂枝、泽泻、猪苓、白术、茯苓、柴胡、黄芩、姜半夏、生姜、紫菀、款冬花、射干、细辛、山药、枳实、陈皮、藿香。不难看出，此方亦是寒温并用的代表。该方在 4 省 36 个城市 37 所医院的 214 名确诊患者中使用，通过综合观察，治疗新冠肺炎总有效率在 90% 以上。

（三）临证实践中的寒温统一

笔者在治疗外感热病时，对寒温统一也有较深的体会。用药既非单纯一派辛凉药，亦非仅一派辛温药，而是寒温并用，以辛温辛凉宣透为主，整体偏于清透，量宜小，似治上焦如羽之感。正如蒲辅周先生所指出的：表里合病应该"辛温复清解，辛凉复以微辛温"，正合寒温统一之理念，切不可因体温升高和白细胞升高而一味地使用寒凉之剂。柴胡桂枝汤加减作为治疗外感疾病的常用方，临床中常取得很好的疗效。方中柴胡、黄芩、桂枝、白芍、半夏、党参、甘草等，剂量宜小，同时配伍玄参、连翘、荆芥、防风、蝉蜕、僵蚕等，疏风宣透，效果良好。结合以上经验，经过对柴胡桂枝汤的加减化裁，笔者整理出以下经验方。

柴桂解毒方，组成：北柴胡 6 克、黄芩 20 克、法半夏 10 克、茯苓 15 克、党参 15 克、桂枝 6 克、白芍 15 克、北败酱 15 克、夏枯草 15 克、生甘草 10 克。此方在西北地区，如甘肃、宁夏、陕西等地，冬季春节前后感冒流行时使用，效果显著；而同时期在天津地区使用，治疗效果则一般。考虑到不同地区的饮食习惯和气候特点，笔者在治疗过程中还酌情添加化湿、和胃、疏风的药物，如加黄连温胆汤、小陷胸汤等进行调节，疗效甚佳。

速感达邪解毒汤，组成：柴胡 10 克、黄芩 10 克、法半夏 10 克、党参 10 克、桂枝 6 克、白芍 10 克、蜜麻黄 6 克、生石膏 30 克、连翘 15 克、板蓝根 15 克、葛根 15 克、防风 10 克、荆芥穗 10 克、蝉蜕 6 克、僵蚕 6 克。此方由柴葛解肌汤、小柴胡汤、桂枝汤、麻黄汤、荆防败毒散和羌活胜湿汤化裁组成，其要义在于寒温统一。辛温、辛凉药共用，以辛凉解表借助辛温之剂来增强疏解、宣透风邪的功能；而辛温之剂在辛凉之剂的佐使下，避其温热燥性以防耗伤阴津。开玄府、散风邪，就是这个道理。

无论风寒在表，还是风热袭表，都是邪束肌表、玄府闭塞的主要原因，宣、透、解、散是主要治法，辛温、辛凉同用以达到开玄府、散风邪的目的。若风热感冒早期使用辛凉解表之剂效果欠佳时，可借助辛温之力以温散、宣透而收效，这亦是临床常用麻黄汤、桂枝汤或者麻黄桂枝各半汤的原因之一，在疏散风热的基础上，宣、透、解、散，开启玄府。连翘、金银花、败酱草、板蓝根等为清解热毒、疏散风热的常用药对，但医生临诊用药时，一定注意环境、节气、地域及患者的个体差异，切不可不辨证便使用。

感冒作为一个常见的多发疾病，见证了中医学发展史上伤寒与温病的分与合。伤寒与温病两个学派的学术之争推动了中医学的进步，温病学派是对伤寒学派的完善和提升，寒温统一，在一些治疗中确实达到提高疗效的目的。随着临床实践的深入，我们发现一些疾病的病程往往是寒温互相渗透，或者在不同阶段表现为寒盛或温盛，因此，医生在治疗时尽可能体察入微，兼而顾之，切不可简单地把疾病截然分为所谓的风寒、风热感冒，风寒、风热咳嗽，风寒、风热头痛等，导致临床辨治中思维僵化，所处方药往往不能中病。

第七节 从免疫炎症角度探讨冠脉微血管病变诊治

笔者有这样一种感受，学生时代从教科书中所学的各种辨证方法常常是一种割裂般的存在，诸如外感热病用三阴三阳辨病，温病用卫气营血辨证，内科慢病用脏腑辨证，等等。近年来，经过日积月累的临床实践，并结合不断地深入研读中医经典，笔者已惯常将六经辨证与脏腑辨证有机地融会贯通，由衷感觉这是个人中医思维的一次重要升华。这也为我们所提出的"血－脉－心－神"一体观理念的固化找到了根基，溯到了源泉。

通常麻黄汤、桂枝汤、柴胡桂枝汤等，被对应用来治疗伤寒表实证、伤寒表虚证、太少合病等。为了更好地体现及运用新的诊疗思维，笔者及科研团队将日常门诊数据库里的这些方剂名称进行了调整。比如把少阳病的主方、和法的代表方小柴胡汤略作加减以后，命名为"养肝荣心方"；在小柴胡汤的基础上加入四味软坚方、升降散后，命名为"畅脉稳斑汤"。此外，我们通过对麻黄汤深入解读，以麻黄汤、麻黄附子细辛汤、茯苓杏仁甘草汤相合，进行了理论上的突破和思维层面的调整，创制了以麻黄、桂枝、鹿衔草、杏仁、茯苓、刺五加、细辛等为主要组成，以病窦综合征、慢性心律失常等为适应症的"振元救君汤"。我们根据临床情况，对细辛的用量和使用期限进行了规范，验之临床可以明显提升患者的心率，尤其是病窦综合征这类患者的症状和心电图表现。

笔者在治疗过程中发现，由于夏季暑湿当令，仅用补气药和扶阳药效果欠佳，患者的乏力、倦怠、厌食等症状难以有效缓解。通过研读李杲的《内外伤辨惑论》及其中的升阳散火汤、清暑益气汤和补中益气汤等，笔者临证中把部分风药，即解表药，如连翘、羌活、防风、升麻、柴胡、葛根等，应用到处方中，患者的乏力、倦怠、厌食等症状得到了明显改善。基于这些经验，我们对"升陷汤"（黄芪、知母、升麻、柴胡、桔梗等）也进行了改造，并命名为"升举大气方"，即在原方基础上，调整了党参、黄芪的用量，同时加入羌活、独活、威灵仙、徐长卿等祛风湿、通经络的药物。经多番临床验证表明，该方对于缓解患者的冠心病心绞痛伴后背痛效果明显。我们又进一步对"补养宗气方"（黄芪、白术、党参、当归、黑顺片、酒萸肉、菟丝子等）做了优化，加入升麻、柴胡、徐长卿、威灵仙、虎杖、秦艽、透骨草、老鹳草等，并发现患者的心绞痛、后背沉重等症状得到明显改善，且没有出现因补养化热的问题。

在此，我们还要考虑一点，即如何进一步解决冠心病微血管病变的病位问题，并提升疗效。大血管的问题我们已经解决，包括血运重建、硝酸酯类药物的扩张，但在微小血管病变方面，我们一直处于困惑状态：从活血化瘀角度看，中药的作用在阿司匹林、利伐沙班、硫酸氢氯吡格雷等抗血小板聚集、抗凝药物的覆盖下，已经显得很微弱；从理气活血进而扩张血管角度阐释，这类作用的中药效果在硝酸酯类药的背景下也显得苍白。故单纯从扩血管和抗凝的角度处方用药，其功效已经显得说服力不足。然而，在加用祛风湿、舒筋骨的药物后，比如刺五加、透骨草、老鹳草、牛膝等，我们发现该法收效明显，尤其是徐长卿、威灵仙、虎杖等在治疗过程中还可以显著改善慢性、隐性的胸痛、后背沉重等症状。这一发现有力地证实了在冠心病微血管病变的治疗过程中恰当运用舒筋活络、祛风湿等药有很重要的作用。

对于这种疗效的机理，我们以传统的"阳微阴弦"理论是可以诠释的。若使用传统的柴胡桂枝汤及活血化瘀药等疗效不显著，使用血府逐瘀胶囊、通心络等干预后效果也不理想的情况下，加用舒筋活络、祛风湿类药物则效果明显、疗效肯定。由此不难看出，在微血管病变的过程中，血管本身存在免疫失衡、血管内膜微炎症的状态。这些也是"升举大气方"和"补养宗气方"的理论渊源。

医学假说、理论的正确与否，必须得到临床的检验，这中间还需要经历一个重要关口，那就是药物的有效性、安全性评价，来验证、反思并进行纠偏斧正。记得王永炎老师曾说，"病人是我的老师"，话语虽简单，但若想做到、做好，我们需要屡学屡新，勤于思考，勤于总结。

第八节　冠状动脉重度狭窄——术前与术后辨治策略

依据冠状动脉造影的直径狭窄百分率，冠状动脉狭窄分为四级：Ⅰ级，25%～49%；Ⅱ级，50%～75%；Ⅲ级，76%～99%；Ⅳ级：100%。冠状动脉重度狭窄通常是指达到Ⅲ、Ⅳ级的病变，解剖学角度往往提示严重血管病变，血流活动受限，可能需要介入或外科手术进行血运重建，恢复血流再通，解除狭窄。此类患者虽存在严重的冠状动脉狭窄，却由于侧支循环建立完备，故一些患者临床症状不明显，未影响生活质量。此类患者在选择治疗方案时，往往更倾向于常规药物保守治疗，而非血运重建。而对于存在心绞痛反复发作等不良心血管事件的高危人群，血运重建是为其解除风险的最佳手段，但是术后易发生冠脉慢复流、斑块内再狭窄等引起心绞痛反复发作的现实问题。因此，对于上述两类患者，在临证中形成一套行之即获效的辨治方法是十分必要的。

一、术前调和营卫

狭窄不等于缺血，对于不存在心肌缺血症状、斑块稳定的患者，即使心血管狭窄程度超过 90%，也可暂时不行血运重建术，仅给予常规药物控制病情发展，并定期随访观察即可。这部分患者在心肌缺血症状加重前，恐怕都不会选择经皮冠状动脉介入治疗（PCI）。基于营卫气血理论辨治冠状动脉重度狭窄患者，我们对基本病机提出了一些新的认识和治法。

冠状动脉重度狭窄是基于动脉粥样硬化的病理改变，与斑块进展相关。冠状动脉轻中度狭窄期：此时营卫失和，气血失调，营卫之气亏虚不能行血，血瘀加重，血停脉中，脉失畅达，阻滞心络；营血不行，血不载气，气不达周身，津血输布及水液代谢紊乱，内生痰湿，痰浊、瘀血互结脉中，形成并加剧斑块沉积，此时动脉血管内皮脂质浸润明显，管壁增厚，管腔狭窄明显。冠状动脉重度狭窄期：此时营卫气血严重失调，气血运行障碍，痰瘀之邪胶结脉壁，又疾病日久，气血两虚，无力推动血液前行，痰瘀化热生毒，毒损心络，心体受损，心主血脉失常，反向加重营卫气血功能障碍，最终形成恶性循环；此期还存在冠状动脉斑块脂质核心不断扩大，血管内皮严重损伤，斑块异常积聚，管腔严重狭窄。综上，冠状动脉重度狭窄属营卫失调、毒瘀阻络病变。

结合营卫气血理论对冠状动脉重度狭窄的认识，我们临证在治疗上主要从气血的运行和生成两方面着手，首调气血运行，后言气血生成，祛除痰瘀等病理产物贯穿始终。气血运行即通过调和营卫，调畅全身气机，恢复气行血、血濡脉之能，为祛邪提供稳定的血管内环境。气血生成即通过益肾健脾促进气血化生，增加气血补给，助气血通畅，周流全身，血脉调和，濡养心体。

调和营卫，维持气血运行　遵循"损其心者，调其营卫"之理，以调和营卫气血为关键切入点，从血脉内外综合调理，恢复血濡气行之能，既注重对血管内皮的损伤修复，又强调对血管外膜滋养血管的调控。临证多选用桂枝、白芍之品，取其调和营卫之功，促进气血运行、脉道通畅，予有形之积以出路。

活血解毒，阻抑斑块进展　为阻抑斑块进展，加强斑块稳固，防止斑块破裂，应立足对痰瘀毒邪性质的认识，灵活施用活血化瘀、清热解毒之法。痰瘀之邪重者，常选用丹参、当归、赤芍、法半夏等活血化痰之品；热毒甚者，则选用黄连、栀子、牡丹皮等凉血解毒之品。

软坚散结，消退斑块实邪　此时气血化生失常，津血输布代谢紊乱，痰浊内蕴，血行受阻，痰瘀胶结脉壁。根据"坚者削之，结者散之"，活用软坚散结之法。临床常用鳖甲、海藻、昆布、夏枯草、浙贝母等药物。

益肾健脾，促进气血生成 冠状动脉重度狭窄非一时之变，疾病日久，损及气血，脾肾亏虚，正气不足无力祛邪，反而加重冠状动脉狭窄。故以脾肾同补使气血化生有源，培补正气，平衡机体气血阴阳。临床多以炒白术、党参、茯苓等健脾益气，以桑寄生、续断、淫羊藿等温补肾阳，以枸杞子、酒黄精、熟地黄滋补肾阴。综上之法，脾肾并补，阴阳同调。

二、术后分期干预

对于存在明显心肌缺血、斑块不稳定的患者，斑块破裂造成血栓的风险较高，需要考虑施行血运重建，但由此造成的 PCI 围手术期心肌损伤为患者心脏康复及诊治带来了新的挑战：支架内血栓形成、慢复流及无复流、再灌注后心律失常等 PCI 围手术期心肌损伤的治疗缺乏整体性。以"脉"为临床事件发生的触发点，以"血"作为干预的载体，以"心"作为干预的核心，以"神"作为"生物 - 心理 - 社会"医学模式下双心医学的关键点，从"血 - 脉 - 心 - 神"一体观角度进行辨治。

冠心病患者大多表现出气虚血瘀的症状，即使 PCI 能缓解其症状，但就患者身体而言，支架属于外来物质，属于毒邪的范畴，毒损脉络，致心脏本体失濡，心之神失养。故血脉不和是 PCI 前后主要病机，血病可以及脉，反之脉病亦可及血，因此，应重视调和血脉，血脉和利是心脏本体功能正常的前提条件。PCI 术后初期，血脉病变是基础，血脉共病则致心之体、心之用失常，该期病邪胶结，瘀热痛毒之邪闭阻心脉，病变由血脉传入心脏本体，损伤心络，心络不通，发为胸痹。PCI 术后，虽然损伤部位部分血运恢复，但仍兼夹痛毒、瘀血之邪，该期属本虚标实，患者可见疲乏无力、胸闷气短、郁郁寡欢等症状。

早中期 以血失清宁、脉失畅达为主，治以利脉、和血，血脉同治，可通过滋阴、解毒、活血、理气、化痰、散结诸法来宁血、运血、畅脉、稳斑以改善血液和斑块易损态。欲改善"凝、壅、塞、闭"，当分阴阳。阳痹则滋阴解毒、行气活血，我们据此提出"静心宁方"，药用：柴胡、白芍、桂枝、黄连、檀香、三七、玄参、连翘、僵蚕、蝉蜕、山楂；阴痹则温阳通脉、化痰散结，我们据此提出"脾肾同治方"，药用：炮附子、鹿角霜、党参、麻黄、丹参、浙贝母、白豆蔻、生薏苡仁、绞股蓝。

中后期 以心肌顿抑、络损神伤为主，治以养心育心、调神畅络，以旺心气、安神魂，则血脉有主，各司其职。我们据此提出"育心保脉安神方"，药用：柴胡、白芍、桂枝、胆南星、红景天、黄精、玉竹、丹参、瓜蒌、制鳖甲。

第九节　冠心病常见合并病的临证防治思路

冠心病是心血管疾病中的常见病和多发病，而冠心病以单一病种出现者较为少见，临床上常与糖尿病、高血压病、高脂血症、心律失常、抑郁症等多种疾病相兼出现，且预后较差。深入探究冠心病合病的核心病机，寻求有效的防治方法，对于提高冠心病合并病的临床疗效及改善预后有重要意义。

一、冠心病合并糖尿病

糖尿病作为冠心病常见的合并病之一，二者具有共同的危险因素，如高血压、高脂血症、肥胖、胰岛素抵抗等，这些危险因素相互叠加，加速了动脉粥样硬化的进程。由于冠心病合并糖尿病发病机制复杂，涉及微血管、大血管及自主神经病变，起病隐匿，且治疗效果又较单纯冠心病患者差，故有效防治冠心病合并糖尿病具有重要意义。

冠心病合并糖尿病以血脉病变为初始。营血化生不足，脉道虚滞，易受邪气侵犯，或运行迟缓而致瘀；血脉失和，气血津液代谢输布失常，聚而成痰浊水湿，日久痰瘀交结，脉络受损；加之冠心病合并糖尿病以阴虚为本，燥热为标，阴虚则涵阳失职，亢阳化热，热极成毒，毒损络脉。以上因素共同促使虚、痰、瘀、毒之邪产生及相互夹杂，引起脉络狭窄、瘀闭，形成胸痹。高血糖作为冠心病合并糖尿病的病理基础，血中糖、脂在血管堆积，引起血管中发生内皮炎症、氧化应激，使管壁呈粥样硬化，容易形成易损斑块，导致冠心病发生发展。

随着病程的不断进展，冠心病合并糖尿病患者中、后期多以心肌损伤为主。此皆因久病伤阴耗气，毒邪入络，导致心之本体受损。心体受损，则其用渐衰，心失主司，心气推动无力，气不行血，痰浊瘀血之邪渐盛，加之阴虚内热，营血黏滞，使痰浊瘀血内蕴化毒，心脉痹阻加重，从而加剧了冠心病合并糖尿病的进程。随着疾病后期心气衰败，心之阴阳俱损，气血逆乱而成危候。由此可见，冠心病合并糖尿病病位始终不离心之本体，又因血脉与心相连，共同组成人体重要的能量、信息交换场所，故在治疗中除针对痰浊瘀血内生毒邪的治疗外，应始终注意育养心脏本身，并兼顾滋养血脉。

在冠心病合并糖尿病的演变过程中，心神共病贯彻始终。消渴日久，心血脉功能紊乱，从而导致神失所养，不舍于心，昏蒙不主，则可引起五脏气机郁滞，升降失常，变生他病。同时神乱不明，七情困扰，又能造成脉道不利，加重痰浊、瘀血、气滞、寒凝内邪的结聚，使脉络瘀阻、血行不畅，引起消渴胸痹。心神共病所代表的神志异常的表现突出，严重影响患者的生活质量。

本病初期以血脉失和、营卫失常的"血脉"病变为主。临床表现为胸闷、憋气、心慌等，病情尚浅，为疾病的可逆阶段。而血脉失和、营卫失常与脾肾二脏功能失调相关。肾为水脏，若肾虚不固则肾脏开阖固摄失权，下焦之水妄行，水犯为痰。脾为后天之本，患者多喜食肥甘厚味，导致脾失健运，水谷精微化生布散失常，促使痰浊、瘀血等病理产物的堆积。在此阶段，治疗应在严格控制血糖的同时从益肾健脾、软坚散结入手。临床常用桑寄生、杜仲、墨旱莲、女贞子、黄芪、炒白术、党参、赤芍、夏枯草、浙贝母、昆布等药物，达到固本清源、标本同治，防止邪毒渐盛、伤及心之本体的目的。

疾病中后期痰瘀之邪渐盛。此期脉络进一步受损，亦使"内痈"随之形成，痰瘀日久化火化毒，乖戾善变，使结聚爆裂、脉道痹阻等急症随时发作，危害生命；另外，血脉失和还可以造成心失所养，以及痰、瘀、毒诸邪对心之本体的攻伐。在此阶段治疗冠心病合并糖尿病应重用滋阴益气、活血解毒法。临床常用玄参、黄芪、黄连、连翘、当归、三七、丹参为主，配合僵蚕、蝉蜕等药物，从而达到控制血糖、减轻心肌受损、延缓糖尿病导致的心肌病进程等作用。

"神"对心、血、脉的调控贯穿疾病始终。若神失清明则心受损，同时，心失血脉濡养则神亦损。临床患者常出现胸部闷痛、痛无定处、精神抑郁、情绪焦虑等症状，可见冠心病合并糖尿病可与精神心理障碍相互影响。应根据患者不同时期的心理及躯体症状予以"育心保脉养神"之法。临证之时多重疏肝理气、调心运脾，从而使心神得养，心有所用，血脉冲和。此外，在药物治疗过程中，医生也要重视对患者及时宣教讲解，使患者对疾病形成正确的认识，减少对疾病的恐惧，再配合自身对生活方式、情志的调节，从而提高患者生活质量。

二、冠心病合并抑郁症

冠心病常导致精神、心理等改变的发生，"双心共病"现象在临床颇为常见。一方面，冠状动脉粥样硬化导致心肌组织缺血、缺氧，心脏泵血功能降低，不能向脑部供应足够的营养物质，导致脑组织缺氧，引起大脑神经功能损伤，进而诱发情绪调节障碍，出现抑郁状态；另一方面，抑郁可通过交感神经兴奋、自主神经功能失调、下丘脑－垂体－肾上腺皮质轴与交感－肾上腺髓质轴激活、炎症等多种途径，促使冠心病发生。临床表现方面，除胸闷憋气、心慌气短外，患者还常伴有情绪低落、失眠、悲伤欲哭，甚至自杀倾向。研究表明，抑郁症已成为冠心病发生、发展的独立危险因素之一，增加了临床不良心血管事件的发生率。在治疗方面，目前临床多采用治疗冠心病药物联合抗抑郁、镇静催眠类药物，但由于传统抗抑郁药物存在心肌缺血、心动过缓、直立性低血压、心律失常等不良反应，加之患者对抗抑郁药物心理层次的抵触，造成患者依从性较差。笔者从"玄府"理论得到启发，认为"玄府郁闭"是冠心病合并抑郁症的基本病机，通过开通玄府可多途径、多靶点调节神经内分泌系统和血液循环系统，在临床有较好疗效。

"玄府"源自《素问·水热穴论篇》，"所谓玄府者，汗空也"，即指汗孔。金元时期刘河间对玄府之义加以扩充，是物质（气、血、津液）转化为功能的最基本平台，是物质与功能的枢纽，发挥着流通气液、渗灌气血、运转神机的作用。冠心病合并抑郁症主要是由于心体虚衰，痰浊、瘀血阻滞心络，使得心之玄府郁闭，气液流通、血气渗灌障碍，影响神机运转，出现精神障碍。长期情志不畅，易导致气机郁滞，痰浊瘀血阻滞心脉，脏腑功能紊乱，影响心之玄府通畅，导致玄府郁闭，出现胸闷、胸痛。脑为诸阳之会，凡十二经脉三百六十五络之气血皆汇集于头，故脑内玄府最甚，在气血津液流通过程中，神机不断升降出入。若脑之玄府郁闭，则气血不能正常输布交换，累及各脏腑而使其功能受损。总之，不管心之玄府郁闭，还是脑之玄府郁闭，冠心病合并抑郁症的基本病机归结为玄府郁闭。

冠心病合并抑郁症的发生发展是"心（脑）玄府闭塞－气血输布失常－脏腑功能失调"的动态演变过程，据此治疗当以开通玄府为要，并辨证佐以理气、化浊、活血、补虚，以提高疗效。①理气开玄。若见心胸满闷，痛无定处，遇情志不遂时诱发或加重，善太息，忧郁寡欢，舌苔薄白，脉弦细，治以理气开玄，方选丹栀逍遥散加减。②化浊开玄。若见心胸窒闷，形体肥胖，痰多，口中黏腻，肢体困重，心烦易怒，舌苔黄腻，脉弦滑，治以化浊开玄，方选黄连温胆汤加减；若胸痛较为明显者，合用瓜蒌薤白白酒汤。③活血开玄。若见心胸刺痛，痛有定处，入夜尤甚，或痛引肩背，或伴胸闷憋气，日久不愈，情绪烦躁，失眠健忘，舌质紫黯，或有瘀斑，脉结代，治以活血开玄，方选血府逐瘀汤加减。④补虚开玄。若见心胸隐隐作痛，时作时止，心悸，动则益甚，心烦失眠，健忘，倦怠乏力，舌苔薄，脉细弱，治以补虚开玄，方用复脉汤加减。

第十节　糖尿病性心脏病分阶段辨治思路

糖尿病是以高血糖状态为特征的内分泌代谢性疾病，长期的高血糖状态对心、脑、肾、神经及视网膜等造成不可逆损害。其中，心血管系统的损害对患者的健康影响最为巨大。常见的糖尿病性心脏病主要包括糖尿病性冠心病、糖尿病性心肌病、糖尿病心脏自主神经病变三大方面，是糖尿病导致死亡结局的重要原因。在糖尿病住院患者中有75%患有心血管疾病，与未合并糖尿病的心血管疾病患者相比，合并糖尿病的患者动脉粥样硬化发生更早、发展更快、病情更重，致残、致死率较高。

糖尿病性心脏病起病较隐匿，所引起的血管病变是弥漫性的，在疾病早期往往无明显临床症状。随着糖尿病进展，冠状动脉内皮受损，中层平滑肌增厚，脂质沉积，冠状动脉粥样硬化加剧，冠心病形成，甚至发生急性心肌梗死等严重不良心血管事件。心肌梗死多表现为无痛性，梗死面积较未合并糖尿病患者更大，穿壁梗死多，是导致预后较差、病死率高的主要原因。糖尿病对心肌的损害表现为心肌肥厚和心肌纤维化，在代谢紊乱和微血管病变的基础上还会引发心肌广泛性坏死，出现亚临床的心功能异常，表现为心肌舒缩功能障碍。其发病机制复杂，临床常使用超声心动图作为一种简便、快速的诊断方法。随着新技术的发展，定量组织速度显像和实时三维超声技术等也日渐用于临床诊断。糖尿病还可引起感觉神经、运动神经及自主神经的改变，在心脏主要表现为心脏自主神经病变，高血糖使心脏神经细胞内异常的代谢产物增加，导致心脏神经细胞缺氧，电生理活动、神经再生、修复均发生异常改变，引发心律失常。

随着对糖尿病性心脏病的认识增加，我们的治疗理念也发生了明显的变化。从单纯关注血糖变化到全面防治心血管危险因素，我们认识到降血脂是预防心脑血管疾病的关键，而血糖达标是预防糖尿病性心脏病的关键。降低血脂，有利于控制血糖代谢，长期强化降血糖及降血脂治疗，可以逆转糖尿病患者颈动脉内中膜的厚度，"降血脂"和"降血糖"都要达标，两者应并重。对于无合并症的心脏病患者，LDL-C<2.6mol/L即达标，合并糖尿病的心脏病患者属于高危人群，LDL-C应降至1.8mmol/L以下。LDL-C<1.4mol/L可起到逆转斑块的作用，但可能增加新发糖尿病的风险，应客观权衡他汀类药物的利弊。

糖尿病属于中医学"消渴"范畴，心脏疾病可归属于"胸痹心痛""真心痛""心悸"等范畴，中医典籍中虽未提及此二者合病，但已经注意到它们之间存在密切的联系。《灵枢·本藏篇》言"心脆则善病消瘅热中"，《灵枢·邪气脏腑病形篇》言心脉

"微小为消瘅"，均指出消渴与心系疾病在病机方面存在联系。中医学传统观点认为糖尿病性心脏病，虚证病机以阴虚为主，虚火伤阴，继而成气阴两虚之证；实证主要责之于糖毒、脂浊、瘀血等病理产物积聚脉道，瘀阻心脉。病位在心，与脾、肾密切相关，脾肾亏虚，精微不化，痰浊等有形实邪内生，最终郁闭胸阳，导致胸阳不振，发为胸痹。

糖尿病性心脏病患者往往多种疾病共存，证候夹杂、交叉，令医生在临诊辨治过程中不易把握主次。从"病－证－时"理念认识糖尿病性心脏病的发生发展，医生才可以较好地把握病机变化特征，精准地选择治疗方案。糖尿病性心脏病发病具有明显的时序性特点，糖尿病受遗传因素影响，但也与生活习惯密切相关。过饥或过饱均可损伤脾胃，脾失健运，水谷精微不化，入于血脉，作为外来实邪损伤脉道，日久成积，阻塞脉道；在心脉则引起心体失养，导致心脏病的发生，糖毒损害心络，阻碍心气布散，发为心慌。以上是脾胃受损，糖毒内生，损害脉络、心体的时序性病变事件链。

中医症候表现为胸痹心痛与消渴的复合症候特点，主要症状为胸闷憋气，少有胸痛、心慌、乏力、口干、消谷善饥、不寐、舌暗红或嫩红、苔腻、脉弦或沉细等，可分为虚证和实证，虚证为气虚、阴虚，实证为血瘀、痰浊。在治疗方面应中西医并重，规范糖尿病性心脏病的危险因素、发病因素、诱发因素、加重因素、终归结局，分清疾病的不同阶段，依据疾病发展的时序性特点，针对疾病不同节点采取"防、治、康、养"等不同干预理念。在临证辨治糖尿病性心脏病患者的体悟基础上，笔者结合文献资料学习，依据病情发展特点，将糖尿病性心脏病分为前期、中期、后期三阶段施治，取得了满意的临床疗效。

前期　病变在血脉，主要以糖尿病初起或糖耐量异常患者为主，病变尚未累及心体。机体糖脂代谢异常，入于血液，血液性状及血流动力学发生改变，瘀阻脉道，脉中积聚，脉道内皮持续受损，病程向中期演变。此阶段临床表现不明显，多以实验室检查发现血糖、血脂异常为主，或以消谷善饥、消瘦乏力、口干等消渴表现为特点。此阶段生活方式的改善对危险因素的控制意义重大，可抑制糖脂代谢异常以避免血脉进一步受损，引起心脏等靶器官受损。依据糖毒脂浊、瘀血等实邪性质，笔者结合临证经验，自拟血脉宁治疗。该方由四妙勇安汤为基础方加活血通络之品化裁而来，可化血浊、祛瘀毒，养血和血，维护血液生理功能，阻抑血脉受侵，方药组成：川芎、当归、赤芍、鸡血藤、忍冬藤、玄参、丝瓜络、降香、牛膝、麦冬。

中期　进行性血脉受损导致心体失养或糖毒直接损伤心体，此阶段以血糖控制不佳、心功能下降为主要表现。糖毒脂浊进一步积聚，阻碍气血运行，心体失养，患者出现心前区绞痛、放射后背，伴有咽峡的堵塞、憋闷感等心脏症状。冠脉造影可见血管斑块呈弥漫性，狭窄呈连珠状，狭窄程度多在 50%~70%，存在多支血管病变。本阶段以修复、逆转受损组织，阻抑病情进展为主要治疗目标。笔者临证辨治依据糖尿病性心脏病糖毒蕴热及阳气不行，寒邪闭阻的病机变化特点处以方药，以自拟糖心脉清方、糖心脉温方辨证施治。热象明显，兼瘀、兼湿，舌红，苔黄厚腻，脉弦滑或弦数者，使用糖心脉清方，方药组成：黄连、牡丹皮、玄参、金银花、当归、麦冬、荷叶、桑叶、忍冬藤、山栀子、葛根；寒象明显，兼肢体感觉减退，舌淡白或暗红，脉沉迟或紧者，使用糖心脉温方，方药组成：黄芪、桂枝、白芍、玄参、当归、金银花、桑枝、鸡血藤。

后期　以冠脉血运重建术、球囊扩张术后患者为主。此时，患者冠状动脉狭窄已解除，心体恢复正常血供，但术后仍可能存在血糖血脂控制不佳、精神心理障碍、气候变化等使冠状动脉再狭窄。患者常表现为胸闷气短，乏力，恐惧感，肢体麻木，劳累后加重，睡眠障碍，随季节因素、情绪变化而加重。此阶段主要以解除诱发因素，提高生活质量为治疗目标，在加强日常生活调护的同时，予自拟畅脉稳斑汤、三黄小续命汤等辨证施治。畅脉稳斑汤以软坚散结、通络止痛立方，对血运重建术后冠脉再狭窄、非罪犯血管进行性病变等方面具有明显阻抑作用，着重畅达血脉，稳定易损斑块，方药组成：桂枝、黄连、威灵仙、夏枯草、昆布、清半夏、延胡索、降香。三黄小续命汤是麻黄汤的变方，重在温通散邪，加益气活血之品扶助正气，祛邪扶正并施，减轻诱发因素对机体的侵扰，并结合中药药理学研究成果，加炙黄芪、黄连、黄芩稳定血糖，方药组成：蜜麻黄、桂枝、杏仁、川芎、当归、西洋参、石膏、干姜、黄芩、黄连、炙黄芪、丹参、炙甘草。

第十一节　高血压心肾损害分阶段干预探讨

在高血压病的高发态势下，血压的数值吸引了临床医生和患者的更多关注；而高血压带来的脏器损害，由于具有一定的隐匿性和个体差异性，获得的关注较少，往往在患者出现心肾功能下降、脑血管意外时才开始受到关注、干预，但此时高血压造成的心室重塑、肾单位的丧失等均难以逆转。临床有很多因高血压病导致脏器损害的患者，脏器损害过程具有明显的阶段性特点。心肾功能从代偿到失代偿的阶段，正是我们中医药发挥"未病先防，既病防变"干预理念的最佳窗口，结合临床诊疗过程中总结的"血 – 脉 – 心 – 神"一体观假说，我们提出分阶段干预高血压导致的心肾损害，最大程度上保护心肾功能。

一、高血压肾损害

高血压肾损害是指由于血压长期增高引起肾内小动脉及细小动脉病变而引起肾脏缺血性改变的一组临床综合征，可导致肾小动脉管壁增厚，管腔狭窄，肾小球滤过率的下降及肾小球的缺血性损害。临床合理使用降压药控制血压之后，患者由于血压升高而导致的肾损害却难以较快修复。运用中医药既病防变、病后防复的理念指导该病分阶段防护，可在一定程度上阻止其向终末期肾脏疾病发展。

高血压肾损害多是本虚标实之证，其标实多是由本虚所致，或由先天禀赋不足，或由后天肝阳上亢，水不涵木，致使机体亏虚，肾气不足，则脉道不行，失其运通之职，外邪犯于肾脉，血液代谢紊乱，血聚成痰，此时多处于肾功能损害的初期。日久湿浊痰毒瘀滞于脉，窠囊蕴毒，损伤肾脉，故肾体积毒失用。同时，机体营卫失调，气血阴阳不畅，则脉道血行不和，血失调和，脉失通利，则易连及于心，造成心脉损伤，加重病情。

针对高血压肾损害患者的临床症状，结合血脉病变程度及病久脏腑演变，我们总结了该病的动态病程特点：初期脉中虚衰，血不荣脉，脉气不能护御脉道，则邪趁虚而犯于脉络，此时病情尚浅，属"脉虚"阶段；继而血停成瘀，浊邪深犯于脉，久则聚瘀，阻塞脉道，损伤肾脉，连及心系，此时病情较重，并伴有一定的心系疾病症状，属"脉瘀"阶段。

脉虚期　多是肾脉失养、复感外邪所致，此时多处于高血压肾损害病程的初期，此期病位在肾之血脉。临床上患者可出现食欲不振、免疫力下降、微量白蛋白尿或蛋白尿等症状。脉虚期的临床用药多以益肾扶正之品为主，佐以轻清散邪，祛痰除湿之品。在临床常用二仙汤与二至丸加减，益肾生精，阴阳互补，以增强人体免疫力。其中，二仙汤调水火之气，补肾脉虚衰，益阴而不留邪；二至丸得四季之阴阳，可滋先天之本。针对此期出现的蛋白尿症状，从温补脾肾或滋补肝肾的角度入手，用药皆有化燥伤阴之嫌，故运用"补肾摄精"之法，常选择用六味地黄丸为主方以补肾损，又选择黄芪、夏枯草等降低尿蛋白的药物，同时佐以轻灵上扬之品以摄精微，临床常用蝉蜕、荷叶等至轻升提的药物以透邪气，泌清浊，固补流失之精；亦常在方中加入升阳散火汤中柴胡、羌活、独活等风药，以走表升清，散机表郁闭之邪，兼以活血通脉，调补中焦。此时，需消散湿热痰浊实邪于初期，防邪气深入，继生他变。

脉瘀期　此阶段邪气已入里日久，脾肾之气不足，血行不畅，加之风湿痰毒反复乘袭，诸邪久停而发为内瘀，浊瘀阻滞肾脉，肾为所伤。若是肾关不开，气化不利，则可出现排尿异常；肾脉损伤，水液代谢不利，则见水肿，腰以下为甚；肝肾阴虚，肝阳上亢，则见头晕目眩，失眠多梦；脾阳虚衰，失于运化，湿浊痰毒之邪上逆，则见疲乏无力，倦怠食少，恶心呕吐；又因心肾相交，肾脉损伤，阴乘阳位，连及心脉，心脉痹阻，则可出现心悸、胸痹。治疗当以益肾健脾、软坚散结为主，兼以养心。通过"软"与"散"而将软坚与化瘀并重，以消脉中瘀浊顽积。临床上多用鳖甲、海藻、昆布等咸寒之品，咸能软坚，且主阴，有走血入脉、软散结块之功。佐以夏枯草、丹参等化瘀泄浊之品，软化肾脉中有形实邪，又添川芎、当归、赤芍等品，形同四物汤，取其养循经血、化离经瘀之意；同时佐以巴戟天、菟丝子、杜仲、牛膝等益肾固涩之品，此类补肾药均有增强机体免疫功能、抗氧化、延缓衰老、保护损伤精子的作用；再加入桂枝、瓜蒌、虎杖等育心之药，以及被誉为"高原人参"的红景天、绞股蓝之药对，此二药可提高心肌细胞代谢水平，诸药皆可养心护心。通过益肾健脾，肾精得以充足，则肾得封藏，固流失之精微，统水道之气化；脾气得以健旺，则升清降浊之功得复，故可运化血液，使血行通利，浊瘀分消而散。兼顾扶正与祛邪，同时鼓舞脾肾之气，壮先天之本而抗邪所侵。

二、高血压左心室肥厚

血压长期控制不佳而导致的心肌病理性损害普遍存在，从前期的左心室舒张功能减退到左心室肥厚，再到心肌收缩功能减退及最终发生心力衰竭，不仅降低了患者的生活质量，更甚者危及生命。高血压心室肥厚是长期压力负荷增高，多种细胞因子刺激导致的心肌病理性改变，其主要表现包括心室壁增厚、心肌重量增加及以心肌细胞肥大和间质纤维化为特点的心肌重构。心脏肥厚的发展过程主要分为进展期、代偿期和失代偿期。目前，学术界普遍认为其发病的主要机制与血流动力学、神经体液密切相关，由于长期且持续的压力负荷导致心肌细胞病理性肥大和损伤，引起 RAAS 系统的过度兴奋，激活神经内分泌因子，导致心肌重构，终致心力衰竭。

随着最新版《美国高血压临床实践指南》的发布，高血压诊断由 140/90mmHg 下调至 130/80 mmHg，高血压患者防治关口前移。不可否认的是，强化降压有助于心血管事件风险的降低，但在以往认知的基础上，即使血压低于 140/90mmHg，部分患者仍出现了不同程度的靶器官损害。目前常用的 5 大类降压药中，具有最多循证证据可逆转左心室肥厚的降压药物是 RAAS 阻滞剂，然而从临床现况而言，其改善左心室重塑及延缓心肌肥厚的效果远不理想。高血压合并左心室肥厚是一种多因素、多环节、多阶段的复杂疾病。目前，现代医学单靶点的治疗无法满足临床现状，应注重危险因素的控制及早期靶器官损害的检测以尽早干预治疗。降压达标是基础，更关键的是在降压的同时重视心脏形态与功能的维护，减少心肌损伤，阻断其向心衰发展的进程。

高血压合并左心室肥厚已伤心之本体，不可单从血脉失和而论，在疾病最初阶段靶器官损害就伴随着血脉病变而长期存在，且互相影响。中药虽无明显降压之功，然有调压之效。认识到此疾病存在血失清宁、脉失畅达、心体失养、神不安位的病理表现，在中医整体观和辨证论治的基础上，笔者进一步具体提出"血－脉－心－神"一体观指导中医药治疗高血压合并左心室肥厚，更能体现中医多环节、多途径、多靶点调整机体的优势。血、脉、心、神四者功能的失常及相互关系的失衡存在于高血压合并左心室肥厚疾病发生发展的各个时期，根据四者在疾病不同时期的病机特点，将高血压合并左心室肥厚治疗分为早中期、中后期辨治。

早中期　在疾病发展的早期，心体受损和神不安位的表现并不显著，其以血脉失和为直观表现，治以和利血脉、兼顾心神。临床常见患者头晕、头痛、颈项僵硬，或身疲乏力、腰膝酸软，或口干口苦、脘痞呕恶等症状。其病机不外乎虚实两端，实者肝失疏泄而阳亢于上，血随气逆而血压波动；虚者常因虚致实出现痰、瘀、毒的病理改变，肝肾阴亏，气血衰少，中焦脾胃无气血濡养而脾失健运，痰浊中生，阻滞脉道，损伤脉络，气虚血瘀，痰与瘀相互搏结又加重气血紊乱，日久酿毒致血压波动难以平稳，故难治性高血压病究其原因常有浊毒为患，此期心神的变化已隐匿其中，故治疗原则以和利血脉、平稳降压为主，兼以养心安神，并可通过理气、活血、化瘀、化痰、解毒等法共奏调和人体阴阳之功。

中后期　血失清宁、脉失畅达日久致心体失养亦成直观表现，治以育心安神、血脉为本。通过心脏彩色多普勒超声检查可见心脏左心室功能舒张减退、左心室肥厚甚至左心室扩大等病理改变，而此时临床患者除前期常见的症状以外，亦可见胸闷、气短、劳累，或情绪激动时加重，或心前区疼痛，或下肢水肿等症状，不仅是血脉功能的长期失稳态，更是由其引起的痰瘀互结，浊毒内生，前后互为因果，酝酿而产生损害心脏的不利环境。人是一个外界与内在、功能与结构、形与神相统一的整体，故心伤神亦伤，临床患者可兼见精神情志障碍，或失眠多梦、倦怠乏力，或郁郁寡欢、了无生趣，或急躁易怒、敏感易惊，皆呈现出神无所养亦无所居的状态，《灵枢·百病始生》言"喜怒不节则伤脏"，过度的情志变化皆损伤脏腑，扰乱气机升降出入。发展至此期，心之结构呈不可逆之变，且情之郁积已是日久，不可单纯利脉、和血，而应以此为治疗基础，强调育心护心、安神定志之关键。不管何时，"血－脉－心－神"四者都不可割裂而言，只有治疗侧重的不同，也是中医"同病异治"的体现。

第十二节　中医整体观的临证实践——以缺血性心脏病为例

缺血性心脏病（后文简称为 IHD）是临床常见疾病，尽管现代医学对其发病机制的研究日趋深入，治疗手段也日益丰富，但仍存在着许多看似"靶向"干预却无法得到对等获益的困惑和矛盾。究其原委，皆因现代医学常以单纯的线性因果关系来解释和治疗疾病，短期内疾病或许有所改善，但却忽略了患者的个体生物学背景差异，从而出现了"同病不同害""同治不同效"的情况。而中医整体观则充分考虑患者的独特性，从空间多维和时间连续的角度，从全局、顶层把握疾病过程中个病、兼病的通约性和差异性。

根据 IHD 不同时期的证候特点，将其归纳为涉及血、脉、心、神四期的病变。IHD 的发生发展从血脉病变开始，以量变到质变的形式加重心体失养和神不安位。早中期表现为血失清宁、脉失畅达，血中有形实邪积蓄不解、交结凝滞，日久则蕴热酿毒，损伤脉道，致使脉失畅达、心脉闭塞。中后期，心体因长期慢性失养及受到局部瘀、毒微环境的戕害，发生了不可逆改变，痰、毒、瘀等危险因素经过治疗转为伏邪，长久存于机体必耗损正气，心中络脉瘀滞不通，气血不行，则可能使心神同病，出现"心伤神亦伤"的症状。

一、临证思路

（一）关注血脉，重视心神

IHD 的病理基础是动脉粥样硬化，动脉粥样硬化以痰瘀结聚于脉壁为显性形式，以心脑之体急慢性失养为最终归宿。"心主血脉"，心有所用，方可血脉冲和，畅达有序；反之，心体之病可波及血、脉，加重血脉瘀滞。同时，中医有"心主神明"之说，"神"依附于血脉，亦凌驾于血脉，血脉畅达，则神安其位，恪守本分；反之，血脉失和，神不守舍，则易位之神，频起作乱。"神"的大局性、隐匿性调控是导致 IHD 复杂性、迁延性的关键，兼挟于客观病变的各个阶段，时刻调控着"血、脉、心"的功能稳态。

（二）血脉之病，根于脾肾

动脉粥样硬化的本质是本虚标实，气血为载体，气滞、血瘀、痰凝、毒热为表现形式。痰、瘀之生皆源于脾肾之变。脾为后天之本，是人体气机升降之枢纽，亦是津血化生、输布的中流砥柱。脾胃健运，津血和调，则水谷精微化生有道，而绝痰浊生成之源。肾为先天之本，"元气之根"，是一切脏腑功能气化有常的基础。心肾相交，水火相济，心阳必得肾阳之温煦推动才得以振奋舒展，主血司脉。心、脉亦需肾精之充养化生才得以复旧生新，故血脉病之本在脾肾。脾肾亏虚，痰浊内生，"痰挟瘀血，遂成窠囊"，结久不散，发酵蕴毒，痰、瘀、毒共害，或搏结局部，形成斑块，或随血周流，碍气滞血。

（三）育心保脉，全程干预

"育"为"抚育""培育"之义，育心就是养心、培心，以保留和维持其生长生发之性、主司血脉之能；"保"多用作"保护""保养"之义，保脉即通过延缓内皮衰老，促进内膜修复和激发血管新生等机制，以维持脉道气化、裹血、通经之能。对 IHD 的认识，容易被显性的"狭窄""斑块"病变所迷惑，而忽视了隐藏其后的脏腑功能失调。我们在治疗本病时，一方面应前移治疗关口，通过必要的生活调适或保健手段，培补心气，舒调脉络，使脉动有根，截痰浊、瘀血产生之源；另一方面，应尽可能后移治疗终点，祛余邪、复心气、养脉体，以达到长期缓解的目的，避免心室重塑的发生。

（四）心脑同治，心神并调

缺血性心脑血管疾病的发生在血、脉层次具有高度一致性，故有"心脑同治"一说。疾病初期，以与血管老化相关的内皮功能障碍和可逆性脂质沉积为基础，当益肾健脾，从"源"、从"本"而治。疾病的进展期，血、脉骤变是共同基础，均会出现"君主之心"和"神明之心"的双重损伤，故当"双心"同调，治以解毒活血、速通血脉。疾病的恢复期，往往表现为大邪已去、微邪深伏、正气中伤之象，以虚实夹杂（气虚血瘀）为主症，以（心脑）体、脉受损，络失畅达，神易飘忽为主要特点，治疗的目的在于扶正气、祛微邪、防复发，血、脉、体、神兼顾。

（五）兼病共治，血脉为宗

机体每个慢性病理变化的出现，均涉及多环节、多机制失序，而多个相关病理变化的并存，必然有其本质的、共性的脏腑功能失调和某些共通的靶器官易损特质。动脉粥样硬化相关的各类疾病，其靶器官保护的核心在于周身血、脉，病机关键不外乎气、血、痰、瘀、毒，进一步追溯，又回到了脏腑气化。脾肾亏虚，水谷精微化失其正，而生痰、成瘀；脉道存弱，则脂毒、糖毒聚而不去，腐肌伤肉。

二、辨治策略

（一）病在血期，益肾健脾

病在血时，证属脾肾亏虚，临床可见胸痛不著，胸闷，心慌气短，肢体倦怠乏力，腰膝酸软，头晕耳鸣，腹胀纳差，大便黏腻，舌淡胖大或有齿痕，苔白或白腻，脉沉滑。辨证多为脏腑功能失调，以脾肾亏虚为主。临床可选益气健脾、调补肾之阴阳类方剂，以四君子汤、六味地黄丸、二仙汤、二至丸为基础方，随证加减。临证药物多以鹿角霜、肉苁蓉、菟丝子、巴戟天、仙茅等温阳，以黄精、女贞子、墨旱莲等滋阴，以参类、刺五加、绞股蓝等益气。

（二）病在脉期，活血解毒

病在脉时，证属毒瘀阻络，临床可见胸痛症状，甚者胸痛彻背，伴或不伴胸闷、憋气，心悸汗出，口干口苦，烦热，大便秘结，舌红，苔黄或苔少，脉弦滑或滑数。该期脏腑内损至极，内生之邪难以外达，酿生浊毒，或瘀或结，胶着脉道，阻碍血行。临床可以活血解毒理气类方剂加减，如四妙勇安汤、黄连解毒汤、升降散、柴胡类方等，临证药物多以连翘、夏枯草、白花蛇舌草、漏芦等清热解毒，以薤白、檀香等宽胸理气，以姜黄、延胡索、郁金等理气活血。

（三）病在心期，益气养阴

病在心时，证属气阴两虚，临床可见胸前区隐痛或压榨性绞痛，休息后自行缓解，时作时休，或以胸闷、憋气、心慌或卒发胸骨后压榨性疼痛等为主要表现，伴周身乏力懒言，伴或不伴潮热、手足心热，易汗出，舌红少苔，脉细数。该期心络不畅，心体失荣，心之体、用均受损伤而无以致用，病情迁延。临床可以益气养阴类方剂加减，如生脉散、沙参麦冬汤、炙甘草汤等，临证药物多以醋鳖甲、知母、牡丹皮、生地黄、北沙参、麦冬、玉竹、石斛等滋阴。

（四）病在神期，清心安神

病在神时，焦虑寡欢，郁闷不舒，忧思恐惊，扰动心神，临床可见胸痛、胸闷症状，且多由恐惧、焦虑、情绪激动、劳累等因素诱发，伴或不伴心慌，心烦易激动，头晕耳鸣，口干不苦，寐少多梦，舌红少津，苔黄，脉弦数。该期忧郁寡欢，惊恐不安，辨证多属邪扰心神，以柴胡龙骨牡蛎汤为主方，临床可加减清热养心安神类方剂，如交泰丸、柴胡类方等，临证药物多以栀子、郁金、合欢花、浙贝母、莲子心等清热，以龙骨、牡蛎、酸枣仁、远志等安神。

第十三节　中医药序贯理念在慢病防治中的应用思路

随着《"健康中国2030"规划纲要》的实施，医疗卫生水平及全民健康、疾病防治意识的提高，"慢病"成为影响居民生活质量最主要的问题。中医天人相应、整体论治等观念，与慢病的防治理念高度契合。若要将中医药的优势融入"共建共享、全民健康"的健康中国主题中，提升对慢病的防治与管理水平尤为重要。中医药在疾病治疗中注重因时制宜、因地制宜、因人制宜，在调控慢病方面具有独特的优势。循证医学理念中，慢病具有一些共性证候群、相似的疾病分期结构、中医的四时特点，真正做到对慢病早干预、多维护、全时程的序贯防治。

慢病的治疗周期长，且患者不同病况、疾病不同阶段、疾病认知差别、治疗期望差异，以及治疗方案的多变性等，这些因素成为慢病防治中的变量。同时，循证医学、精准医学对疾病等级的评价不尽相同，使得慢病防治必须采取稳中求变的思路，以求慢病患者达到一个相对平稳的状态。中医药防治慢病，调和稳态为关键，以平为期是核心，用药平和、言语疏导、模式序贯，从而使患者即便在患病状态下，也能完成相应的社会任务，而达到一个"疾病－患者－社会职能"的平衡点。

一、序贯理念的不同模式

（一）病机序贯

常见的慢病，如高血压、冠心病、糖尿病及脑血管疾病等，具有共同危险因素，导致的严重并发症发病率极高，最终的临床结局具有相似性。中医证候及病机演变具有不同时期序贯特点，病证结合、分期施治是中医药治疗疾病的重要原则。而当慢病处在急性发作、缠绵难愈时期，如仍以标本分治，常难以取得显著疗效。故对于发作期患者，我们主张采用"标本同治、攻补兼施"的方案。若能将这一序贯理念延续至慢病稳定期，想必对提高慢病患者的生活质量、减少其病情复发，也是大有益处的。

现代医学针对冠心病的常规治疗方案是，早期给予抗心肌缺血及再灌注治疗，后期给予心肌保护、能量代谢方案；中医学则从本虚标实之证出发，采用活血化瘀、益气养血滋阴的分段序贯治疗方法。在一定程度上，中医治法是符合冠心病病理演变阶段性特点的。慢性心力衰竭作为多种慢病的终末期状态，临床稳定阶段多以气虚血瘀证为主，施以益气活血之法，方可阻遏病势、截断病程；而当诱发因素侵袭致心衰急性发作时，水停为患，瘀水互结，则须温阳利水、益气活血。心阳足则血脉利、五脏安，对心阳的固护是慢性心力衰竭病机序贯的核心。又如，出血性脑卒中的病机呈动态演变，我们从早期干预危险因素以预防，到后遗症期防止复发，采取的是与之对应的病机序贯防治策略，亦是在动态中使易损患者的病情趋于稳定阶段。

（二）方案序贯：治疗—康复序贯

慢病急性发作期的非药物治疗成为慢病治疗方案的常态选择，由此带来的术后康复问题层出不穷。如慢性稳定性冠心病急性期进行的血运重建术，早期虽能在一定程度上解决患者的临床症状，但已开展的相关研究表明，该方案并未给稳定性冠心病患者带来长期获益，且由此产生的术后康复问题对该病的远期疗效也有诸多影响。中医药在稳定期的预防、康复期的防复，成为其在慢病不同阶段的优势所在。

依据患者的体质状况，在治疗阶段积极控制危险因素，提高患者的依从性，进行系统规范的中药辨治。有创治疗给患者带来的心理问题也是医生必须重视的因素。医生运用八段锦、太极拳等中医传统运动疗法，引导患者在康复阶段适量、分期开展功法调理，以求气血调和、脏腑协调，从而提高患者的生存质量，减少住院次数。中医药在慢病稳定期的预防、康复期的防复方面所发挥的特色作用，都成为其在慢病防治方面优势的体现。

（三）药物序贯：汤—丸序贯

在中医漫长的发展历程中，历代医家凭借着不懈的探索精神创制出种类丰富、各具特色的中药剂型，其中，汤、丸、膏、散被誉为中药的四大传统剂型。直至今日，汤剂、丸剂在临床中仍被广泛应用。汤剂起效迅速，易于吸收，尤其适用于罹患急性病症或需要快速缓解症状的患者；丸剂能逐风冷、破积聚、消诸坚，善于扶正祛邪、缓消癥块，在慢病患者的康复阶段发挥着极其重大的作用。根据患者病情轻重，利用中药剂型的各自优势，结合慢病在防、治、康、养不同阶段的特点，我们因势利导为患者选取适宜的剂型。在疾病治疗阶段，我们一般给予患者大剂量汤剂，力峻祛邪，阻遏病势，截断病程，以取捷效；随着病势发展渐缓，我们会将汤剂酌情减量；待病情平稳，患者进入康养阶段，我们则以丸剂缓图收功。

另外，对量效关系的把握也是合理用药的重要依据。通过对量效关系的研究，可定量对药物作用的特点进行分析，是临床药物剂量设置的依据。中药用量受诸多因素的影响，比如，病情的轻重缓急。一般情况下，慢病急性期需加大剂量，若病重药轻，药力不足，达不到祛邪的目的；慢病稳定期用量宜轻，若病轻药重，药力太过，反伤正气。需要注意的是，慢病全病程需长时间用药者，剂量也不宜过大，否则，药过病所，欲速则不达。

（四）模式序贯

在中医"治未病"思想指导下，慢病的"未病－欲病－已病"不同阶段呈现出多种干预模式，如何将多种模式进行合理整合，是整体医学转变的关键点。以往相对独立的维持治疗、巩固治疗、强化治疗等干预模式，在一定程度上只是截断了慢病某一状态下的失衡，并未使慢病全时程获益。而且，随着疾病谱的改变，常见慢病已成为由多重危险因素协同作用导致的结局，而以往的单一因素控制策略也越发局限，容易使易损患者发展为高危患者。因此，综合控制多重危险因素、科学制定干预模式，方可获得更大益处。中医药的序贯干预模式从慢病的多重危险因素切入，同时重视易损患者的加重因素，全方位关注临床事件的救治。

在中医学诊疗整体观念指导下，叙事医学模式日渐趋向完善、成熟。这种模式着眼于医患双方共同参与和深入互动，旨在实现信息的畅通无阻和及时反馈。在这种理念的引领下，慢病已从单一的"治疗"干预模式，逐渐转变为以患者为中心的全方位"调理"模式。这一转变更有助于患者形成健康理念，促进其获得全面康复和身心健康。

（五）四时序贯

《素问·宝命全形论篇第二十五》言"人以天地之气生，四时之法成"。《素问·六节脏象论篇第九》曰"天食人以五气，地食人以五味"。明代著名医家张介宾对"五脏应时"的内涵进行了分述，"春应肝而养生，夏应心而养长，长夏应脾而养化，秋应肺而养收，冬应肾而养藏"，指出人类机体五脏的生理活动，应和四时阴阳之变化相协调，这也是对人体四时生理的描述。

"伏邪"理论，以及《素问·脏气法时论篇第二十二》所言"病在肝，愈于夏，夏不愈，甚于秋，秋不死，持于冬，起于春，禁当风……病在心，愈在长夏，长夏不愈，甚于冬，冬不死，持于春，起于夏，禁温食热衣"，均是对四时病理的描述。《素问·病能论篇第四十六》曰"度者，得其病处，以四时度之也"，四时序贯理念不仅影响慢病的病变进程，而且也深刻影响着慢病的治法选方，正如《灵枢·百病始生篇第六十六》所言，"察其所痛，以知其应，有余不足，当补则补，当泻则泻，毋逆天时，是谓至治"。四时季节，人体气血运行状态不同，应根据四时序贯特点调理气血运行，并依照四时序贯特点合理遣方施药。同时，慢病康复阶段的脏腑功能恢复更应顺应四时之不同。心血管疾病作为常见慢病，其疾病特点即具有明显的四时差异，凸显出一些阴阳属性不一的特征疾病类型。显而易见，《黄帝内经》四时养生观体现了整体观及疾病序贯治疗观，对于慢病的防治有着重要的指导意义。

二、心血管疾病序贯诊疗方案：防—治—康—养

冠心病是最常见的一种慢病，其演变模式是从"血液—血管"病变开始，以量变或质变的形式加重心体失养和神不安位。"血－脉－心－神"一体观，正是基于对疾病整体的深刻洞察，涵盖了对疾病的认识、预防、辨治、康养等多个层面。其核心目标在于针对以缺血性心脏病为代表的心血管系统慢病实施全周期调护，从而实现对疾病的综合治理。这一观念深刻打破了过去对慢病诊疗中仅注重治疗而忽视预防、仅关注短期指标改善而忽略疾病慢性进展的弊端，为慢病防治提供了新的思路和方向。

在临床观察中，我们发现早期血脂代谢紊乱对心脉造成了无法逆转的损害。基于"血－脉－心－神"一体观的理念，我们认识到血液的病变是冠心病的起始阶段。因此，我们认为"养血和血为先"，尤其在中老年人群中，我们倡导定期体检，并建议高脂、高糖、高盐饮食者调整饮食结构；同时，从改善生活习惯、控制体重等方面入手，定期复查，必要时采取药物干预，以预防和控制冠心病的发生和发展。随着年龄的增长，动脉粥样硬化不可避免地会发生。当冠脉病变成为主要矛盾时，我们应积极寻求治疗。在"血－脉－心－神"一体观的指导下，我们认识到浊毒阻遏脉道是脉变阶段的主要病理特征。因此，在中医药治疗中，我们应注重活血解毒畅脉，以确保心脏的血运供应。对于以胸闷憋气为主要症状的患者，可配以宽胸理气。对于因情绪等应激反应引起的冠脉反复痉挛而胸痛的患者，可配以通络止痛。对于冠脉CT或冠脉造影显示严重狭窄的患者，我们应鼓励他们积极接受支架或搭桥术，以降低心肌梗死的风险。此阶段患者应定期检测炎症、冠脉狭窄、凝血功能异常等残余风险，并关注斑块的稳定性。随着病情的发展，心肌损伤和心室重塑成为主要问题，多见于长期慢性心肌缺血和心肌梗死后的患

者，此阶段患者的主要特征是心功能明显减退。因此，其治疗应以育心保脉治法为主，并辅以心脏康复运动。长期药物治疗和坚持心脏康复亦是康复阶段的核心方案。若患者出现了神志的异常，这可能来源于对慢性心肌缺血的困扰，也可能来源于急性期的恐惧，我们应区别对待。慢性期，应提高患者对疾病的认知度，兼以养心调神，失眠患者可予助眠药配合治疗；急性期，则应以改善临床症状为主。综上所述，慢病全周期的调护关键在于多种干预手段的联合、灵活运用。我们需要分清主次，以解决核心问题为目标，并重视预后与易患病人群的预防。我们的目标是，通过全周期调护，可以更有效地控制和管理冠心病，提高患者的生存质量。

"未病先防""既病防变"及"瘥后防复"，已然成为中医药在慢病治疗领域的核心指导思想。在慢病防治的过程中，我们应更多地聚焦于"养病"之道，而非过分强调单纯的"治疗"手段。全程干预的理念为慢病诊疗模式带来了重要的防治启示，同时，序贯模式的转变显得尤为关键。通过结合慢病不同阶段的病机序贯特点、从治疗到康复的序贯转变、慢病治疗窗口的前移优势，以及中医四时序贯的独特之处，我们能够将以往单一的治疗固化模式进行合理转化，从而多角度地完善序贯防治模式对慢病的动态干预方案。中医药的深入参与，能够适时优化全时程的治疗策略，有效缩短患者的治疗时间，减少慢病的住院次数及由此产生的负担。

此外，我们还应注重患者全身功能状态对疾患局部的影响，并关注慢病相关功能的重建与恢复。在防治理念上，我们追求"以平为期"。基于此，通过运用"变中求稳"的防治思路，并结合心血管疾病的特征，我们提出一套具体的"防—治—康—养"方案，旨在全方位、多角度地维护患者的身心健康，实现慢病防治的持续优化与提升。

参考文献

[1] 中华医学会，中华医学会杂志社，中华医学会全科医学分会，等．稳定性冠心病基层诊疗指南（实践版·2020）[J]．中华全科医师杂志，2021，20(3):7.DOI:10.3760/cma.j.cn114798-20210120-00080.

[2] 彭战，华琨，张良，等．高龄冠心病患者接受非体外循环冠状动脉旁路移植不完全血运重建对围手术期风险的影响 [J]．中华医学杂志，2020，100(40):3152-3156.

[3] 无．中国心血管健康与疾病报告 2019[J]．心肺血管病杂志，2020，39(09):1145-1156.

[4] 周欢，张军平，王彬，等．张军平基于"血－脉－心－神"一体观辨治冠状动脉粥样硬化性心脏病临证思路 [J]．中华中医药杂志，2020，35(01):215-218.

[5] 周欢，张军平，王晓景，等．基于血管稳态的动脉粥样硬化病－证－时分期防治思路 [J]．中医杂志，2018，59(15):1284-1287.

[6] Tuohy C V, Kaul S, Song H K,et al. Hypertrophic cardiomyopathy: the future of treatment[J]. *European Journal of Heart Failure*, 2020, 22(2):228-240.

[7] Longo D L , Maron B J. Clinical Course and Management of Hypertrophic Cardiomyopathy[J]. *New England Journal of Medicine*, 2018, 379(7):1977.

[8] 黄雪云，李七一，严士海．肥厚性心肌病中医研究进展 [J]．四川中医，2014，32(7):187-188.

[9] 万新焕，王瑜亮，周长征，等．丹参化学成分及其药理作用研究进展 [J]．中草药，2020，51(3):788-798.

[10] 任越，霍梦琪，马婧，等．基于系统中药学的丹参组分功效研究 [J]．中国中药杂志，2020，45(14):1-10.

[11] Schultheiss H P , Fairweather D L , Caforio A L P ,et al. Dilated cardiomyopathy[J]. *Nature Reviews Disease Primers*, 2019, 5(1):32.

[12] Weintraub R G, Semsarian C, Macdonald P. Dilated cardiomyopathy[J]. *The Lancet*, 2017, 390(10092): 400-414.

[13] 郭亚菲，罗虹，王佳敏，等．基于网络药理学的黄芪膜分离部位抗心肌炎作用机制分析 [J]．中华中医药杂志，2020，35(02):884-887.

[14] 施琦，张军平，谢盈彧，等．张军平应用益气活血、软坚散结法治疗肥厚型心肌病经验介绍 [J]．新中医，2019，51(02):297-299.

[15] 王丽蓉，谢盈彧，陈馨浓，等．基于"血－脉－心－神"一体观辨治射血分数保留性心力衰竭 [J]．中华中医药杂志，2020，35(08):3957-3961.

[16] 谢盈彧，方子寒，李渊芳，等．国医大师阮士怡运用育心保脉理论辨治心力衰竭经验 [J]．中国中西医结合杂志，2020，40(11):1388-1391.

[17] 中华医学会心血管病学分会心力衰竭学组，中国医师协会心力衰竭专业委员会，中华心血管病杂志编辑委员会．中国心力衰竭诊断和治疗指南 2018[J]．中华心力衰竭和心肌病杂志（中英文），2018,2(4):30.

[18] 曲扬，戎靖枫，杭宇，等．心衰病的中医辨证论治 [J]．中西医结合心脑血管病杂志，2017，15(19):2497-2498+2512.

[19] 蒋丹．心衰病应用中医护理方案的效果研究 [J]．大家健康（学术版），2016，10(12):41-42.

[20] 陈灏珠，林果为，王吉耀．实用内科学 [M]．14 版．人民卫生出版社,2013:208-212.

[21] 李光辉，张军平，丁义，等．四妙勇安汤抑制中性粒细胞－内皮细胞黏附的实验研究 [J]．中国实验方剂学杂志，2013, 19(24):193-196.

[22] 张军平，李明，李良军，等．四妙勇安汤对实验性动脉粥样硬化模型兔血清 ox-LDL、NO 及 MPO 影响的研究 [A]．中华医学会第九次全国老年医学学术会议暨第三届全国老年动脉硬化与周围血管疾病专题研讨会论文汇编 [C]．中华医学会老年医学分会：中华医学会，2009:1.

[23] 周唯．外风与内风相关性探讨 [J]．山东中医杂志，2009，28(08):529-530.

[24] 宋叶，林东，梅全喜，等．太子参化学成分及药理作用研究进展 [J]．中国药师，2019, 22(8):1506-1510.

[25] 段凯旋，李跃文，刘和波，等．基于网络药理学的羌活－独活药对抗炎作用机制研究 [J]．中国药房，2019, 30(9):1241-1246.

[26] 刘双利，姜程曦，赵岩，等．防风化学成分及其药理作用研究进展 [J]．中草药，2017, 48(10):2146- 2152.

[27] 宋厚盼，谢梦洲，胡志希，等．白术、黄芪、党参促进 IEC-6 细胞损伤后的快速修复 [J]．中成药，2015, 37(6):1170-1175.

[28] 严志鹏，漆仲文，杨潇雅，等．阮士怡防治射频消融术后心房颤动复发诊疗思路 [J]．中医杂志，2021, 62(14):1205-1209.

[29] 国家卫生健康委员会疾病预防控制局，中华心血管病杂志编辑委员会，国家心血管病中心，等．中国高血压健康管理规范 (2019)[J]．中华心血管病杂志，2020, 048(001):10-46.

[30] Arman,Qamar, Eugene, et al. Treatment of Hypertension: Addressing a Global Health Problem[J]. *Jama*, 2018,320(17):1751-1752.

[31] Taler S J. Initial Treatment of Hypertension[J]. *New England Journal of Medicine*, 2018, 378(7):636-644.

[32] 王清海，陶军．创新中医脉胀理论，推动高血压中西医结合防治 [J]．中华高血压杂志，2018, 26(2):123-125.

[33] 周欢，张军平．"血－脉－心－神"共调理念在冠心病治疗中的阐释 [J]．中国中医基础医学杂志，2017, 23(5):651-653+661.

[34] 郭晓辰，张军平．高血压病从浊毒论治 [J]．中医杂志，2010(7):581-583.

[35] 徐媛媛，张军平，彭立．浅谈火热内生与高血压病 [J]．中国中医基础医学杂志，2010(7):544+559.

[36] 张晓磊，张军平．基于肝体阴而用阳理论对肝阳上亢型原发性高血压病治疗认识 [J]．河北中医，2010, 32(1):56-57.

[37] Harvey P A, Leinwand L A. The cell biology of disease: cellular mechanisms of cardiomyopathy[J]. *Journal of Cell Biology*, 2011, 194(3):355 - 365.

[38] Caforio, A. L. P.Malipiero, G.Marcolongo, et al. Myocarditis: A Clinical Overview[J]. *Current cardiology reports*, 2017, 19(7):63.

[39] Sagar S, Liu P P, Cooperjr. L T. Myocarditis[J]. *The Lancet*, 2012(9817):379.

[40] Chen C, Yiwu Z, Dao Wen W. SARS-CoV-2:apotential novel etiology of fulminant myocarditis[J]. *Herz*, 2020, 45(3):230 - 232.

[41] 中华中医药学会心血管病分会．国际中医临床实践指南·病毒性心肌炎 [J]．中国实验方剂学杂志，2020(018):026.

[42] 王阶，姚魁武，张文娟，等．中医内科常见病诊疗指南（西医疾病部分）病毒性心肌炎 [J]．中国中医药现代远程教育，2011, 9(18):148-150.

[43] 张军平 . 病毒性心肌炎中西医结合诊疗实践 [M]. 北京 : 中国中医药出版社，2014.

[44] 刘琪，杨颖溪，朱亚萍，等 . 基于"血脉心神"一体观论治微血管性心绞痛 [J]. 中医杂志，2018，59(22):1925-1928.

[45] Wang L, Gao P, Zhang M, et al. Prevalence and Ethnic Pattern of Diabetes and Prediabetes in China in 2013[J]. *JAMA:the Journal of the American Medical Association*, 2017(24):2515-2523.

[46] 中华医学会糖尿病学分会 . 中国 2 型糖尿病防治指南 (2017 年版)[J]. 中国实用内科杂志，2018, 38(4):292-344.

[47] Jiang B, Li B, Wang Y,et al. The nine-year changes of the incidence and characteristics of metabolic syndrome in China: longitudinal comparisons of the two cross-sectional surveys in a newly formed urban community[J]. *Cardiovascular Diabetology*, 2016, 15(1):84.

[48]Torres, Sharon, Aguilar, et al. Prevalence of the Metabolic Syndrome in the United States, 2003-2012[J]. *JAMA:the Journal of the American Medical Association*, 2015, 313(19):1973-1974.

[49] 林璐 . 老年人群代谢综合征诊断标准的探讨 [J]. 中华老年心脑血管病杂志，2020, 22(9):897-899.

[50] 徐铁岩，冯占荣，赵乾，等 . 辟谷疗法与代谢综合征探析 [J]. 中国中医基础医学杂志，2020, 26(2):200-202.

[51] 王泽，王秋虹，黄达，等 . 从"虚""郁"探析代谢综合征的中医病机 [J]. 中医杂志，2019, 60(12):1021-1024.

[52] 林小凤，王永发，林雪娟，等 . 代谢综合征"痰征"患者中医证素与理化指标的相关性研究 [J]. 时珍国医国药，2018, 29(8):2035-2037.

[53] 吴俊标 . miRNA-145-5p 在真武汤干预肾小球肾炎免疫损伤中的作用及机制 [D]. 广州中医药大学 ,2015.

[54] 赖满香，阮志燕，许意平 . 补肾中药巴戟天药理作用研究进展 [J]. 亚太传统医药，2017, 13(1):63-64.

[55] 中国胃食管反流病共识意见专家组 . 中国胃食管反流病共识意见 (2006 · 10 三亚)[J]. 中华内科杂志，2007, 46(2):170-173.

[56] 李耀新 . 月经不调的中医治疗进展 [J]. 湖南中医杂志，2018, 34(6):189-191.

[57] 谢幸，孔北华，段涛 . 妇产科学 [M]. 9 版 . 北京 : 人民卫生出版社，2018.

[58] 王志 . 中医治疗异常子宫出血的进展分析 [J]. 医学食疗与健康，2021, 019(003):193-194.

[59] 中华医学会妇产科学分会内分泌学组，田秦杰 . 闭经诊断与治疗指南（试行)[J]. 中华妇产科杂志，2011, 46(9):712-716.

[60] 谢泽初，刘彦平，裴文涛，等 .《外台秘要方》对荨麻疹的认识 [J]. 新中医，2020(024):30-32.

[61] 郑敏，沈颖 . 荨麻疹药物治疗进展 [J]. 皮肤科学通报，2020，37(05):508-512+8.

[62] 高翔，童红霞，马鹏飞，等 . 变应性鼻炎的机制研究和治疗进展 [J]. 临床医药文献电子杂志，2020, 7(30):188-189.

[63] 中华耳鼻咽喉头颈外科杂志编辑委员会鼻科组，中华医学会耳鼻咽喉头颈外科学分会鼻科学组 . 变应性鼻炎诊断和治疗指南 (2015 年，天津)[J]. 中华耳鼻咽喉头颈外科杂志，2016, 51(001):6-24.

[64] 熊韵 . 除湿解毒汤对湿热蕴肤型老年急性手部湿疹患者湿疹面积及严重指数的影响 [J]. 医学理论与实践，2020, 33(21):3573-3575.

[65] 杜军兴，安翠翠，荀军锋 . 除湿胃苓汤治疗湿疹的研究概述 [J]. 现代中西医结合杂志，2020, 29(30):3410-3412+3420.

[66] 武宗琴，彭勇，王英杰，等 . 中医内、外治法治疗湿疹的研究进展 [J]. 世界临床药物，2017(3):149-153.

[67] 赵艳霞，王雅莉，李彤彤，等 . 湿疹患者中医体质、辨证分型、西医分期的年发病次数分析 [J]. 中国实验方剂学杂志，2019(6):101-107.

[68] 杨浩宇，张莉莉，顾成娟 . 黄柏，生薏苡仁，白鲜皮治疗湿疹经验——仝小林三味小方撷萃 [J]. 吉林中医药，2020, 40(6):709-711.

[69] 李敬，李舒 . 丹参酮胶囊治疗顽固性湿疹的疗效与 β 防御素 -2mRNA 表达的关系 [J]. 中医药临床杂志，2019, 31(09):1747-1750.

[70] Zhang J, Shen Y, Wang T,et al. Prevalence of Acne Vulgaris in Chinese Adolescents and Adults: A Community-based Study of 17,345 Subjects in Six Cities[J]. *Acta dermato-venereologica*, 2012, 92(1):40-4.

[71] 李灿东，高碧珍，成改霞，等 . 青少年寻常痤疮发病规律的流行病学研究 [J]. 河南中医学院学报，2006, 21(1):24-25+28.

[72] 龙永香，周奕欣，周琳，等 . 痤疮患者抑郁与生活质量现状及相关性研究 [J]. 齐鲁护理杂志，2017, 23(7):10-12.

[73] 鞠强 . 中国痤疮治疗指南 (2019 修订版)[J]. 临床皮肤科杂志，2019, 48(09):583-588.

[74] 李珊山，张朝英，李洪霞 . 痤疮系统性治疗的现状与展望 [J]. 吉林大学学报：医学版，2005, 31(5):814-815+818.

[75] 顾炜，张小卿，吴景东 . 从中医病因病机与常用药探讨痤疮的中医治疗特色 [J]. 辽宁中医杂志，2016, 43(4):739-742.

[76] 李贤俏，杨金生 . 痤疮的病因病机和外治法研究进展 [J]. 中国中医基础医学杂志，2013, 19(06):713-716.

[77] 宋美莹，张军平，王晓景，等 . 阮士怡辨治失眠三法 [J]. 中医杂志，2018, 59(13):1095-1098.

[78] 丁波 . 中医治疗恶性肿瘤的现代研究进展 [J]. 解放军医药杂志，2011, 23(4):39-40.

[79] 林洪生，张英 . 从"扶正培本"到"固本清源"——中医药治疗肿瘤理论的传承与创新 [J]. 中医杂志，2016, 57(4):295-298.

[80] 王吉耀，廖二元 . 内科学 [M]. 3 版 . 北京：人民卫生出版社，2015:773.

[81] 董文彦 . 淫羊藿的药理作用 [J]. 内蒙古医学杂志，2012, 25(S3):13-14.

[82] 刘亚明，王世民 . 九种补阳药微量元素的比较分析及机理探讨 [J]. 山西中医，1988(03):42+41.

[83] 曾艳，韩红 . 关节腔穿刺治疗血友病急性关节出血及慢性骨关节病体会 [J]. 内科急危重症杂志，2019, 25(2):162-164.

[84] 黄业保，肖倩，刘春强 . 中医药治疗慢传输型便秘的临床研究进展 [J]. 中医药临床杂志，2020, 32(8):1579-1582.

[85] 杜林，顾成娟，李培 . 态靶辨证在气血阴阳不足型老年便秘中的运用——增液承气汤加黄芪，当归，肉苁蓉，火麻仁 [J]. 辽宁中医杂志，2020, 47(10):4-6.

[86] 董玉杰 . 小柴胡汤加减治疗肠道气滞型功能性便秘的临床观察 [D]. 北京中医药大学，2014.

[87] 向晶晶，申庆民 . 老年慢性功能性便秘采用中药益气养血滋阴润肠治疗的临床分析 [J]. 中国医药指南，2019, 17(31):159-160.

[88] 王小华，王钧，李莉，等 . 润肠丸合黄芪汤联合常规疗法治疗老年重度功能性便秘临床研究 [J]. 新中医，2020, 52(19):50-54.

[89] 任毅，王瑶，郑入文．良性前列腺增生病因及发病机制的研究现状 [J]．世界中医药，2018, 13(9):2372-2376.

[90] 郑入文，蒋静，宁艳哲，等．中医对良性前列腺增生的认识及治疗现状 [J]．世界中医药，2017, 12(8):1974-1978.

[91] 宋俊贤，李晓，李忠佑，等．以心包积液为主多浆膜腔积液患者的病因学分布和临床特征分析 [J]．中国循环杂志，2021, 36(3):305-309.

[92] 黄明艳，陈光，高嘉良，等．心包积液中医辨治规律探讨 [J]．中医杂志，2017, 58(22):1920-1924.

[93] 杨晓佩，吴天歌，胡文露，等．成人斯蒂尔病合并巨噬细胞活化综合征 14 例临床分析 [J]．中华风湿病学杂志，2019, 23(7):459-464.

[94] 徐媛媛，张军平．遵循疏肝健脾益肾法则调理亚健康状态 [A]．中国中西医结合学会养生学与康复医学专业委员会委员会议暨第七次学术研讨会论文集 [C]．中国中西医结合学会养生学与康复医学专业委员会，2011:4.

[95] 阮士怡．从脾肾虚损探讨胸痹的病因病机与治则 [J]．天津中医药，1984(Z1):11-12.

[96] 张光银，张军平．益肾健脾涤痰散结法治疗心脑血管疾病的机制研究 [J]．辽宁中医杂志，2016, 43(4):734-735.

[97] 周欢，张军平．阮士怡教授"益肾健脾，涤痰散结"法防治动脉粥样硬化理论探讨 [J]．中华中医药学刊，2016, 34(10):2400-2402.

[98] 邹升，张军平．张军平治疗脾肾亏虚肝郁之发落眉脱经验 [J]．湖南中医杂志，2018, 34(12):36-37.

[99] 张军平．浅探《孙子兵法》与中医立法之道 [J]．天津中医学院学报，1988(3).22-24.

[100] 张军平．浅谈《孙子兵法》与中医用药之道 [J]．陕西中医，1988(4):166-167.

[101] 国家药典委员会．中华人民共和国药典 [S]．一部．北京：中国医药科技出版社，2015:175.

[102] 中华中医药学会中成药分会，中华中医药学会肝胆病分会，中国药学会临床中药学专业委员会，等．何首乌安全用药指南 [J]．中国中药杂志，2020, 45(5):961.

[103] 罗益远，刘娟秀，刘训红，等．同基源何首乌和首乌藤化学成分含量分析 [J]．天然产物研究与开发，2016, 028(007):1035-1044.

[104] 胡小苏，赵立杰，冯怡，等．中药散剂的历史沿革与发展趋势 [J]．世界科学技术：中医药现代化，2018, 20(4):496-500.

[105] 房国伟，吉红玉，邸莎，等．三七的临床应用及其用量探究 [J]．吉林中医药，2019(10):1283-1286.

[106] 梁爱华，商敏凤．朱砂的毒性研究概况 [J]．中国中药杂志，2005, 30(4):249-252.

[107] 裘沛然．壶天散墨：裘沛然医论集 [M]．3 版．上海科学技术出版社，2011:182-185.

[108] 潘华信．论东垣阴火证治之名实 [J]．中医杂志，1991, 032(007):9-11.

[109] 孙启泉，左爱侠，张婷婷．升麻属植物化学成分、生物活性及临床应用研究进展 [J]．中草药，2017, 48(14):3005-3016.

[110] 郝莹莹，李强，陈少丽，等．补中益气汤"要药"配伍的关键性增效作用对脾虚小鼠的影响 [J]．中国实验方剂学杂志，2015, 21(6):150-154.

[111] 王瑾，梁茂新，孙宁．张元素对中药归经理论的贡献 [J]．中医杂志，2016, 57(15):1266-1270.

[112] 林丽娟，李淑萍．"人参滥用综合征"浅析 [J]．中国中医药现代远程教育，2009, 007(010):223-224.

[113] 孙娜，徐钢，徐珊，等．人参炮制对其化学成分和药理作用的影响 [J]．中国药房，2016, 27(6):857-859.

[114] 李向高，郑毅男，张连学，等．田七素在加工红参中的变化及其转化机理 [J]．吉林农业大学学报，2005, 027(04):405-407.

[115] 王艺涵，翁倩倩，赵佳琛，等. 经典名方中桂类药材的本草考证 [J]. 中国中药杂志，2020, 45 (07):1707-1716.

[116] 汤小虎，邓中甲. 肉桂、桂枝药材分化的年代考证 [J]. 中药材，2008, 31(001):156-158.

[117] 侯雪英，吴淳，周玉婷，等. 肉桂不同部位中 4 种有效成分的含量及其分布研究 [J]. 世界科学技术 – 中医药现代化，2013, 15(2):254-259.

[118] 张卫，王嘉伦，詹志来，等. 附子及乌头类药物品种与产地及栽培历史的本草考证 [J]. 中华医史杂志，2021, 51(3):131-136.

[119] 郝丽丽，梁国欣，魏洪鑫，等. 中药附子的毒理学安全性研究进展 [J]. 毒理学杂志，2020, 34(6):435-440.

[120] 董迎春. 乌头类中药的不良反应及其影响因素分析 [J]. 医学食疗与健康，2020, 18(13):29+31.

[121] 吴娇，王聪，于海川. 金银花中的化学成分及其药理作用研究进展 [J]. 中国实验方剂学杂志，2019, 25(04):225-234.

[122] 高学敏，钟赣生. 中医药学高级丛书：中药学 [M]. 人民卫生出版社，2000.

[123] 潘慧清，朱平，魏学明，等. 概述板蓝根的研究进展 [J]. 中国医药指南，2018, 16(30):22-24.

[124] 闫峻，顾娟，冯硕，等. 大青叶化学成分及抗氧化活性研究 [J]. 质谱学报，2019, 040(004):381-390.

[125] 张军平. 男子冲任失调初探 [J]. 山西中医，1990, 6(2):10-11.

[126] 谢菁，谷浩荣，贾春华. 从认知语言学角度探讨中医六淫概念隐喻——以湿邪概念为例 [J]. 中医药学报，2012, 40(3):3-6.

[127] 刘燕君，胡镜清，呼思乐. 路志正燥湿互济学术观点初探 [J]. 中医杂志，2017(13):1093-1096.

[128] 王玥瑶，漆仲文，冀楠，等. 张军平教授分期辨治高血压肾损害临证经验 [J]. 时珍国医国药，2021(011):032.

[129] 杨颖溪，周欢，刘琪，等. 平心四合法方药治疗缺血性心脏病 [J]. 中华中医药杂志，2020, 35 (08):3953-3956.

[130] 杨雅倩，谢盈彧，王丽蓉，等. 运用营卫气血理论辨治冠状动脉重度狭窄 [J]. 中医杂志，2020, 61(2):126-129.

[131] 张男男，徐士欣，张军平，等. 从"玄府郁闭"角度探讨冠心病合并抑郁的防治 [J]. 中国中医药信息杂志，2019, 26(6):111-113.

[132] 朱亚萍. 从"血 – 脉 – 心 – 神"一体观论治高血压合并左心室肥厚 [J]. 辽宁中医杂志，2019, 46(05):972-974.

[133] 漆仲文，李萌，朱科，等. 张军平"血 – 脉 – 心 – 神"一体观辨治 PCI 围手术期心肌损伤思路探析 [J]. 辽宁中医杂志，2018, 45(12):2543-2545.

[134] 周欢，张军平，王彬，等. 张军平教授基于中医整体观思想辨治缺血性心脏病临证思路撷萃 [J]. 时珍国医国药，2018, 029(005):1225-1226.

[135] 袁鹏，郭晓辰，朱亚萍，等. 从"血 – 脉 – 心 – 神"一体观论治冠心病合并糖尿病 [J]. 中医杂志，2018, 59(9):746-749.